U0396831

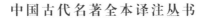

中国古代名著全本译注丛书

金匮要略

译注

［汉］张仲景　著

刘蔼韵　译注

图书在版编目（CIP）数据

金匮要略译注／（汉）张仲景著；刘霭韵译注. —
上海：上海古籍出版社，2017.6（2024.12 重印）
（中国古代名著全本译注丛书）
ISBN 978‐7‐5325‐8379‐9

Ⅰ.①金… Ⅱ.①张… ②刘… Ⅲ.①《金匮要略方
论》—译文②《金匮要略方论》—注释 Ⅳ.①R222.32

中国版本图书馆 CIP 数据核字（2017）第 042856 号

中国古代名著全本译注丛书
金匮要略译注
[汉]张仲景　著
刘霭韵　译注

上海古籍出版社出版发行
（上海市闵行区号景路159弄1–5号A座5F　邮政编码 201101）
（1）网址：www.guji.com.cn
（2）E‐mail：guji1@guji.com.cn
（3）易文网网址：www.ewen.co
江阴市机关印刷服务有限公司
开本 890×1240　1/32　印张 14.75　插页 5　字数 283,000
2017 年 6 月第 1 版　2024年12月第 3 次印刷
印数 4,151—4,750
ISBN 978‐7‐5325‐8379‐9
R·94　定价：46.00 元
如有质量问题，请与承印公司联系

前 言

《金匮要略》为中医四大经典著作之一。也是我国现存最早的一部诊治杂病的专著,为东汉杰出的医学家张机(字仲景)于公元三世纪初所撰。张仲景原著名《伤寒杂病论》,后流散,经后人多次收集整理,辑成《伤寒论》与《金匮要略》两书。这两种书开创了理、法、方、药的辨证论治体系,为中医学的形成和发展奠定了基础。从现代观点来看,是我国最早有关疾病鉴别诊断学、症状鉴别诊断学、治疗学与方剂学的医学著作。

从原名"伤寒杂病论",可知该书由伤寒与杂病合编而成,但仲景序中有"杂病"一词,而无"金匮"二字,这是为何?这是后人对仲景著作的尊称。匮,古通"柜","金匮"则是古人用以保藏珍贵资料的金属铸成的柜。"要略"表明并非是原著的全貌。

成 书 与 沿 革

东汉末年,社会动乱,朝政腐败,张仲景出生在河南南阳,自小勤奋好学,聪明过人。早年曾学医于同郡张伯祖,他酷爱医学,尤其赞赏扁鹊高超的诊病医术。成年后张仲景在汉灵帝时曾举孝廉,做过长沙太守,但当他看到当时疫病流行,其宗族二百余人,竟在不到十年间,病死者达三分之二,其中患伤寒而死的占十分之七。但是医生看病只求名利,不精究疗效,于是他放弃仕途,一心钻研医学,广泛收集前人的医疗经验,并结合自己的临床实践,发愤著书,而成《伤寒杂病论》张仲景在序中写道:"乃勤求古训,博采众方,撰用《素问》九卷、《八十一难》、《阴阳大论》、《胎胪药录》,并平脉辨证,为《伤寒杂病论》,合十六卷。"

该书问世后又散佚,西晋医学家王叔和(名熙,山东高平人），在任魏国少府太医令期间，偶然见到《伤寒杂病论》的断简残章，经不断搜集整理，最终编成《伤寒论》，流传至今。并在其所撰的脉学专著——《脉经》一书中，收录了《伤寒杂病论》三分之一的内容，其中不少与现行《金匮要略》相应，这是迄今为止杂病论最早被引用的见证。故王叔和是历史上整理仲景遗著的第一人。皇甫谧（公元215—282年）在其所撰的《针灸甲乙经》序文中指出："仲景论广伊尹汤液为数十卷，用之多验。近代太医令王叔和，撰次仲景遗论甚精，指事施用。"又据宋代《太平御览》卷七二二《方术部》引高湛《养生论》曰："王叔和，性沉静，好著述，考核遗文，采摭群论，撰成《脉经》十卷，编次张仲景方论为三十六卷，大行于世。"可见，王叔和对仲景著作流传的重大贡献。

此后数百年中，《伤寒杂病论》的杂病内容频繁地被各方书引用、离析。公元315年葛洪所撰《肘后备急方》、五世纪陈延之所著《小品方》，都载有杂病的某些病名及治方，如《小品方》中有胸痹、九种心痛、奔独气等病证，还有硝石矾石散治黄疸等。唐代孙思邈《千金要方》、《千金翼方》及王焘《外台秘要》中，都有不少杂病的病证及方药。从魏晋直至五代，虽然仲景著作中的杂病内容屡被引用，但未见"金匮要略"之名。《金匮要略》作为书名最早见于元代编纂的《宋史·艺文志》，谓"《金匮要略方》三卷，张仲景撰，王叔和集"。可惜，未见流传。

宋代，国家建立校正医书局。林亿、孙奇、高保衡等奉敕校正医书，发现经王叔和整理的《伤寒论》仍在流传，而《伤寒杂病论》早已亡佚而无传本，故林亿等谓："张仲景为《伤寒杂病论》合十六卷，今世但传《伤寒论》十卷，杂病未见其书。"有幸的是，公元1034—1041年，王洙在编纂《崇文总目》期间，在图书馆的残简中发现了《金匮玉函要略方》，从此《金匮要略》复现，林亿《金匮方论序》谓："翰林学士王洙在馆阁日，于蠹简中得仲景《金匮玉函要略方》三卷，上则辨伤寒，中则论杂病，下则载其方，并疗妇人。"此书并非是《伤寒杂病论》十六卷的全貌，而是一部经过修改的删节本。校订医书时看到其上卷伤寒部分内容简略，不如已流传的《伤寒论》完整，故删去上卷，仅将中、下二卷整理，重新编次，并将其他方书中引用的内容补入或列入附方中，依旧分为上、中、下三卷，取名为《金匮方论》。这是仲景书自汉建安十年（205）至宋治平二年（1065），上下八百余年的分合隐显的大概。

现行的《金匮要略》祖本是宋治平三年（1066）刊印的。初刊须呈献皇帝（宋英宗）检阅，因而字体较大，称为大字本。由于大字本价格昂贵，不易传播，后在绍圣三年（1096）再次经过校订重刊小字本。至今流传的元明五版（邓珍本、无名氏本、俞桥本、徐镕本、赵开美本）均为大字本系统，而明吴迁本为小字本系统。可是南宋以后，宋版的大、小字本均又遭亡佚。历经一千多年，现存的辑佚复原的《金匮要略》版本，有以下几种：

1. 元邓珍刊本：后至元六年（1340）邓珍（字樵川，号玉佩，福建南平人），从江西抚州丘氏那里得到了大字本的一种传本，于明嘉靖年间又修刻重印，书名为《新编金匮方论》。书中较多保存了宋版的旧貌，是现存大字本系统中最早的善本。此后四种明版均从邓珍版派生而出。此书为清末藏书家杨守敬入手于上海寄观阁。经过两百多年的流传，最后藏于北京大学图书馆。日本茨城大学人文学部真柳诚先生发现这是唯一的藏本，并于1988年10月在东京燎原书店影印出版。本书即以此为底本整理。

2. 明无名氏刊本：此版长期未受到国内研究界的重视，现存极少。日本真柳诚先生发现北京中国科学院图书馆有一刊本，断为嘉靖时所刊。又台北故宫博物院有一种日本江户后期的影抄本（缺下卷），因刊者不详，故称为无名氏版。书中脱文、误字等最多，仅可作为文献研究和校勘考证的参考。

3. 明俞桥刊本：该版在明嘉靖年间（1536年前后）由俞桥作序刊行。1929年由上海商务印书馆《四部丛刊初编》影印收录。书中也多误字，脱文，只适于文献研究及校勘。

4. 明徐镕刊本：此版于明万历十三年（1585）由徐镕校合古今版本而成。1598年又经吴勉学校刊，1601年编入王肯堂辑的《古今医统正脉全书》，也称医统本，此后经多次重印、修刻单行本。近代该版影印本被收入《四部丛刊正编》，在中国（包括台湾）、日本有多种刊本流传，十分普及。书中误字也不少，多作为研究与教本的校勘依据。

5. 明赵开美刊本：该版于明万历二十七年（1599）被编入《仲景全书》，目前收藏地有中国中医科学院、沈阳中国医科大学、上海图书馆、上海中医药大学及台湾"中央图书馆"。1956、1982年人民卫生出版社两次影印赵开美本《金匮要略方论》。1997年北京中医古籍出版社也影印了中医科学院所藏的《仲景全书》。清末藏书家杨守敬认为："《金匮要略》以赵开美仿宋本为最佳，次则俞桥本，然皆流传绝少，医统本则脱误至多。"

6. 明吴迁抄本：此写本长期无人关注，直至2007年才被发现藏于上海图书馆。吴迁抄本《金匮要略方》三卷，为现存唯一的北宋小字本系统。明洪武二十八年（1395）吴迁（字景长）觅得祝均实所藏古本《金匮要略方》（绍圣三年刊行的小字本），认为"《金匮要略》诚医家之要书也，然学者漫不之顾，少有蓄之者"（见吴迁抄本《金匮要略方》所附吴迁识），于是他不顾73岁高龄，花费二十余日抄录这本珍贵医籍。该抄本在篇目、脉证、方药等方面与其他版本有较多差异。可纠正邓珍本中不少文字上的错误，并补充其未见的内容，可作为研究《金匮要略》重要的参考资料，是独一无二的善本，已被选入《国家珍贵古籍名录》。

内 容 与 价 值

《金匮要略》全书共二十五篇。第一篇相当于总论，从脏腑经络（空间）与先后（时间）两方面的唯物论观点，阐述了疾病发生、发展与转变的规律，从而提出上工治未病的总则。第二至二十二篇为各论，论述了内、外、妇、产科六十多种病证的诊治方法。第二十三篇为急症，论述各种猝死的急救法。第二十四至二十五篇为食忌，分别论述禽兽动物类及蔬果植物类食物的禁忌与治疗。由于最后三篇编写体例与前二十二篇不同，后人怀疑非仲景原著。

从篇目可知，尽管书中所载病名与今不同，但各篇的归类与现代极为相似。如《肺痿肺痈咳嗽上气病脉证治第七》相当于呼吸系统病;《胸痹心痛短气病脉证治第九》相当于循环系统病;《呕吐哕下利病脉证治第十七》相当于消化系统病。又如虽同称为"痈"，但"肺痈"（类似今之支气管扩张感染、肺脓疡）归属于内科病篇，而"肠痈"（类似今之阑尾炎、阑尾脓肿）则归属于外科病篇。这是我国最早的疾病分类，并已具有一定的科学性，有利于病证的鉴别诊断。

书中所论的病证，不少是世界医学史上首先提出的，如狐惑病（相当于现代的眼、口、生殖器综合征，也称白塞氏综合征），不仅认识最早，记载最详，而且还首创了一整套治疗方法，包括内服的汤药、散剂和外用的熏剂、洗剂。疟病早在甲骨文中就有记载，《内经素问·疟论》中已有疟病的分类，但《金匮要略》首先提出疟病反复发作会形成症瘕，名为"疟母"（即今之脾肿大），并创制了治法。在《禽兽鱼虫禁忌并治第二十四》篇中多次提到"食生肉"，"牛肉共猪肉""必作寸白虫"（即今之牛肉绦虫、猪肉绦虫），这是对肠寄生虫病感染途径的较早认识。

全书的治法，包括汗、吐、下、温、清、和、消、补，八法尽备。所用药物相当于今之解热药、催吐药、导泻药、利尿药、镇静药、健胃药、截疟药、止痛药、止痢药、平喘药、抗休克药、解毒药等等。共载方剂205首（不包括附方）。剂型有内服的汤、丸、散、酒等剂，外用有熏、洗、敷以及坐药（即今之栓剂）等法。在《杂疗方第二十三》篇中还记载了救治自缢死的人工呼吸法，"一人以手按据胸上数动之，一人摩捋臂胫屈伸之"。在治疗中还创举同病异治与异病同治。如一种胸痹病针对轻重缓急的不同病情制定九首方剂。又如呕吐，"食已即吐"是实热性呕吐（类似今之急性胃炎），用大黄甘草汤;"朝食暮吐"是虚寒性呕吐（相当于今之幽门梗阻），用大半夏汤治疗;更有"呕而脉弱"的全身亡阳虚脱（类似现代的休克）出现的呕吐，则用四逆汤（回阳救逆，相当于今之抗休克）治疗。再如一首"八味肾气丸"的方剂，在本书中可主治虚劳、痰饮、消渴、小便不利等多种病证，这充分体现了"治病必求于本"的原则。

《金匮要略》中的许多方剂，千百年来一直在临床上被广泛应用，并被推崇为"医方之祖"。例如"八味肾气丸"为补肾的祖方，历代经加减化裁而成"六味地黄丸"、"知柏地黄丸"、"杞菊地黄丸"、"七味都气丸"以及"八仙长寿丸"等百余首方剂。"炙甘草汤"成为千古养阴的祖方，在此方基础上，后人创制出"一甲复脉汤"、"二甲复脉汤"、"三甲复脉汤"、"加减复脉汤"及"大定风珠"等多首方剂。著名的补气祖方"四君子汤"与养血祖方"四物汤"，都是从薯蓣丸中化裁而出。"逍遥散"则是从"当归芍药散"变化而来。当然，这些方剂并非尽出仲景之手，而是仲景汇集了历代相传的经方。这些经方不仅为国人传承，而且为日本汉方界所赏用。

读 法 及 注 本

本书是一千七百多年前的古医籍，文辞精练，义理深玄。《经籍纂诂》曰："时有古今，犹地有东西、有南北。相隔远，则言语不通矣。"初阅《金匮要略》，读者心中自会产生不少疑团，故必须了解其文法。《金匮要略补正》云："读仲景书者，总宜知其文法，乃能识其言外之意。"又曰："知其文法，则全书之旨，如桶底脱矣。"

首先要运用训诂（即解释字义）的方法，明白字的本义、引申义以及多义字、通假字的应用。例如"烦"字，在本书中多见，但字义不一，有训为"热"、"剧"、"动"、"乱"、"闷"等的不同。"劳之为病，其脉浮大，手足烦"（《血痹虚劳病脉证并治第六》）中，释为"热"，"手足烦"即手足热；"风湿相搏，身体疼烦，不能自转侧"（《痉湿暍病脉证治第二》）中，释为"剧"，"疼烦"即疼剧；"蛔厥者，当吐蛔，令病者静而复时烦，此为脏寒，蛔上入膈，故烦"（《趺蹶手指臂肿转筋阴狐疝蛔虫病脉证治第十九》）中，释为"动",是"静"的反义词,指躁动不安的症状;"妇人乳中虚,烦乱呕逆,安中益气,竹皮大丸主之"(《妇人产后病脉证治第二十一》)中,释为"乱","烦""乱"两字同义;"阴气孤绝,阳气独发,则热而少气烦冤,手足热而欲呕,名曰瘅疟"(《疟病脉证并治第四》)中,则释为"闷","冤"古通"悗",闷也,"烦""冤"两字为同义复词。

古人撰文还善用修辞表达,读古籍若不明修辞,理解仅拘于一字一词,随文敷衍,则大乖本旨。本书中最为难解的,也就在于形式多样的修辞手法。如互文、借代、连及、双关、相形、避复、错综、分承、倒装、省略、举隅、顶真、夸张、比喻、摹状等,原文中多见运用。只有掌握了古汉语修辞手法,才能正确理解仲景原旨。如《肺痿肺痈咳嗽上气病脉证治第七》篇[02]条"风中于卫,呼气不入,热过于荣,吸而不出",这是一种挟句形式的互文。第一与第三句互见风热侵入荣卫,第二与第四句互见呼吸不入不出(实则是难入难出),其本意是风热侵入荣卫,出现呼吸困难的症状。又如《百合狐惑阴阳毒病脉证治第三》篇[10]条"狐惑之为病……其面目乍赤乍黑乍白",其中"面目"二字当着眼于"目",言"目"而连及"面",这是一种连及的修辞形式;"乍",或也,其意是"目或赤或黑或白",表明狐惑病眼部病变的全过程。其下[13]条原文可证。"目赤"即"初得之三四日,目赤如鸠眼"。"目黑"即"七八日,目四皆黑"。"目白"即"脓已成也"。由此亦可见阅读古籍要前后联系,相互补充,将一篇之上下段,一段之前后句,相互呼应,视为整体。

当然,研读医学典籍还要结合医理,文理要以医理验证,求得两者统一。如《腹满寒疝宿食病脉证治第十》篇首条"趺阳脉微弦,法当腹满,不满者,必便难……",从字面理解,腹满与便难不能并见,而临症所见则恰恰相反,腹满病往往伴有大便难,故"不"字在此与"丕"通用,丕即大。"不满"即大满,"必"为连词,与"则"同义,其意是腹满者则兼大便艰难之症。一字之差,义不相同,正如《助字辨略》云:"一字之失,一句为之蹉跎;一句之误，通篇为之梗塞。"

对于本书中的医理还要活读活解，既要掌握其规矩准绳，又要领会其圆机活法，不能拘于某方某药，要触类旁通，举一反三。例如《妇人产后病脉证治第二十一》篇［11］条"产后下利虚极，白头翁加甘草阿胶汤主之"，白头翁汤燥湿清热，本是治热利的常用方，产后得热利理应可用，但加甘草、阿胶于理难解。探其本义，甘草可补气，阿胶以养血，仲景提示后人在治疗产后下利时，除燥湿清热为定用之法外，当虑其气血两虚，并非必加甘草、阿胶二味。正如《金匮要略浅注》云："读金匮书，读其正面必须想到反面，以及对面、旁面。"

另外，研读《金匮要略》，还可参阅前人的注解。《金匮》的注本历来较少，比之《伤寒论》仅十之一二。近代胡毓秀《金匮要略集注折衷》曰："释《伤寒》者，代有其人，而自宋逮今，释《金匮》杂病者，寥不数靓，则此书之难解可概见矣。"《金匮》注本自明初赵以德首起注释，至今约六七十种。早期注本以经解经，阐发精义为重。如《金匮要略论注》（徐彬注）、《金匮要略直解》（程林注）、《金匮玉函经二注》（赵以德注、周扬俊补注）；晚近注本以验证临床、沟通中西见长。如《金匮要略浅注补正》（陈念祖注、唐宗海补注）、《金匮要略今释》（陆渊雷撰）、《金匮要略新义》（余无言著）；日本注本则以重视考据、汇集诸说而著称。如《金匮玉函要略方论辑义》（丹波元简撰）、《金匮玉函要略述义》（丹波元坚撰）、《金匮玉函要略方论疏义》（喜多村直宽著）等；此外，尚有辨析方药的专注，如《绛雪园古方选注》（王子接注）、《经方例释》（莫文泉撰）等。这些注本皆可作为阅读《金匮要略》的重要参考资料。

《金匮要略》荟萃了我国汉以前的医学大成，是我国医学发展史上影响最大的著作之一。但由于历史条件的限制，书中也有不实之处。笔者的译注中也可能有误，望读者指正。

译注说明

一、本书各篇内容依次为按语、各条原文、注释、译文。

二、按语中扼要介绍篇中所列内容。如病名的考证、数病合篇的意义。

三、原文底本取自北京大学图书馆所藏元刻《新编金匮方论》（1988年日本燎原书店影印本）。

四、各条注释中包括校勘，以明刻俞桥本（简称俞本）、徐镕本（简称徐本）、赵开美本（简称赵本）、吴迁本（简称吴本）为对校本，并参考《伤寒论》（张仲景著）、《金匮玉函经》（简称《玉函经》，张仲景著）、《脉经》（王叔和撰）、《备急千金要方》（简称《千金要方》，孙思邈撰）、《千金翼方》（孙思邈撰）、《外台秘要》（简称《外台》，王焘撰），将歧义之处一一校出。

五、为帮助读者领会原文的内容，在各条原文的最后注释中列有提纲。如本条论述治病的总则、本条论述防病的纲要、本条论述刚痉的证治。

六、注释中注重文理与医理的结合与统一。文理中对字义的考证，一字多义以及修辞格式均加以说明，并摘录历代及日本注本中的精辟见解。

七、原文均加标点，原文和译文中一律采用简体字（如"癥"作"痛"，"鬱"作"郁"，"癥"作"症"）。对意义相同的异体字均改为正体字，如"欬"作"咳"，"佀"作"似"，"欥"作"咳"等。

八、某些中医病名及术语与现代医学相类似的，多有指明。如"狐惑病"类似眼、口、生殖器综合征，"心胸中大寒痛"的腹满病类似"肠梗阻"，"寸白虫"类似"绦虫"。

　　九、每首方剂均用中医理论解释其功效，每种药物或食物均注明其生物学科属及应用部位。

　　十、本书所有方剂可从书末索引中查询。

目 录

伤寒杂病论序

论曰，余每览越人入虢之诊，望齐侯之色[1]，未尝不慨然叹其才秀也。怪当今居世之士，曾不留神医药，精究方术[2]，上以疗君亲之疾，下以救贫贱之厄，中以保身长全，以养其生；但竞逐荣势，企踵权豪，孜孜汲汲，惟名利是务；崇饰其末，忽弃其本，华其外而悴其内。皮之不存，毛将安附焉？卒然遭邪风之气，婴非常之疾，患及祸至，而方震栗，降志屈节，钦望巫祝[3]，告穷归天，束手受败。赍百年之寿命，持至贵之重器，委付凡医，恣其所措。咄嗟呜呼，厥身已毙，神明消灭，变为异物，幽潜重泉，徒为啼泣。痛夫！举世昏迷，莫能觉悟，不惜其命，若是轻生，彼何荣势之云哉？而进不能爱人知人，退不能爱身知己，遇灾值祸，身居厄地，蒙蒙昧昧，蠢若游魂。哀乎！趋世之士，驰竞浮华，不固根本，忘躯徇物，危若冰谷，至于是也！余宗族素多，向余二百。建安纪年以来，犹未十稔，其死亡者，三分有二，伤寒十居其七。感往昔之沦丧，伤横夭之莫救，乃勤求古训，博采众方，撰用《素问》九卷[4]、《八十一难》[5]、《阴阳大论》[6]、《胎胪药录》[7]，并平脉辨证，为《伤寒杂病论》，合十六卷。虽未能尽愈诸病，庶可以见病知源。若能寻余所集，思过半矣。

夫天布五行，以运万类；人禀五常，以有五藏。经络府俞，阴阳会通；玄冥幽微，变化难极。自非才高识妙，岂能探其理致哉！上古有神农、黄帝、岐伯、伯高、雷公、少俞、少师、仲文，中世有长桑、扁鹊，汉有公乘阳庆及仓公。下此以往，未之闻也。观今之医，不念思求经旨，以演其所知；各承家技，终始顺旧。省疾问病，务在口给；相对斯须，便处汤药。按寸不及尺[8]，握手不及足；人迎趺阳[9]，三部不参；动数发息，不满五十。短期未知决诊，九候[10]曾无仿佛；明堂阙庭[11]，尽不见察。所谓窥管而已。夫欲视死别生，实为难矣！孔子云：生而知之者上，学则亚之。多闻博识，知之次也。余宿尚方术，请事斯语。汉长沙太守南阳张机著。

【注释】

　　〔1〕越人入虢之诊，望齐侯之色：越人，姓秦，就是扁鹊，春秋战国时（公元前四世纪前后）勃海郡鄭（今河北省）人，曾学医于长桑君，有丰富的医疗实践经验，反对巫术治病。入虢之诊，是指扁鹊有一次去看虢国太子的病，太子假死不到半日，鼻孔还在翕动，两腿内侧及阴部还有温度，扁鹊诊为"尸蹶"（类似现代的休克），然用针刺急救，就治好了。望齐侯之色，是指扁鹊到齐国见到齐桓侯，观其面色，说他有病，应及早医治，齐桓侯很不高兴。后来扁鹊见到齐桓侯一次就说一次，但齐桓侯终究没有听进去。最后一次，扁鹊见到齐桓侯就不声不响走了。过了五天，齐桓侯果然病了，去找扁鹊，但扁鹊早已走了，齐桓侯也就死了。

　　〔2〕方术：用方药治病的技术。

　　〔3〕巫祝：古代用画符、念咒等迷信方法来治病的人。

　　〔4〕《素问》九卷：指秦汉时代挂名黄帝作的古典医籍，即《黄帝内经》，内有"素问"和"灵枢"两部分。

　　〔5〕《八十一难》：古医经名。今指《难经》，后人称秦越人著。

〔6〕《阴阳大论》：古医经名，现已失传。

〔7〕《胎胪药录》：古代妇产科和小儿科一类的书，现已失传。

〔8〕按寸不及尺：寸和尺是诊脉部位。寸指寸口脉，尺指尺脉，在两手腕后桡动脉搏动部位。一说尺指尺肤，指前臂内侧自寸口以上至腕关节的皮肤。

〔9〕人迎趺阳：指诊脉部位。人迎，在结喉两侧，指颈动脉搏动处；趺阳，在足背上，指足背动脉搏动处。

〔10〕九候：指诊脉部位。据《素问·三部九候论》，上部指头部两额、两颊和耳前，中部指寸口、神门、合谷，下部指内踝后、大趾内侧及大趾与次趾之间等九处动脉。又据《难经·十八难》，指寸、关、尺三部以浮、中、沉取，合称九候。

〔11〕明堂阙庭：明堂指鼻子，阙在两眉之间，庭指额部。

【译文】

　　当我每次看到扁鹊到虢国去诊断虢太子假死的病和观察齐桓侯面色而知道他有病的故事，就不禁感慨而赞叹扁鹊高超的医疗技术。奇怪的是，如今的一些医生，不重视医药常识、精心研究医术，以治疗皇上和父母亲的疾病、拯救贫穷老百姓患病的苦难，并以此保养自己的身体健康，却只知道追求虚荣和权势，千方百计为名为利。这样只讲究形式而忽略根本，虽然使他的外表看上去很华丽，但他的体内却已经衰竭。正如皮肤已不存在，毛发还能附着吗？如此若突然遭受外邪的侵袭，则不免引起很厉害的病痛。患病到十分危险的时候，才惊恐起来，委屈地恳求巫术救助，等到没有办法医治的时候，只得听天由命，束手待毙。把一生难得的百年寿命和宝贵的身体委托给庸医，任其误治。呜呼！人死之后，一切精神活动也随之消灭，变成一具与活人完全不同的尸体，埋在九泉之下，到那时再哭泣也无用了。十分痛惜啊！可大家还昏昏沉沉，执迷不悟，不知爱惜生命，如此轻视生命，到那时还有什么荣耀和权势可讲呢？而且既不能爱护别人、了解别人，又不能保护自己、认识自己，遇到灾祸、处在险境，还昏昧无知，毫无主张。真是可悲啊！那些赶时髦的人，只知道追求浮夸虚荣，不注意保重身体，不惜以生命换取名利，好像站在薄冰上和面临深谷那样，真是危险到了极点。

　　我的家族人口本来很多，过去有两百多人。从建安元年（196）以后，不到十年就死了三分之二，其中得伤寒而死的占了十分之七。回想过去族人的病逝，因为没有得到及时的救治，我就十分悲痛，于是我发愤努力，寻求古代留下的医学著作，广泛收集各家的医方，参考了《内经素问》九卷、《难经》八十一难、《阴阳大论》、《胎胪药录》，并且辨别脉证，写成了《伤寒杂病论》一书，一共十六卷。虽然不能用它来治好所有的疾病，但可以通过它来探求病源。如果读者能好好研究书中我所收集的内容，能够为别人诊治疾病也差不多了。

　　自然界有金木水火土五种元素，构成万物，人体也有与之相似的五种物质，那就是心肝脾肺肾五种脏器。通过经络俞穴、内外上下互相联系和沟通；人体的机能非常微妙，变化没有终止。如果不是学识高深的人，怎能探求到这些道理呢！上古的时候有神农、黄帝、岐伯、伯高、雷公、少俞、少师和仲文等名医，中世有长桑、扁鹊等名医，汉代有公乘阳庆和仓公等名医。这之后就再没有听到有什么好的医生了。看看现代的医生，不想好好地去研究古人著作中的道理，来丰富自己的知识；而只知继承家传，墨守成规。看病时只口头敷衍对付，和病人见面才一会儿，就随便给以汤药。按脉只按寸部而不按尺部，检查身体只握握手，不摸摸脚；颈部人迎脉、足背跌阳脉及腕部寸口脉，这三部脉象也不相互参照。计算脉搏和呼吸的次数，不到五十下就草率了事。短期内是否会病危或死亡也不能判断，各部的脉象也模糊不清，鼻及面部的颜色也没有仔细观察。就像是用竹管来窥望天空那样，只看见很小一部分而已。可见要判断病人的死活，实在是很不容易的啊！孔子曾经说过：生来就聪明懂事的为上等天才，努力学习而成的次之，因见闻多而获得广博知识的又次之。我素来重视医学，愿意按照孔子的这些话，努力学习而获得知识。

　　　　　　　　　　　　　　　　　　汉长沙太守南阳张机著

卷　上

脏腑经络先后病脉证第一

论十三首　　脉证二条

【按语】

　　本篇为全书的总论，概述了疾病发生的部位、时间、原因、防治原则、病证分类、诊断方法、治疗步骤以及预后判断。

　　脏腑经络，指发病部位。任何疾病的发生都离不开脏腑经络。经络病变浅，在外；脏腑病变深，在内。故脏腑经络概指病变部位的深浅。先后，指发病的时间，所有疾病的发生、发展、传变都有先后的过程。一般经络先受邪，然后入脏腑，故先后概指病变过程的时间先后。总之，从篇名可知一切疾病的诊治有二要：一要辨清病变部位的深浅，二要详察发病时间的先后。

　　[01] 问曰：上工[1]治未病[2]，何也？师曰：夫治未病者，见肝之病，知肝传脾，当先实脾，四季脾王[3]不受邪，即勿补之；中工不晓相传，见肝之病，不解实脾，惟治肝也。

　　夫肝之病，补用醋[4]，助用焦苦，益用甘味之药调之。酸入肝，焦苦入心，甘入脾。脾能伤肾，肾气微弱，则水不行；水不行，则心火气盛，则伤肺；肺被伤，则金气不行[5]；金气不行，则肝气盛，则肝自愈。此治肝补脾之要妙也[6]。肝虚则用此法。实则不在[7]用之。

经曰：虚虚实实[8]，补不足，损有余[9]，是其义也。余藏准此[10]。

【注释】

〔1〕上工：此指高明的医生。古时根据医生的诊断技术与治疗效果，将其分为"上工"、"中工"和"下工"。《黄帝内经·灵枢·邪气脏腑病形篇》："善调尺者，不待于寸；善调脉者，不待于色。能参合而行之者，可以为上工，上工，十全九；行二者，为中工，中工，十全七；行一者，为下工，下工，十全六。"工，是古代对技艺性劳动者的总称。

〔2〕治未病：指治病的早期。古代所称的"疾"与"病"含义不同。"疾"是病的早期，"病"是疾之加甚者。故"上工治未病"即《素问·八正神明论》谓"上工救其萌芽"。

〔3〕脾王：即"脾旺"。王，通"旺"。

〔4〕醋：俞本、徐本、赵本作"酸"，是。

〔5〕金气不行：即肺气不行。

〔6〕酸入肝……此治肝补脾之要妙也：《金匮要略心典》："'酸入肝'以下十五句，疑非仲景原文，类后人谬添注脚，编书者误收之也。"此以五行生克关系解释脏腑间的传变。今已不采用。"则伤肺"上，俞本有"心火气盛"四字。"肝气盛"下，俞本有"故实脾"三字。

〔7〕不在：即不当。在，作"当"解。《国语·晋语》："朱也在御。"《春秋左传》作"朱也当御"可证。

〔8〕虚虚实实：指虚证用泻药、实证用补药的错误治法。

〔9〕补不足，损有余：即指虚者补之、实者泻之的治法。

〔10〕余藏准此：指出所有疾病的治疗必须遵循这个原则：一要早（早期诊断，早期治疗），二要准（辨证正确，用药对证）。本条论述百病的治疗准则。

【译文】

问道：高明的医生是怎样治未病的？老师说：治未病是这样的，发现肝有病，了解肝病会传到脾，应当预先补益脾气。但当一年中脾气旺盛不会感受到邪气时，就不要补脾。一般的医生不掌握疾病会传变的知识，看到肝有病，不理解补脾的意义，只知道治肝。

　　凡治肝虚之病，既要用酸味的药来直接补肝，又要用焦苦的药来辅助心，更要用甘味的药来调和脾。因酸味入肝，苦味入心，甘味入脾。脾旺会伤肾，肾气虚弱，水不通行；水不通行则心火旺盛；（心火旺盛）则伤肺，肺受伤则肺气不宣；肺气不宣则肝气旺盛，于是肝病自愈。这是治肝补脾的重要方法。治肝虚用这方法，肝实就不应当用此法。

　　《医经》说：虚证用泻法，使虚证更加虚；实证用补法，使实证更加重，（这都是错误的治法）。而补其不足，损其有余，才是正确的治法。其他所有脏腑病证治疗都应依此为准。

　　[02]夫人禀五常[1]，因风气[2]而生长，风气虽能生万物，亦能害万物，如水能浮舟，亦能覆舟。若五脏元真[3]通畅，人即安和。客气邪风[4]，中人多死。千般疢[5]难，不越三条。一者，经络受邪，入脏腑，为内所因也；二者，四肢九窍[6]，血脉相传，壅塞不通，为外皮肤所中也；三者，房室、金刃、虫兽所伤。以此详之，病由都尽。若人能养慎，不令邪风干忤[7]经络；适[8]中经络，未流传腑脏，即医治之。四肢才觉重滞，即导引[9]、吐纳[10]、针灸、膏摩[11]，勿令九窍闭塞；更能无犯王法、禽兽灾伤[12]、房室勿令竭乏；服食节其冷、热、苦、酸、辛、甘，不遗[13]形体有衰，病则无由入其腠理。腠者，是三焦通会元真之处，为血气所注；理者，是皮肤脏腑之文理也[14]。

【注释】

　　[1]五常：即五行之常气。《金匮方论衍义》："所谓五常者，五行经常之气也。"

　　[2]风气：概括"风暑燥湿寒"五气。五气与五常同义。

〔3〕五脏元真：泛指全身气机。

〔4〕客气邪风："客气"指外来的邪气；"邪风"即虚邪贼风，"客气"与"邪风"同义，皆泛指四时不正之气。

〔5〕瘀（chèn）：《说文解字》："热病也。"在此单指"病"。

〔6〕九窍：两耳、两鼻、两目、口及前阴、后阴之总称。

〔7〕干忤（wǔ）：触犯、侵犯。

〔8〕适：刚刚。

〔9〕导引：即摇筋骨，动肢节。《一切经音义》："凡人自摩自捏，伸缩手足，除劳去烦，名为导引，若使别人握搦身体，或摩或捏，即名按摩也。"

〔10〕吐纳：即口吐浊气，鼻纳清气。是调整呼吸的一种养生方法。

〔11〕膏摩：即用药膏摩擦体表一定部位的外治方法。参见本书《中风历节病脉证并治第五》篇附方"头风摩散方"之类。

〔12〕灾伤：俞本作"疢伤"；徐本作"灾重"。

〔13〕遣：徐本误作"遗"。

〔14〕腠者……是皮肤脏腑之文理也：此段阐明腠理的部位及功能。前后二句当为互文。三焦，泛指全身。元真，泛指气血营卫。表明腠理是全身气血营卫贯通会合的部位，是气血津液流注的通道，也是皮肤脏腑的纹理。腠理遍布全身，具有防御疾病的功能。若体内正气不足，则腠理又成为外邪入侵的门户。本条论述防病的纲要。

【译文】

　　人体禀受自然界五行之气，并依靠五气而生长。五气虽能使万物生长，也能伤害万物，正如水能使船浮行，也能使船沉没。如果全身的气机通行畅达，人体就平和安康。一旦外界的邪气侵入人体就容易引发疾病。虽然有千百种疾病，但发病途径不外乎三条：第一条是经络感受邪气，然后进入脏腑，这会引起内部脏腑的病变；第二条是病邪只在四肢九窍的血脉中相互流传，导致阻塞不通，这会引起外部体表的病变；第三条是由于房劳过度、金刃创伤以及虫兽咬伤所引起的病变。从这三条途径细细推究，疾病的源由都包括在内。如果人体在生活起居方面能养慎（内养正气，外慎风寒），不使邪气侵犯经络；或者刚刚侵入经络，尚未流传至内部脏腑，及早医好它。当四肢开始出现沉重乏力、血脉不通的感觉，马上运用导引（活动肢节）、吐纳（调整呼吸）、针灸治疗或用药膏摩擦体表等方法，不要使（四肢）九窍的血脉闭塞不通；还要注意不做违反国家法令的行为，避免禽兽的伤害，房事不要过度，不使精气耗竭；更要根据气候的冷热变化，调适穿着的衣服，饮食营养的摄入要调配五味的均衡。如此不使人体的正气削弱，病邪就不会侵入人体的腠理。腠是三焦贯通会合元真之气的部位，也是气血流注的通道；理是皮肤脏腑的纹理。

[03] 问曰：病人有气色见[1]于面部，愿闻其说。师曰：鼻[2]头色青，腹中痛，苦[3]冷者死；一云腹中冷，苦[4]痛者死。鼻头色微黑者，有水气；色黄者，胸上[5]有寒；色白者，亡血[6]也，设微赤，非时者死。其目正圆者痓[7]，不治。又色青为痛，色黑为劳，色赤为风，色黄者便难。色鲜明者有留饮。[8]

【注释】

〔1〕见：音义通"现"，表现、出现。

〔2〕鼻：指代"面"。上句问"气色见于面部"，下句答"鼻头色青"，可知"鼻头色青"当指"面部色青"。

〔3〕苦：俞本作"若"。

〔4〕苦：徐本作"若"。

〔5〕胸上：即腹中。胸，概指"腹"。上，释为"中"，"上""中"可互训。

〔6〕亡血：即少血。亡，通"无"。

〔7〕痓：当为"痉"。参见《痉湿暍病脉证治第二》篇按语。

〔8〕本条论述面部望诊。

【译文】

　　问道：患病的人有气色表现于面部，希望听听这方面的解说。老师说：鼻头色青（面色青），腹中疼痛，若检查发现手足很冷，则病情危重；一种说法是腹中冷，剧烈疼痛，病情也危重。面色晦黑有水肿；面色黄，腹中有寒湿；面色苍白，贫血；如果面色白而见两颧淡红，又不是气候炎热的季节（这是阴盛格阳的戴阳症），病情十分危重（除望面色外还要看五官，如目诊）。见到两目正圆，直视不能转动，是痉病发作，此病难治。（总之），面色青是急性腹痛；面色黑是慢性虚劳；面色红是外感风热；面色黄是（黄疸病）小便不利，皮色光亮透明是（水肿病）体内有水饮停留。

[04]师曰：病人语声寂然，喜惊呼者，骨节间病；语声喑喑然〔1〕不彻者，心膈间病；语声啾啾然〔2〕细而长者，头中病—作痛。〔3〕

【注释】

〔1〕喑（yīn）喑然：形容语声低微。
〔2〕啾（jiū）啾然：形容语声细小而长。
〔3〕本条论述闻诊，听语声以诊病的方法。

【译文】

老师说：病人在安静无声时（由于改变体位）突然大声呼痛，这见于筋骨方面的疾病（如骨折、关节痛）；病人讲话声音低微而不响亮（此因气道阻塞，发不出声音），这见于胸部心肺间的疾病（如慢性支气管炎、肺气肿、呼吸衰竭）；病人讲话声音细小而长，这是头部疾病。一种说法是头痛（不敢大声说话，以免引起头部震痛）。

[05]师曰：息〔1〕摇肩〔2〕者，心中坚〔3〕；息引胸中，上气〔4〕者，咳；息张口短气〔5〕者，肺痿〔6〕唾沫。〔7〕

【注释】

〔1〕息：指呼吸。
〔2〕摇肩：即抬肩呼吸。呼吸时两肩上下动摇，由于肺气壅塞引起呼吸困难的表现。
〔3〕心中坚：当是"心下坚"，"中""下"可互训。医生按病人上腹

部有痞满的感觉。

〔4〕上气：即喘息。《周礼》："冬时有嗽上气疾。"郑玄注曰："上气，逆喘也。"由于肺气上逆引起呼吸时喉中有痰鸣声，甚至不能平卧，医生听诊可闻及哮鸣音。

〔5〕短气：即呼吸短促。《伤寒明理论》"所谓短气者，呼吸虽数而不相续，似喘而不摇肩，似呻吟而无痛者，是也。"由于肺气不足引起呼吸急促，数吸自救，甚至张口呼吸，也是呼吸困难的表现。

〔6〕肺痿：中医病名。见《肺痿肺痈咳嗽上气病脉证治第七》篇〔1〕条注〔2〕。

〔7〕本条论述气息望诊，以辨肺病之虚实。

【译文】

老师说：呼吸时两肩上下动摇的病人，往往同时有心下坚满；呼吸时出现喘息的病人，多兼有咳嗽的症状；呼吸时张口气急的病人，是肺痿病有吐泡沫样稀痰的症状。

[06]师曰：吸而微数[1]，其病在中焦[2]，实也，当下之即愈，虚者不治。在上焦者，其吸促；在下焦者，其吸远，此皆难治。[3]呼吸动摇振振者[4]，不治。[5]

【注释】

〔1〕吸而微数：指呼吸稍有急促。吸，包括"呼吸"。

〔2〕中焦：为三焦之一，位于躯体的中段，即脾胃（包括肠）所居之处。此指"肠胃"。

〔3〕在上焦者……此皆难治：此为互文。无论是上焦或下焦疾病引起的呼吸短促或深长，都是难治之证。上焦位于上部，是心肺所居之处；下焦位于下部，是肾与膀胱所居之处。

〔4〕呼吸动摇振振者：由于喘息引起全身动摇是严重的呼吸困难，较抬肩呼吸为重。

〔5〕本条再论气息望诊，以断全身疾病的预后。

【译文】

　　老师说：呼吸稍有急促，若是中焦肠胃病引起的，是实证，当下其实热，呼吸就平稳；如果是虚证（是中气虚脱），病就难治。上焦或下焦病引起的呼吸短促或深长，都是难治之证。如果呼吸时气喘得全身动摇，那是不治之症。

　　[07] 师曰：寸口脉[1]动者，因其王时[2]而动，假令肝王色青，四时各随其色[3]。肝色青而反色白，非其时色脉，皆当病。[4]

【注释】

　　[1] 寸口脉：是切脉的主要部位。在两手桡骨头内侧，桡动脉搏动处。

　　[2] 王时：即旺时。

　　[3] 假令肝王色青，四时各随其色：《金匮玉函要略述义》："此条上文言脉不言色，下文言色不言脉，是互文见义，故结以非其时色脉句。""四时各随其色"如肝旺于春，其色青，等等。

　　[4] 本条论述色脉之诊要结合时令。

【译文】

　　老师说：寸口脉的搏动，是根据所旺的季节而变动的，假如肝旺于春，则其色青，色泽也随四季的变动而变化。例如春季肝旺时，应是青色而反出现白色（脉象当弦而不弦），这不是当令季节应该反映的色泽与脉象，应当都属于病态。

　　[08] 问曰：有未至而至[1]，有至而不至，有至而不去，有至而太过。何谓也？师曰：冬至[2]之后，甲子[3]夜半[4]，少阳[5]起少阴之时[6]，阳始生，天得温和。以[7]未得甲子，天因[8]温和，此为未至而至也；以得甲子[9]，而天未温和，此[10]为至而不至也；以得

甲子，而天大寒不解，此为至而不去也；以得甲子，而
天温如盛夏五、六月时，此为至而太过也。[11]

【注释】

〔1〕未至而至：前面的"至"是指时令到，后面的"至"是指那个时令的气候到。

〔2〕冬至：为二十四节气之一。在农历十一月。

〔3〕甲子：古代用天干、地支配合起来计算年月日的方法。天干十个（即甲、乙、丙、丁、戊、己、庚、辛、壬、癸），地支十二个（即子、丑、寅、卯、辰、巳、午、未、申、酉、戌、亥），互相配合，始于甲子，终于癸亥，共六十个，在此指冬至以后六十天。

〔4〕夜半：即午夜，子夜。为十二时辰之一，相当于晚上十一时至次晨一时。

〔5〕少阳：代表时令的名称。古代把一年分为六个阶段，依次是少阳、阳明、太阳、太阴、少阴、厥阴。

〔6〕少阴之时：俞本、徐本皆作"少阳之时"，当是。

〔7〕以：作"而"解。

〔8〕因：作"若"解。

〔9〕以得甲子：此下三个"以得甲子"皆当释为"已到甲子日"。"以"作"已"解。

〔10〕此：俞本、徐本、赵本无此字。

〔11〕本条论述天气的异常变化。

【译文】

问道：有时令未到而气候已到，有时令到而气候未到，有时令到而原来气候未去，有时令到而气候来得太快。这些是怎样的呢？老师说：冬至之后六十天的午夜，少阳开始启动。少阳时，阳气开始生发，天气渐渐转温（这是正常的气候）。而未到甲子日，天气若出现温和，这是时令未到而气候已到；已到甲子日，而气候尚未温和，这是时令到而气候未到；已到甲子日，而气候依然非常寒冷，这是时令到而寒冷的气候不去；已到甲子日，而气候温暖像盛夏五、六月间，这是时令到，而气候来得过早（这些都是异常的气候）。

［09］师曰：病人脉浮者在前[1]，其病在表；浮者在后[2]，其病在里。腰痛背强不能行[3]，必短气而极也[4]。

【注释】

〔1〕前：指切脉部位在关前，即寸脉。寸口脉包括寸、关、尺三部，掌后高骨处为关，关前为寸，关后为尺。

〔2〕后：指关后，即尺脉。

〔3〕腰痛背强不能行：此为表证。承"浮者在前"句。《金匮悬解》："表病则腰痛背强不能行，太阳行身之背，挟脊抵腰而走足也。"表明浮脉可见于表病。

〔4〕必短气而极也：此为里证。承"浮者在后"句。《金匮悬解》："里病则短气而极，手太阴肺主中气而行呼吸也。"表明浮脉也可见于里病。"必"，或也，不定之词。"极"，《方言》云"疲也"，指疲惫无力之证。《汉书·王褒传》曰："匈（胸）喘肤汗，人极马倦。"人极马倦，即"人疲马倦"。本条论述诊脉当与证候合参。

【译文】

老师说：病人脉浮出现在关前（寸脉），且有腰痛背强不能行走的症状，这是体表的疾病；如果脉浮出现在关后（尺脉），且有短气而乏力的症状，这是内部脏腑的疾病。

［10］问曰：经云"厥阳[1]独行"，何谓也？师曰：此为有阳无阴，故称厥阳。[2]

【注释】

〔1〕厥阳：谓病发于阳。《金匮要略浅注》："此举厥阳为问答，以见阴阳之不可偏也。"厥，《说文解字》云"发石也"，后人引申为"发也"。《伤寒论文字考·厥阴病名义》："凡有发者，皆曰厥也。"

〔2〕本条举厥阳为例，论述阴阳失调的病机。

【译文】

问道:《医经》云"厥阳独行",这是什么意思?老师说:这是有阳无阴,所以叫做厥阳。

[11]问曰:寸脉沉大而滑,沉则为实,滑则为气,实气相搏[1],血气入脏即死,入腑即愈[2],此为卒厥[3],何谓也?师曰:唇口青,身冷,为入脏即死;知[4]身和,汗自出,为入腑即愈。[5]

【注释】

〔1〕沉则为实……实气相搏:此是解释卒厥的病理。《金匮要略心典》:"实谓血实,气谓气实,实气相搏者,血与气俱实也。"

〔2〕血气入脏即死,入腑即愈:此指病证的预后判断。《金匮要略编注》:"血气入脏者,即邪气入脏者。"入脏,病变深,预后差。入腑,病变浅,预后好。

〔3〕卒厥:中医病名,一种突然昏倒的暴发病,在此泛指一切暴发病。"卒"通"猝",急暴之谓。厥,发也。

〔4〕知:徐本、赵本、俞本作"如",是。

〔5〕本条举卒厥为例,论述一切暴发病的预后判断。

【译文】

问道:寸口脉沉大而滑,沉则为血实,滑则为气实,气血并实,导致卒厥。邪气入脏即病重,入腑则病轻,怎样判断卒厥一类暴发病的预后呢?老师说:(根据当时出现的证候)口唇青紫(是气滞血瘀)、手足逆冷(是阳气暴脱,此是内闭外脱之候),是入脏的表现,病情危重,预后不良;如果身体温和,自汗出(这是气血运行通畅),是入腑的表现,病情较轻,预后良好。

[12]问曰:脉脱[1]入脏即死、入腑即愈,何谓也?师曰:非为一病,百病皆然。譬如浸淫疮[2],从口起流向

四肢者，可治；从四肢流来入口者，不可治。病在外者可治，入里者即死。[3]

【注释】

〔1〕脉脱：脉，在此指血气（即邪气），不是脉象。脱，或也。《金匮玉函要略述义》："脉即血脉，系血气之省文，考字书，脱，或然之辞。"《黄帝内经·素问·方盛衰论》："脉脱不具，诊无常行。"吴昆注云："脉或不显也。"

〔2〕浸淫疮：中医外科病名。浸淫疮是一种逐渐蔓延的皮肤病。在此泛指一切渐发病。浸淫，渐积也。

〔3〕本条举浸淫疮为例，论述一切渐发病的预后判断。

【译文】

问道：血气入脏即死，入腑即愈，这是怎样判断的呢？老师说：不仅是一种病，所有病的预后判断都是如此。例如：浸淫疮一类的渐发病，其预后判断（要看病情的发展趋势）从口起向外流至四肢的，容易治愈；从四肢向里传到口的，不易治愈。病在外（病浅）易治，病在内（病深）难治。

[13] 问曰：阳病十八[1]，何谓也？师曰：头痛、项、腰、脊、臂、脚掣痛。阴病十八[2]，何谓也？师曰：咳、上气、喘、哕、咽[3]、肠鸣、胀满、心痛、拘急。五脏病各有十八，合为九十病[4]。人又有六微[5]，微有十八病，合为一百八病[6]。五劳、七伤、六极[7]、妇人三十六病[8]，不在其中。

清邪[9]居上，浊邪[10]居下，大邪[11]中表，小邪[12]中里，䅽饪之邪[13]，从口入者，宿食也。五邪中人，各有法度。风中于前，寒中于暮。湿伤于下，雾伤于上。风令脉浮，寒令脉急，雾伤皮腠，湿流关节，食伤脾胃。极寒伤经，极热伤络。[14]

【注释】

〔1〕阳病十八：阳病指三阳经（太阳、阳明、少阳）的病证。阳经行于身后，外走体表，属于在表在经络的病证。文中举出六证，各有营病、卫病、营卫合病之分，合计为阳病十八种。

〔2〕阴病十八：阴病指三阴经（太阴、少阴、厥阴）的病证。阴经行于身前，内连脏腑。属于里通脏腑的病证。文中举出九证，各有虚病、实病之分，合计为阴病十八种。

〔3〕咽：指噎塞之症。

〔4〕五脏病各有十八，合为九十病：五脏（心、肝、脾、肺、肾）病，各有六淫（风、寒、暑、湿、燥、火）之分，又有气分、血分及气血兼病之别，合计为九十种病。

〔5〕六微：即六腑的病证，因腑病较脏病轻微，故名。

〔6〕微有十八病，合为一百八病：六腑（胆、胃、大肠、小肠、三焦、膀胱）病，也有六淫及气分、血分、气血兼病之分，合计一百零八种病。以上这些病证的分类法，是以病因、证候、病位、病理等综合归类而划分，今已不用。

〔7〕五劳、七伤、六极：这些都是疑难病。五劳是五脏之劳；七伤指阴寒、阴痿、里急、精漏、精清、小便苦数、精少；六极即气极、血极、筋极、骨极、肌极、精极。

〔8〕妇人三十六病：据《备急千金要方》所说："十二症：是所下之物，一曰状如膏，二曰如黑血，三曰如紫汁，四曰如赤肉，五曰如脓痂，六曰如豆汁，七曰如葵羹，八曰如凝血，九曰如清血，血似水，十曰如米泔，十一曰如月浣（huàn）乍前乍却，十二曰经度不应期。九痛：一曰阴中痛伤，二曰阴中淋沥痛，三曰小便即痛，四曰寒冷痛，五曰经来即腹中痛，六曰气满痛，七曰汁出阴中，如有虫啮（niè）痛，八曰胁下分痛，九曰腰胯痛。七害：一曰窍孔痛不利，二曰中寒热痛，三曰小腹急坚痛，四曰脏不仁，五曰子门不端引背痛，六曰月浣乍多乍小，七曰害吐。五伤：一曰两胁支满痛，二曰心痛引胁，三曰气结不痛，四曰邪思泄利，五曰前后痼害。三痼：一曰羸瘦不生肌肤，二曰绝产乳，三曰经水闭塞。"

〔9〕清邪：轻清之邪，指风邪。

〔10〕浊邪：重浊之邪，指湿邪。

〔11〕大邪：即六淫（风、寒、暑、湿、燥、火）之邪。

〔12〕小邪：即七情（喜、怒、忧、思、悲、恐、惊）之邪。

〔13〕馨饪之邪：即饮食之邪。馨，同"榖"（谷）。饪（rèn），煮熟。馨饪，俞本作"馨饦（tuō）"。

〔14〕极寒伤经，极热伤络：此二句当为互文。意思是极寒极热皆能损伤经络。本条论述病证分类法及五邪中人的规律。

【译文】

问道：阳经的病有十八种，指的是什么？老师说：头痛、项痛、腰痛、背脊痛，手臂痛、脚牵痛。阴经的病也有十八种，指的是什么？老师说：咳嗽、气急、哮喘、呃逆、噎塞、肠鸣、胀满、心痛、拘急。五脏病各有十八种，合计为九十种病，人体又有六腑，六腑各有十八种病，合计为一百零八种病。此外，五劳、七伤、六极、妇人三十六病，还不包括在其中。

（邪气侵犯人体有一定规律）轻清之邪（如风邪）易侵入人体的上部；重浊之邪（如湿邪）多侵入人体的下部。六淫之邪从表而入；七情之邪从内而伤。饮食之邪从口而入，（饮食不节）可导致宿食停积。外邪侵入人体，各有一定的规律。又风邪侵犯人体多在午前；寒邪侵犯人体多在夜暮；水湿之邪多伤人的下部；雾露之邪多伤人的上部。又风邪致病脉多缓；寒邪致病脉多急，雾邪多侵入体表；湿邪多流注关节；饮食之邪伤人的脾胃。极寒极热皆能损伤经络。

[14] 问曰：病[1]有急当救[2]里救表者，何谓也？师曰：病[3]，医下之，续得下利，清谷[4]不止，身体疼痛[5]者，急当救里；后身体疼痛，清便自调者，急当救表也。[6]

【注释】

〔1〕病：指表里同病，即表证与里证同时存在。

〔2〕救：治疗。

〔3〕病：指表病，表证。

〔4〕清谷：大便完谷不化。在此泛指里证。

〔5〕身体疼痛：泛指表证。

〔6〕本条论述表里同病时先后缓急的治疗步骤。

【译文】

问道：表里同病时有急当先治里证，有急当先治表证，怎样区分先后呢？老师说：病在表，医生误用下法（治里证），以致出现下利不止，清谷不化，虽然身体疼痛等表证尚存在，还是应当先治里证；待大便恢复正常时，尚有身体疼痛，再治其表证。

[15] 夫病痼疾〔1〕，加以卒病〔2〕，当先治其卒病，后乃治其痼疾也。〔3〕

【注释】

〔1〕痼（gù）疾：指久治不愈的慢性病。痼，久病。

〔2〕卒病：指突然新得的急性病。卒，同"猝"，突然。

〔3〕本条论述新久同病时先后缓急的治疗步骤。

【译文】

原有久治未愈的慢性病，又得了新的疾病，应当先治新病，然后再治其旧病。

[16] 师曰：五脏病各有得〔1〕者愈，五脏病各有所恶〔2〕，各随其所不喜〔3〕者为病。病者素不应食，而反暴思〔4〕之，必发热也〔5〕。

【注释】

〔1〕有得：此指有适宜的食物。得，徐本、赵本作"所得"。

〔2〕有所恶：有不适合的食物。

〔3〕所不喜：亦指不适宜的食物，即禁忌的食物。

〔4〕暴思：在此指暴食。

〔5〕必发热也：必，则也。发热，在此引申为病情加重。本条论述饮食调节当以五脏病的喜恶为原则。

【译文】

老师说：患五脏方面的疾病各有其相宜的食物（适宜的饮食有助于疾病的恢复），五脏病也各有其所禁忌的食物，相忌的饮食会引发疾病。病人本不应该吃的食物，反而暴食，则会加重病情。

〔17〕夫诸病在脏〔1〕，欲攻〔2〕之，当随其所得而攻之，如渴者，与猪苓汤〔3〕。余皆仿此。〔4〕

【注释】

〔1〕在脏：泛指在里的疾病。

〔2〕攻：治疗。《金匮要略浅注补正》："'攻'古训治，不尽训攻下。"

〔3〕猪苓汤：由猪苓、茯苓、阿胶、滑石、泽泻组成。本方有滋阴利水的功效。参见本书《消渴小便利淋病并治第十三》篇〔13〕条及《伤寒论》223条、319条。

〔4〕本条论述祛邪当以审因论治为原则。

【译文】

各种疾病在体内的病邪，要治疗必须针对其所得的病源，例如口渴的病人（口渴的原因甚多，绝不能一概断为伤阴而妄投养阴生津之剂。若有蓄水而致渴，当以利水为治）；给予猪苓汤。其他的病证皆依此为准。

痉湿暍病脉证治第二 暍音谒

论一首　　脉证十二条　　方十一首

【按语】

本篇论述痉、湿、暍三种病。均为感受外邪而得，且病初都具有发热、恶寒等表证，故合为一篇论述。

篇名中的"痓"当为"痉"。《金匮玉函要略辑义》："痓当作痉，传写之误也。"《读书杂志·战国策》云："凡隶书……从'巠'之字，或书作'坙'，因讹而为'至'，故'痉'伪作'痓'。"本书以下的"痓"字，全部改为"痉"字，不再说明。

痉，《说文解字》："强急也。"《广韵》："风强病也。"痉病邪在筋脉，由外感风邪所致，多挟寒邪。

湿病，邪在肌肉关节，由外感湿邪所致。多挟风、挟寒、挟热。湿病有内外之别，本篇所论以外湿为主，故又称"中湿"。

暍，《说文解字》："伤暑也。"暑即热，暍病即暑病，是暑天的一种热病。由外感暑邪所致，多挟湿邪，故又称中暍、中暑、中热。徐本、赵本篇名中无"治"字。

[01] 太阳病[1]，发热、无汗，反[2]恶寒者，名曰刚痉[3]。

[02] 太阳病，发热、汗出，而不[4]恶寒，名曰柔痉[5]。

【注释】

　　〔1〕太阳病：中医病名。《伤寒论》六经分证之一。六经为太阳、阳明、少阳、太阴、少阴、厥阴。太阳病为外感热病的初起阶段。《伤寒论》1条："太阳之为病，脉浮、头项强痛而恶寒。"

　　〔2〕反：复也，又也。

　　〔3〕刚痉：中医病名，为痉病之一。有发热、无汗、恶寒等太阳伤寒表实证，又有颈项强急、口噤不开、角弓反张等痉证。

　　〔4〕不：语助词、无义。

　　〔5〕柔痉：中医病名，为痉病之一。有发热、汗出、恶风等太阳中风表虚证，又有颈项强急、口噤不开、角弓反张等痉证。《金匮玉函要略辑义》："盖刚柔乃阴阳之义，阴阳乃虚实之谓。表实故称以刚，表虚故称以柔。"此两条论述痉病的分类及其鉴别方法。

【译文】

　　病初出现太阳病表实的症状，发热、无汗又恶寒（以及痉证），名叫刚痉。

　　病初出现太阳病表虚的症状，发热、汗出而恶风（以及痉证），名叫柔痉。

　　〔03〕太阳病，发热、脉沉而细〔1〕者，名曰痉，为难治。〔2〕

【注释】

　　〔1〕脉沉而细：此以脉象判断痉病的预后。太阳病，邪在表，脉当浮，今脉反沉而细，表明邪虽在表，但里已虚。此省略痉病的主症（头项强痛、口噤不开、角弓反张）。《医宗金鉴》："发热，太阳病也，脉沉细，少阴脉也，而名曰痉者，必有或刚或柔之证见也。以太阳痉证而少阴之脉，表里兼病也。"

　　〔2〕本条论述痉病的预后。

【译文】

　　（痉病）有太阳病发热等表症，但同时出现脉沉而细的里虚症，这种痉病（由于邪盛正虚）难以治愈。

　　[04] 太阳病，发汗太多，因致痉[1]。
　　[05] 夫风病，下之则痉，复发汗，必拘急。
　　[06] 疮家[2]虽身疼痛，不可发汗，汗出则痉。[3]

【注释】

　　[1] 痉：在此不是指痉病，而是痉证。由于津液受损、筋脉失养，导致四肢拘急的痉证。此以下三条皆是其他疾病误治后出现的痉证。高注《金匮要略》："此及下文三条，俱非痉病，因误治以伤阴，遂亦成痉者也。"
　　[2] 疮家：久患疮疡一类皮肤病的人，如痈疽、疔疮、疖肿等。
　　[3] 此三条因太阳病误治而致的痉证。

【译文】

　　原有太阳病，但因发汗太过，出现四肢拘急的痉证。
　　本有太阳中风证，先误用下法，后再发汗（津液一再损伤，筋脉失养），以致出现四肢拘急的痉证。
　　原本有疮疖等皮肤病的人，虽然有身体疼痛（或发热）等表症，但不可用发汗的方法治疗。若误用发汗法就会出现痉证。

　　[07] 病者，身热，足寒，颈项强急[1]，恶寒，时头热、面赤、目赤[2]，独头动摇[3]，卒口噤[4]，背反张[5]者，痉病[6]也。若发其汗者，寒湿相得，其表益虚，即恶寒甚[7]。发其汗已，其脉如蛇[8]。一云其脉浛浛[9]。
　　[08] 暴腹胀大者，为欲解。脉如故，反伏弦者[10]，痉。[11]

【注释】

　　[1] 颈项强急：《玉函经》作"头项强"。

〔2〕目赤：《玉函经》、《脉经》作"目脉赤"。即眼部血管充血。

〔3〕独头动摇：《脉经》作"独头面摇"。"头面"两字，当着眼于面，头，为连及之词。面摇，是面部筋脉挛急而抽动。

〔4〕卒口噤：是阵发性的牙关紧闭。口角向上、向外牵引，双眉举起，表情犹如苦笑。由于面部肌肉（咀嚼肌）痉挛所致。

〔5〕背反张：即角弓反张。由颈背部肌肉强直性痉挛引起，颈不能前屈。

〔6〕痉病：中医病名。由于外感风邪引起的以颈项强急、口噤不开、角弓反张为主症的病证。此病类似现代所称的"破伤风"。

〔7〕若发其汗……即恶寒甚：《金匮玉函要略述义》认为："若发其汗"以下十七字，盖湿病中之文。错简在此，因与本义不符。

〔8〕发其汗已，其脉如蛇：《脉经》由此连接下条作"痉病发其汗已，其脉浛浛如蛇，暴腹胀大者，为欲解"。阐明痉病发汗后的预后。若弦紧的脉象忽然舒缓扩大，犹如蛇腹那样柔软和缓，这是痉病发作将要缓解的表现。

〔9〕浛（hán）浛：扩大貌，形容脉象由弦紧转为缓和，表明挛急的筋脉渐趋舒缓。俞本作"沧沧"，赵本作"浛"。

〔10〕脉如故，反伏弦者：指出痉病治疗后另一种预后不良的转归。脉象依然像原来那样弦紧，甚至进一步演变为沉伏而弦紧，表明病邪入里，病情加重，痉病仍会持续发作。伏，《玉函经》作"复"。

〔11〕此两条论述痉病热盛的证候及预后。

【译文】

　　病人身体发热而下肢发冷，头颈项背部筋脉强直拘急，恶寒，发作时头部发热、面红、目赤，面部肌肉抽动，突然口噤不开（牙关紧闭），角弓反张，这就是痉病发作时的表现。如果发汗后又感受寒邪与湿邪，肌表更虚，则恶寒加重。若发汗后脉象如蛇腹那样柔软和缓，一种说法是脉象扩大。这是痉病发作要缓解的表现。如果脉象依然像原来那样，且沉伏而弦紧，那痉病还将持续发作。

　　〔09〕夫痉脉，按之紧如弦〔1〕，直上下行〔2〕。一作筑筑而弦〔3〕，《脉经》云："痉家其脉伏坚直上下〔4〕。"

【注释】

〔1〕紧如弦：即紧而弦。指弦而有力的脉象。紧脉劲急，弦脉端直，紧言其力，弦言其象。《医宗金鉴》："痉之为病，其状劲急强直。故其脉亦劲急强直，按之紧，劲急之象也，如弦，直行之象也。"如，古通"而"。

〔2〕直上下行：形容弦脉端直，从寸脉至尺脉，上、下（寸、关、尺）三部皆见劲急的紧脉。上，指寸脉。下，指尺脉。本条论述痉病的脉象。

〔3〕筑筑而弦：形容坚实的弦脉。

〔4〕脉伏坚，直上下：指沉伏而坚实的弦脉。从寸脉至尺脉都如此，与"紧而弦，直上下行"同义。

【译文】

痉病的脉象，重按是紧而弦，从寸脉至尺脉都是如此。一说是坚实的弦脉。《脉经》曰："患痉病的人，从寸脉至尺脉，脉象都是沉伏而坚实。"

　[10]痉病有灸疮[1]，难治。[2]

【注释】

〔1〕灸疮：因针灸后皮肤破损留下的疮疡。由于疮疡引起的痉病，更为难治。《医学纲目》直言："本病即破伤风之类也。"

〔2〕本条论述痉病的预后。

【译文】

患痉病的人，同时发现身体上有针灸引起皮肤破损的疮疡，这种痉病难以治愈。

　[11]太阳病，其证备，身体强[1]，几几然[2]，脉反沉迟[3]，此为痉[4]，栝蒌桂枝汤[5]主之。[6]

　栝蒌桂枝汤方：

　栝蒌根[7]二两　　桂枝[8]三两　　芍药[9]三两

甘草〔10〕二两　　生姜〔11〕三两　　大枣〔12〕十二枚

右六味，以水九升，煮取三升。分温三服，取微汗。汗不出，食顷〔13〕，啜〔14〕热粥发之。

【注释】

〔1〕太阳病，其证备，身体强："太阳病，其证备"指发热、汗出、恶风等太阳中风表虚证；"身体强"概指颈项强急，角弓反张之症。

〔2〕几几然：形容身体强甚。《诗经》有"赤舄几几"。《说文解字》作"赤舄掔掔"。可知"几几"为"掔掔"的通假字。两字连用形容坚固，盛大。《读金匮札记》："几几然者，项背强之甚者。"

〔3〕脉反沉迟：痉病脉本弦紧，此因津液损伤，故脉沉迟，但沉迟中必兼弦紧。

〔4〕此为痉：在此指柔痉。

〔5〕栝蒌桂枝汤：以栝蒌根合桂枝汤而成。有解肌祛邪、生津养筋的作用。

〔6〕本条论述柔痉的证治。

〔7〕栝蒌根：亦称瓜蒌根。又名天花粉。为葫芦科植物栝蒌的根。有清热生津的功效。

〔8〕桂枝：为樟科植物肉桂的嫩枝。有发汗解表的作用。

〔9〕芍药：为毛茛科植物芍药的根。有养血柔肝的功效。实验证明有降低肌张力的作用。

〔10〕甘草：为豆科植物甘草的根茎和根。生用能泻火解毒，炙用能补中益气。一般在方中多作辅助及矫味之用。

〔11〕生姜：为姜科植物姜的新鲜根茎。有发汗解表、温中止呕、解毒的功效。

〔12〕大枣：为鼠李科植物枣的成熟果实。有补脾安神、缓和药性的作用。

〔13〕食顷：吃一顿饭的时间。

〔14〕啜（chuò）：喝、吃。

【译文】

（病初）出现像太阳病表虚证所有的症状（发热、汗出、恶风），且有明显的项背强急之症，脉象又见沉迟，这就是柔痉，当用栝蒌桂枝汤治疗。

栝蒌桂枝汤方：

栝蒌根二两　　桂枝三两　　芍药三两　　甘草二两　　生姜三两　　大枣十二枚

以上六味药，用九升水同煮，煮到三升。分三次温服，使微微汗出。如果不出汗，稍停片刻，给吃热粥以助发汗。

〔12〕太阳病，无汗而小便反少[1]，气上冲胸[2]，口噤不得语，欲作刚痉，葛根汤[3]主之。[4]

葛根汤方：

葛根[5]四两　　麻黄[6]三两去节[7]　　桂枝二两去皮　　芍药二两　　甘草二两炙[8]　　生姜三两　　大枣十二枚

右七味。㕮咀[9]，以水一升[10]，先煮麻黄、葛根。减二升[11]，去沫。内[12]诸药，煮取三升，去滓。温服一升。覆取微似汗[13]，不须啜粥。余如桂枝汤法将息及禁忌[14]。

【注释】

〔1〕小便反少：由于少腹筋脉拘急，尿不得出（尿潴留）。

〔2〕气上冲胸：邪气向上，即病变向上发展。

〔3〕葛根汤：本方以葛根为君，麻黄、桂枝为臣。全方有发汗解表，生津舒筋的作用。

〔4〕本条论述刚痉的证治。

〔5〕葛根：为豆科植物葛的块根。有解表生津的作用。临床证实，本品有缓解肌肉痉挛的功效。

〔6〕麻黄：为麻黄科植物草麻黄、中麻黄及木贼麻黄的草质茎。有发汗解表、宣肺平喘的作用。

〔7〕去节：指去根节。因麻黄根节有止汗作用，故去之。

〔8〕炙（zhì）：中药加工法之一。将药材用液体辅料（如蜂蜜、黄酒、米醋、姜汁等），加热拌炒的制法。

〔9〕㕮咀（fǔ jǔ）：中药加工法。古代用口将药物咬碎，便于煎煮。今指切片、捣碎的加工方法。

〔10〕一升：俞本、徐本、吴本、《玉函经》作"一斗"，赵本作"七升"。《伤寒论》14条桂枝加葛根汤（即葛根汤）为"以水一斗"。当以"一斗"为是。

〔11〕减二升：吴本作"一二沸"。

〔12〕内：通"纳"。下文不再出注。

〔13〕微似汗：微微持续汗出。似，《广雅·释诂》："续也。"

〔14〕余如桂枝汤法将息及禁忌：《伤寒论》12条：服桂枝汤后，"若一服汗出病差，停后服，不必尽剂。若不汗，更服依前法。又不汗，后服小促其间。半日许令三服尽。若病重者，一日一夜服，周时观之。服一剂尽，病证犹在者，更作服。若汗不出，乃服至二三剂。禁生冷黏滑、肉、面、五辛、酒、酪、臭、恶等物"。

【译文】

（病初）出现（发热、恶寒）无汗等太阳表实证，小便解不出而少，病势向上，见有（颈背强）牙关紧闭，不能讲话，这是刚痉即将发作的证候。当用葛根汤主治。

葛根汤方：

葛根四两　　麻黄三两去节　　桂枝二两去皮　　芍药二两　　甘草二两炙　　生姜三两　　大枣十二枚

以上七味药，将药切片，用一斗水，先煮麻黄、葛根，减去二升，去掉上面的药沫。放入其他药同煮，煮到三升时，去掉药渣。一次温服一升。服药后注意盖被保温，使其微微持续汗出，不必吃粥。其他依照桂枝汤后的服药方法及饮食禁忌。若一服后汗出病愈，就不需再服余下两服。如果汗不出，照前法再服一升。仍不出汗，再加服促使发汗。半天内将三升汤药全服完。如果病重，白天晚上连续服药，二十四小时观察病情。服完一帖药后，证候还在，再继续服。若不出汗，一天服至两三帖药。禁食一切生冷黏滑之品，如肉、面、酒、酪以及葱、蒜等辛辣食物。

〔13〕痉[1]为病一本痉字上有刚字。胸满[2]，口噤，卧不着席[3]，脚挛急，必齘齿[4]，可与大承气汤[5]。

大承气汤方：

大黄[6]四两酒洗　　厚朴[7]半斤炙去皮　　枳实[8]五枚炙　　芒硝[9]三合

右四味，以水一斗，先煮二物，取五升，去滓，内大黄，煮取二升，去滓。内芒硝，更上火微一二弗[10]。分温再服，得下止服。

【注释】

〔1〕痉：《玉函经》、《脉经》作"刚痉"。

〔2〕胸满：即胸闷。《金匮要略方论考证》："胸满之满，读为懑，与闷同，非胀满之满也。"

〔3〕卧不着席：即身体强直，角弓反张之甚者。

〔4〕齘（xiè）齿：上下牙切齿有声。《说文解字》曰："齘，齿相切也。"

〔5〕大承气汤：有通腑泄热、急下存阴的功效。但是治疗痉病用大承气汤仅是对症治疗。《医门法律》云："是死里求生之法也。"本条论述痉病热盛的证治。

〔6〕大黄：又名将军、川军、锦纹。为蓼科植物掌叶大黄，唐古特大黄或药用大黄的根和根茎。有泻火、破积、通便、行瘀等作用。实验证明，有较强的抗菌作用。

〔7〕厚朴：为木兰科植物厚朴和凹叶厚朴的树皮、根皮及枝皮。有燥湿行气的功效。

〔8〕枳实：为芸香科植物枸橘、酸橙或香圆的幼果。有破气消积的作用。

〔9〕芒硝：又称玄明粉、元明粉。为硫酸盐类矿物芒硝经煮炼的精制品。有泻热、通便的功效。内服时不入煎药，冲入药汁或开水中溶化后服。

〔10〕一二弗：俞本、徐本、赵本作"一二沸"，当是。指沸腾一二次。

【译文】

痉病—本作刚痉热盛（病情危重），出现胸闷（呼吸困难），牙关紧闭，口噤不能讲话，且上下牙齿相切有声，颈背部强硬，睡卧时背部不能着床（角弓反张），四肢亦挛急强直，此时的治疗可用大承气汤（通腑泄热、急下存阴）。

大承气汤方：

大黄四两酒洗　　厚朴半斤炙去皮　　枳实五枚炙　　芒硝三合

以上四味药。先用一斗水，煮厚朴、枳实二味，煮取五升药汁，去掉药渣。放入大黄，煮到二升，去掉药渣。然后放入芒硝，再在火上沸腾一二次。分两次温服。大便得通，就停止再服。

[14]太阳病，关节疼痛而烦[1]，脉沉而细[2]一作缓者，此名湿痹[3]。《玉函》云：中湿。湿痹之候，小便不利，大便反快[4]，但当利其小便[5]。

【注释】

〔1〕关节疼痛而烦：指关节疼痛之甚。烦，与"剧"同义。

〔2〕脉沉而细：《玉函经》作"其脉沉缓"，《脉经》作"脉沉而缓"。作"细"或"缓"，均可。太阳表证脉当浮，今感湿邪，湿为阴邪，重浊黏滞，故脉沉细或沉缓。

〔3〕此名湿痹：上文是关节疼痛而烦，是湿在表之证。故不是"湿痹"，当是"此名中湿"。《玉函经》曰："太阳病而关节疼烦，其脉沉缓，为中湿。"《脉经》也作"中湿"。当以"中湿"为是。

〔4〕湿痹之候……大便反快：湿痹，中医病名。湿邪闭阻在里，故名。其主症是小便不利，大便通利。《金匮要略今译》引元坚云："大便反快者，快调和平之谓。"快，徐本误作"快"。

〔5〕但当利其小便：利小便是湿痹的治疗原则。使湿邪去、阳气通，气化功能得以恢复。后世医家李东垣的著名论断"治湿不利小便，非其治也"，即导源于此。至于利小便方，当按《金匮发微》所说："五苓散倍桂枝是也。"本条论述湿痹的证治。

【译文】

出现太阳病（发热、恶寒等）表证，又有关节剧痛的主症，脉沉细或沉缓（这是感受湿邪引起的湿病）名叫中湿（不是湿痹）。而湿痹

（湿邪闭阻在里）的证候是小便不利，大便爽快，治疗只要利小便就可以。

[15]湿家^[1]之为病，一身尽疼—云疼烦，发热，身色如熏黄^[2]也。^[3]

【注释】

〔1〕湿家：指感受湿邪的人。

〔2〕熏黄：形容病人皮肤发黄而晦暗。《金匮要略心典》："热与湿合，交蒸互郁，则身色如熏黄。熏黄者，如烟之熏，色黄而晦，湿气沉滞故也。"

〔3〕本条论述湿郁肌表的证候。

【译文】

湿邪这种病（由于湿热蕴蒸）会导致出现全身剧烈疼痛，发热，皮肤发黄而晦暗。

[16]湿家，其人但头汗出，背强，欲得被覆向火^[1]。若下之早则哕^[2]，或胸满，小便不利—云利，舌上如胎^[3]者，以丹田^[4]有热，胸上有寒^[5]，渴欲得饮而不能饮，则口燥烦也。^[6]

【注释】

〔1〕欲得被覆向火：形容恶寒之甚，想要盖被及烤火。

〔2〕哕（yuě）：呃逆或呕吐。《脉经》作"吐"。《正字通·口部》：方书谓"有物无声曰吐，有声无物曰哕，有物有声曰呕"。

〔3〕舌上如胎：指舌苔发黑，犹如煤尘。《金匮要略考证》："'胎''炱'古通用。"又《玉篇》："炱，煤烟尘也。"

〔4〕丹田：针灸穴位名。在腹部脐下。气海、石门、关元、中极穴位都别名丹田。在此泛指下焦（少腹部）。

〔5〕胸上有寒：参见《脏腑经络先后病脉证第一》篇〔03〕条注释〔5〕。

〔6〕本条论述湿病误下的变证。

【译文】

感受湿邪的病人，出现头部汗出（身无汗），腰背强直，怕冷得要盖被或烤火取暖（本是湿邪在表，当用汗出）的症状，可医生（见其头汗出，误以为是里热证）过早地应用下法治疗，以致病人呃逆或呕吐，有的出现脘腹胀满，小便不通——种说法小便尚通利，舌苔发黑如煤尘那样，这是由于少腹有热而脘腹中有寒湿的缘故。且有渴欲饮水而不能饮，口中十分干燥的症状。

〔17〕湿家下之〔1〕，额上汗出，微喘〔2〕，小便利——云不利〔3〕者死。若下利不止〔4〕者，亦死。〔5〕

【注释】

〔1〕湿家下之：指湿病误用下法。《金匮要略心典》："湿病在表者宜汗，在里者宜利小便。苟非湿热蕴积成实，未可遽用下法。"

〔2〕额上汗出，微喘：湿病误下后，里阳损伤，阳从上越。出现头部出汗、气急之症。

〔3〕小便利，一云不利：小便利是小便失禁，不利是没有小便，都是阴从下脱的表现。

〔4〕下利不止：指大便失禁不止，是阴阳离决的危象。

〔5〕本条论述湿病误下的坏证。

【译文】

对于感受湿邪的人，误用下法，使病人出现头部出汗，气急而小便失禁——说小便不利这是病情危重的表现。如果大便失禁不止，病情也十分危重。

〔18〕风湿相搏〔1〕，一身尽疼痛，法当汗出而解，值

天阴雨不止，医云：此可发汗。汗之，病不愈者，何也？盖发其汗，汗大出者，但风气[2]去，湿气[3]在，是故不愈也。若治风湿者，发其汗，但微微似欲[4]出汗者，风湿俱去也。[5]

【注释】

〔1〕风湿相搏：指风邪与湿邪相并感受。《伤寒论文字考》："相是相并之相，而非相互之相。搏，击也。击，犹攻也。凡相搏者，皆两病相并，一时起攻身体也。非两病互相击之谓也。"

〔2〕风气：指风邪。

〔3〕湿气：指湿邪。

〔4〕似欲：即持续。"似"参见本篇［12〕条注释〔13〕。又《广释词》："欲，犹似也。"故"似""欲"两字同义。

〔5〕本条论述风湿在表的治法。

【译文】

风湿相并侵犯肌表，全身都疼痛，按常规使用汗法，疼痛能解除，但适逢天气阴雨连绵不止（外界湿度大，影响体内湿邪排出），医生虽说，此可用汗法治疗，但发汗后病仍未愈。这是什么原因呢？这是因为发汗后，出汗太多，仅仅风邪去除，湿邪仍留在肌表，故病不能痊愈（这是气候因素，加上治法不当所致）。正确治疗风湿病的方法，当是汗法。但必须微微地持续汗出，使风湿之邪一并去除。

［19〕湿家病身疼发热，面黄而喘[1]。头痛鼻塞而烦，其脉大[2]，自能饮食，腹中和无病。病在头中寒湿，故鼻塞。内药鼻中[3]则愈。[4]《脉经》云：病人喘，而无"湿家病以下至而喘"十三字[5]。

【注释】

〔1〕湿家病身疼发热，面黄而喘：此段文字与下文"病在头中寒湿"、"内药鼻中则愈"不相吻合。《脉经》无此十一字，当以《脉经》为是。

〔2〕脉大：指脉形宽大，多表示有热象。

〔3〕内药鼻中：为外治法，即鼻中给药法。《千金要方·鼻病》有鼻塞脑冷清涕出方："通草，辛夷，细辛，甘遂，桂心、芎𦬊，附子研末，蜜丸，绵裹纳鼻中。"

〔4〕本条论述头中寒湿的证治。

〔5〕十三字：赵本作"十一字"，当是。

【译文】

感受湿邪的病人，身体疼痛，发热，面色黄而气喘。（而另一种病情是）头痛，鼻塞很厉害，脉大，饮食如常，腹部也没有任何不适，只是在头部有寒湿。故主症是鼻塞（流涕）。治疗只需把药放在鼻孔中就可痊愈。

[20]湿家身烦疼，可与麻黄加术汤〔1〕，发其汗为宜，慎不可以火攻〔2〕之〔3〕。

麻黄加术汤方：

麻黄三两去节　　桂枝二两去皮　　甘草一两〔4〕炙
杏仁〔5〕七十个去皮尖〔6〕　　白术〔7〕四两

右五味，以水九升，先煮麻黄，减二升，去上沫，内诸药，煮取二升半，去滓。温服八合。覆取微似汗。

【注释】

〔1〕麻黄加术汤：由麻黄汤加白术组成。麻黄汤原是祛风寒的峻汗方，加白术则成为祛寒湿的微汗方。白术能止汗，又能祛湿。《医门法律》："麻黄得术，则虽发汗，不至多汗；术得麻黄，并可行表里之湿。"

〔2〕火攻：古代应用的一种发汗方法。就是用温针（针刺时，针尾裹装艾绒燃着）、熏（以药物煎汤，取热的药气熏蒸全身或患处）、熨（以药

物炒热，布包或用布浸渍热的药汁熨周身皮肤），促使全身出汗、气血流通以祛除病邪。但此法发汗太猛，容易损伤津液，今已不用。

〔3〕本条论述寒湿表实证及其治法和禁忌。

〔4〕一两：俞本、赵本作"二两"。

〔5〕杏仁：为蔷薇科植物杏或山杏等的种仁。有发散风寒、下气止咳的作用。

〔6〕去皮尖：种仁类中药加工方法。去掉外层种皮和胚芽，有利于有效成分煎出。

〔7〕白术：为菊科植物白术的根茎，有健脾、燥湿、止汗的功效。

【译文】

体表感受寒湿的人，全身剧烈疼痛（且有发热、恶寒、无汗等表实证），可用麻黄加术汤微微发汗为宜，千万不可用火攻发汗的方法。

麻黄加术汤方：

麻黄三两去节　　桂枝二两去皮　　甘草一两炙　　杏仁七十个去皮尖　　白术四两

以上五味药，用九升水，先煮麻黄，减去二升，去掉药沫，再把其余四味药放入同煎，煎到二升半药汁时，去掉药渣。一次温服八合。随即盖被使微微持续汗出。

[21]病者一身尽疼，发热，日晡[1]所剧者，名风湿[2]。此病伤于汗出当风，或久伤取冷所致也。可与麻黄杏仁薏苡甘草汤[3]。

麻黄杏仁薏苡甘草汤方：

麻黄去节，半两，汤泡[4]　　甘草一两炙　　薏苡仁[5]半两　　杏仁十个，去皮尖，炒

右锉麻豆大[6]，每服四钱匕[7]，水[8]盏[9]半，煮八分，去滓。温服。有微汗，避风。

【注释】

〔1〕日晡（bū）：为十二时辰之一的申时。相当于下午三至五时。

〔2〕风湿：中医病名。指风湿病，为湿病之一。挟有风邪，以发热、身痛为主症。

〔3〕麻黄杏仁薏苡甘草汤：有解表、祛风湿、清热的作用。本条论述风湿表实证及其成因与治法。

〔4〕汤泡：中药加工法。将药材用热水浸泡。

〔5〕薏苡仁：为禾本科植物薏苡的种仁，有祛湿利水的作用。

〔6〕麻豆大："麻豆"究为何物，至今未明，待考。推测是大麻仁或大豆的大小，类似现代中药丸剂大小。

〔7〕钱匕：量器。用汉代五铢钱抄取药末，以不散落为度，叫一钱匕（约相当于2克多）。徐本作"四钱"。

〔8〕水：俞本、徐本作"一"。

〔9〕盏：浅而小的杯子。《方言》："盏，杯也。"

【译文】

病人周身疼痛，发热，午后近黄昏时热度还升高，这叫做风湿病。这种病是由于出汗时感受风寒或长期贪冷所引起的。可用麻黄杏仁薏苡甘草汤治疗。

麻黄杏仁薏苡甘草汤方：

麻黄去节，半两，用热水浸泡　　甘草一两炙　　薏苡仁半两　　杏仁十个去皮尖，炒

以上药物锉磨成麻豆大小，每服取四钱匕（约8克），加一杯半水，煮到八分，去掉药渣。一次温服。服药后会出微汗，注意不要再受风寒。

[22] 风湿，脉浮[1]、身重[2]、汗出恶风[3]者，防己黄芪汤[4]主之。[5]

防己黄芪汤方：

防己[6]一两　　甘草半两炒　　白术七钱半　　黄芪[7]一两一分，去芦[8]

右锉麻豆大，每抄五钱匕，生姜四片，大枣一枚，

水盏半，煎八分，去滓。温服。良久再服。喘者加麻黄半两，胃中不和者加芍药三分。气上冲者加桂枝三分，下有陈寒者加细辛[9]三分。服后当如虫行皮中[10]，从腰下如冰，后坐被上，又以一被绕腰以下，温令微汗，差[11]。

【注释】

〔1〕脉浮：表明病在肌表。

〔2〕身重：身体沉重，但不痛，可兼有浮肿，是风湿伤于肌表的表现。

〔3〕汗出恶风：不发热而汗出恶风是表虚不固，偏于气虚。

〔4〕防己黄芪汤：有益气行湿的功效。本方在《水气病》篇还用于风水（参见《水气病脉证并治第十四》篇［22］条），可见水与湿同类，故凡气虚湿胜者，皆可用本方治疗。《玉函经》、《脉经》称本方为"防己汤"。

〔5〕本条论述风湿表虚证（偏于气虚）的治法。

〔6〕防己：为防己科植物木防己、粉防己的块根。有祛风利水的作用。

〔7〕黄芪：为豆科植物黄芪或膜荚黄芪的根。有益气、固表、利水的作用。

〔8〕去芦：指去掉根部顶端的根茎部分。

〔9〕细辛：为马兜铃科植物北细辛，华细辛的带根全草。有祛风散寒的功效。

〔10〕如虫行皮中：服药后自觉有蚂蚁在皮肤中爬行，是病情好转的表现。

〔11〕差：通"瘥"，病愈的意思。

【译文】

风湿病，脉浮、身体沉重（可兼有浮肿）、汗出恶风者，可用防己黄芪汤主治。

防己黄芪汤方：

防己一两　甘草半两炒　白术七钱半　黄芪一两一分去掉根部顶端部分

　　以上药物剉磨成麻豆大小，每服抄取五钱匕（约10克），用生姜四片、大枣一枚，加入一杯半水中同煎，煎到八分，去掉药渣。先温服一次，后隔一段时间再服一次。有气急的加麻黄半两（平喘），胃中不和的加芍药三分（和胃止痛），邪气上逆的加桂枝三分（平降冲逆），腰下感到寒冷的加细辛三分（温经散寒）。服药后自觉有蚂蚁在皮肤下爬行。腰以下冰冷，要使病人坐在棉被上，再用一条棉被围在腰下保暖，使微微出汗，这样病就会痊愈。

　　[23] 伤寒八九日，风湿相搏[1]，身体疼烦，不能自转侧。不呕不渴[2]，脉浮虚而涩[3]者，桂枝附子汤[4]主之。若大便坚，小便自利[5]者，去桂加白术汤[6]主之。[7]

　　桂枝附子汤方：

　　桂枝四两去皮　　生姜三两切　　　附子[8]三枚，炮[9]去皮，破[10]片　　甘草三两炙　　大枣十二枚擘[11]

　　右五味，以水六升，煮取二升，去滓。分温三服。

　　白术附子汤方：

　　白术二两　　附子一枚半，炮，去皮　　甘草一两炙　生姜一两半切　　大枣六枚

　　右五味，以水三升，煮取一升，去滓。分温三服。一服觉身痹[12]，半日许再服，三服都尽，其人如冒状[13]，勿怪，即是术，附并走皮中，逐水气，未得除故耳。

【注释】

　　〔1〕伤寒八九日，风湿相搏：是指感受风寒湿三气形成风湿病，已八九天，当有发热、恶风、汗出等表症。

　　〔2〕不呕不渴：不呕，表明病邪尚未入里；不渴，是指邪亦未化热。均为阴性症状。

〔3〕脉浮虚而涩：表示风湿仍在肌表，而兼表阳虚。

〔4〕桂枝附子汤：即桂枝汤重用桂枝去芍药加附子而成。全方有祛风胜湿、温经散寒的作用。

〔5〕大便坚，小便自利：表明二便如常，病未入里，邪仍在表，与"不呕不渴"同义。坚，《脉经》作"鞕"。

〔6〕去桂加白术汤：又称白术附子汤。《脉经》作"术附子汤"。即桂枝附子汤去桂枝加白术，并减半余药剂量而成。有行湿散寒的功效。

〔7〕本条论述风湿表虚证（偏于阳虚）的治法。

〔8〕附子：为毛茛科植物乌头的侧根（子根）。药性温热，具有毒性，生者尤剧，炮制后有所减弱。今临床多用熟附片，入汤药中最好先煎。有温阳、散寒、止痛的作用。

〔9〕炮：中药加工法之一。与"炒"相似的加热法，但火力要猛，动作要快，使药物通过高热而体积膨胀，有缓和药性的作用。

〔10〕破：劈开。

〔11〕擘（bò）：用手将药物剖开。

〔12〕身瘁：指皮肤感觉麻木不仁。

〔13〕如冒状：犹如头旋眼花的症状。《金匮要略方论考证》："冒状者，言眩晕，即附子之效也。"

【译文】

感受寒邪已八九天（有发热、恶风、汗出等表证），又同时感受风邪与湿邪，周身剧烈疼痛，而且不能自由转动。但不呕吐、不口渴，脉浮而虚，兼有涩象，当用桂枝附子汤主治。服药后（表证已解，身体疼痛减轻），如果大便仍实而不溏，小便能通利（是寒湿之余邪尚在肌表，并未入里），宜用原方去桂枝加白术汤主治。

桂枝附子汤方：

桂枝四两去皮　　生姜三两切　　　附子三枚，炮，去皮，劈成八片
甘草二两炙　　大枣十二枚剖开

以上五味药，加入六升水同煮，煮到二升时，去掉药渣。分三次温服。

白术附子汤方：

白术二两　　附子一枚半，炮，去皮　　甘草一两炙　　　生姜一两半切　　大枣六枚

以上五味药，加入三升水同煮，煮到一升时，去掉药渣。分三次温服。服一次后觉得肌肤麻木不仁，每隔半天左右再服一次，三次药汁全部服完，病人会感到有些头旋眼花，不要见怪，这是白术、附子走表逐湿的效用，因原来肌表寒湿未清除的缘故。

[24] 风湿相搏，骨节疼烦，掣痛不得屈伸，近之则痛剧，汗出、短气、小便不利，恶风不欲去衣，或身微肿者。甘草附子汤[1]主之。[2]

甘草附子汤方：

甘草二两炙　　附子二枚[3]，炮，去皮　　白术二两[4]

桂枝四两去皮

右四味，以水六升，煮取三升，去滓。温服一升，日三服。初服得微汗则解，能食。汗出复烦者，服五合。恐一升多者，服六七合为妙。

【注释】

〔1〕甘草附子汤：本方以甘草为君，且桂枝、白术、附子三药并用，药力较桂枝附子汤（桂枝、附子同用）、白术附子汤（白术、附子并用）为重，有助阳、祛风、化湿的作用。本方是治风寒湿痹的基本方。后人常用的桂枝芍药知母汤即从本方加味而成。

〔2〕本条论述风湿兼表里阳虚的证治。

〔3〕二枚：徐本作"一枚"。

〔4〕二两：《玉函经》作"三两"。

【译文】

风湿之邪侵犯肌表，全身关节剧烈疼痛，不能随意屈伸，触到关节，疼痛更加剧烈，还兼有出汗、短气、小便不利之症。恶风严重，甚至不愿脱下衣服，有的出现轻度浮肿。当用甘草附子汤治疗。

甘草附子汤方：

甘草二两炙　　附子二枚，炮，去皮　　白术二两　　桂枝四两去皮

以上四味药，加入六升水同煮，煎到三升水时，去掉药渣。每次温服一升，一日服三次。若开始服药后有微微汗出，病情就会好转（全身症状减轻），胃口也增加。若汗出后仍疼痛剧烈，就服五合药汁。要是怕服一升太多，就服六七合为好。

　　〔25〕太阳中暍[1]，发热恶寒，身重而疼痛，其脉弦细芤迟[2]。小便已，洒洒然毛耸[3]，手足逆冷。小有劳，身即热，口前开板齿燥[4]。若发其汗，则其恶寒甚；加温针[5]，则发热甚；数下之，则淋甚[6]。

【注释】

　　〔1〕中暍：即中暑、中热。中医病名。由于外感暑邪引起的以发热、烦渴、汗出、脉虚为主症的病证。

　　〔2〕脉弦细芤迟：指脉象或弦细或芤迟，此都是虚脉。弦细是热盛伤气，阳气不足；芤迟是汗多伤津，阴液亏损，皆因暑热耗气伤阴所致。

　　〔3〕洒洒然毛耸：洒洒然，形容恶寒之状，犹如水淋在身上。毛耸，形容汗毛竖起。

　　〔4〕口前开板齿燥：《玉函经》作"口开前板齿燥"。《注解伤寒论》："口开谓喘喝也，以喘喝不止，故前板齿干燥。"板齿，即门齿。

　　〔5〕温针：针灸方法之一。指针刺结合温热刺激的一种方法。可参见《伤寒论》16条。临床运用是在留针过程中，于针尾裹装艾绒燃着，借热力温通经络。

　　〔6〕则淋：《脉经》作"淋复"。本条论述暍病的脉证及误治后的变证。

【译文】

　　外感暑邪，侵犯肌表，出现发热、恶寒等表证（由于暑必挟湿），还有身体沉重而疼痛，脉象或弦细或芤迟。小便以后，身上像淋水那样感觉冷，汗毛会竖起，手脚亦冰冷。稍有劳作，就出现发热，嘴巴张开喘气，前面门齿干燥。如果用发汗方法治疗后，恶寒更明显；如果用温针治疗，发热就加重；如果多次用下实热的方

法治疗，则小便更加短少而淋沥涩痛。

〔26〕太阳中热[1]者，暍是也。汗出、恶寒、身热而渴。白虎加人参汤[2]主之。[3]

白虎加人参汤方：

知母[4]六两　　石膏[5]一斤碎　　甘草二两　　粳米[6]六合　　人参[7]三两

右五味，以水一斗，煮米熟汤成，去滓，温服一升，日三服。

【注释】

〔1〕中热：即中暍，中暑。

〔2〕白虎加人参汤：本方亦见《伤寒论》26条，"服桂枝汤大汗出后，大烦渴不解，脉洪大者，白虎加人参汤主之"。有清暑热，益气阴的作用。

〔3〕本条论述暍病暑热型的证治。

〔4〕知母：为百合科植物知母的根茎。有清热泻火、滋阴润燥的功效。

〔5〕石膏：为硫酸盐类矿物石膏的矿石。有清热泻火的作用。

〔6〕粳米：为禾本科植物稻（粳稻）去壳的种仁。有益气、健脾、止渴的功效。

〔7〕人参：为五加科植物人参的根。有补气生津的作用。

【译文】

外感暑热之邪所引起的病，即是暍病。出现汗出、恶寒（是热盛伤气）、身热而口渴（是热盛伤津）。当用白虎加人参汤主治。

白虎加人参汤方：

知母六两　　石膏一斤打碎　　甘草二两　　粳米六合　　人参三两

上述五味药，加一斗水同煮，煮到米熟，汤药就成，去掉药渣。每次温服一升，一日服三次。

〔27〕太阳中暍，身热疼重，而脉微弱〔1〕，此以夏月伤冷水，水行皮中所致也。一物瓜蒂汤〔2〕主之。〔3〕

一物瓜蒂汤方：

瓜蒂〔4〕二七〔5〕个

右锉，以水一升，煮取五合，去滓，顿服〔6〕。

【注释】

〔1〕脉微弱：由于暑热耗气伤阴，故脉象微细，沉而无力。

〔2〕一物瓜蒂汤：以瓜蒂为主药的方剂，在仲景著作中有四见。其中三方用于催吐，其特点是用量少，作散剂，名"瓜蒂散"。参见《伤寒论》166条、355条及本书《腹满寒疝宿食病脉证治第十》篇〔24〕条，而本条则以大剂量瓜蒂作汤药治暑热病，于理难解，尚待研究。因瓜蒂有毒性，不可轻易试用。

〔3〕本条论述暍病暑湿型的证治。

〔4〕瓜蒂：又名苦丁香。为葫芦科植物甜瓜的果蒂，有毒，内服有呕吐及下利症状。功能吐风痰宿食，泻水湿停饮。《本草纲目》："乃阳明经除湿热之药，故能引去胸脘痰涎，头目湿气，皮肤水气，黄疸湿热诸证。"

〔5〕二七：赵本作"二十"。

〔6〕顿服：一次服完。

【译文】

外感暑热之邪，出现发热、身体疼痛而沉重，而脉反微细无力，这是由于夏天多用冷水，水湿浸入肌表引起的。可用一物瓜蒂汤主治。

一物瓜蒂汤方：

瓜蒂二十七个

将瓜蒂切碎，用一升水同煮，煮到五合时，去掉药渣。一次服完。

百合狐惑阴阳毒病证治第三

论一首　证三条　方十二首

【按语】

本篇论述百合、狐惑、阴阳毒三种病，其病名奇特。《金匮要略浅注》："百合、狐惑、阴阳毒合为篇者，皆为奇恒病。"由于这三种病都与热病有关，且在证候上有某些相似。百合病与狐惑病都有不欲眠、不欲食等全身症状，而狐惑病与阴阳毒又都有咽喉疼痛的局部病变，故合篇论述。

[01]论曰：百合病[1]者，百脉一宗，悉致其病[2]也。意欲食，复不能食，常默默[3]，欲卧不能卧，欲行不能行。饮食[4]或有美时，或有不用[5]闻食臭[6]时。如寒无寒，如热无热。口苦，小便赤。诸药不能治，得药则剧吐利[7]，如有神灵者。身形如和[8]，其脉微数[9]。

每溺时[10]头痛者，六十日乃愈；若溺时头不痛淅然[11]者，四十日愈；若溺快然[12]，但头眩者，二十日愈。

其证或未病而预见，或病四五日而出，或病二十日或一月微见者，各随证治之。[13]

【注释】

〔1〕百合病：中医病名。多发生在热病后，是由阴虚内热而引起的，以饮食、睡眠、行动失常及口苦、小便赤、脉微数为主症的疾病，并以百合为主治，故名。《温热经纬》："百合病者，皆缘时疫新愈……凡温暑、湿热诸病后皆有之。"此病类似当今热病（感染性疾病）后的综合征。

〔2〕百脉一宗，悉致其病：全身症状虽然众多，但都与同一病源有关。《吴医汇讲·百合病赘言》："夫百脉一宗，悉致其病，乃本乎心神涣散，故下文'常默默，不能食、不能卧、不能行'数句，无可奈何之态，皆所以形容百脉悉病之语。"百脉，泛指全身各条经脉；一宗，指一个总的病源。悉致其病，是言百脉都有证候出现。

〔3〕默默：心中不舒畅而沉默寡言。

〔4〕饮食：赵本作"欲饮食"。

〔5〕不用：俞本作"不欲"。

〔6〕食臭：即食物的气味。臭，音义同"嗅"。

〔7〕剧吐利：引申为病情加重。

〔8〕身形如和：从形体上观察犹如常人，没有病态。

〔9〕脉微数：脉形微细，且脉率增速为阴虚内热之证。

〔10〕溺（niào）时：此指出现小便短赤等阴虚内热征象时。溺，通"尿"。溺，尿，小便。

〔11〕淅然：《金匮要略浅注补正》注为"头淅淅然"，即出现头晕耳鸣之症。

〔12〕溺快然：在此指小便通利，色清不赤。

〔13〕本条论述百合病的证候、预后及治则。

【译文】

医书论说：患百合病的人，全身各条经脉都有证候出现，但其有一个总的病源。其证候表现是想吃又吃不下，常沉默少语，想睡又睡不着，想走又走不动。饮食有时吃得很香，但有时甚至怕闻到食物的气味。一会儿好像冷，一会儿又好像热，但又无真的寒热。口中感到苦，小便颜色红。用各种药物都不见效，甚至服药后反见症状加剧，就好像有鬼神在作怪。尽管百合病证候百出，但从形体上观察，却如常人一样，惟其脉象微细而数。

（本病预后良好，一般一至两月可痊愈，其愈期长短根据余邪留驻及阴虚内热的程度而定。）当出现小便赤等阴虚内热症状且伴有头痛的病人，要六十天才能病愈；如果尿赤时头不痛，仅有头眩、耳鸣的病人，四十天可病愈；如果小便通畅且颜色不红，只有头眩症状的病人，二十天就会痊愈。

以上这些头痛、头眩等证，有的在未见百合病证候前预先出现，有的在本病初起四五天出现，亦有的在得病二十天左右，甚至在一月后才出现轻微证候，当根据具体证候而施以相应的治疗。

[02]百合病，发汗后[1]者，百合知母汤[2]主之。[3]

百合知母汤方：

百合[4]七枚擘　　　知母三两切

右先以水洗百合，渍[5]一宿，当白沫出，去其水，更以泉水[6]二升，煎取一升，去滓；别以泉水二升，煎知母，取一升，去滓。后合和，煎取一升五合。分温再服。

【注释】

〔1〕发汗后：指误汗后。《高注金匮要略》："百合病发汗后者，犹言发汗之后，因而成百合病也。"

〔2〕百合知母汤：本方有清心安神、生津止渴的作用。

〔3〕本条论述百合病误汗后的治法。

〔4〕百合：为百合科植物百合、细叶百合的鳞茎。有清心安神的功效。《医宗必读》："百合治之，是亦清心安神之效。"

〔5〕渍：药物炮制法之一。即将药物浸泡在水中一段时间。底本原作"溃"，据俞本、徐本、赵本改。

〔6〕泉水：指未受污染的天然井泉中新汲的水或矿泉水。有清肺、养胃、生津的作用。

【译文】

患百合病，发生在误用发汗法治疗后的病人（因津液耗损、虚热加重，出现心烦、口渴之症），当用百合知母汤治疗。

百合知母汤方：

百合七枚剖开　　　知母二两切

上药先用水洗净百合，放在清水中浸泡一夜，当有白沫泡出，把水倒掉。再用二升泉水，煎到一升，去掉药渣；另外用二升泉水，煎知母，煎到一升，去掉药渣。以后再把两种药汁混合，再煎到一升五合。分两次温服。

［03］百合病下之后[1]者，滑石代赭汤[2]主之。[3]

滑石代赭汤方：

百合七枚擘　　　滑石[4]三两碎，绵裹[5]　　　代赭石[6]如弹丸大[7]一枚，碎，绵裹。

右先以水洗百合，渍一宿，当白沫出，去其水。更以泉水二升，煎取一升，去滓；别以泉水二升煎滑石、代赭，取一升，去滓；后合和重煎，取一升五合。分温服。

【注释】

〔1〕下之后：指误用攻下法治疗后。由于津液耗伤、内热加重，出现小便短少、胃气受损、失于和降，兼有呕吐、呃逆诸症。《金匮要略浅注》："百合病，见于下之后者，以其不应下而下之，以致热入于下也。"

〔2〕滑石代赭汤：本方有清心安神、利水降逆的作用。

〔3〕本条论述百合病误下后的治法。

〔4〕滑石：为硅酸盐类矿物滑石的块状根。有利水通淋的功效。

〔5〕绵裹：中药煎药法之一。用丝绵将药物包起来煎煮，以免使药汁混浊。今用棉纱包裹，称"包煎"。

〔6〕代赭石：为氧化物类矿物赤铁矿的矿石。有重镇降逆的作用。

〔7〕弹丸大：像弹弓所用的泥丸、石丸或铁丸的大小。

【译文】

患百合病，误用下法治疗后（出现小便短少、呕吐呃逆等症），当用滑石代赭汤治疗。

滑石代赭汤方：

百合七枚劈开　　　滑石三两捣碎包煎　　　代赭石像弹丸大小一枚捣碎包煎

上药先用水洗净百合，放在清水中浸泡一夜，当有白沫泡出，把水倒掉。再用二升泉水煎，煎到一升时，去掉药渣；另外再用二升泉水煎滑石、代赭石，煎到一升，去掉药渣。以后再把两种药汁混合后，重煎，煎到一升五合。分两次温服。

[04]百合病，吐之后[1]者，百合鸡子汤[2]主之。[3]

百合鸡子汤方：

百合七枚擘　　　鸡子黄[4]一枚

右先以水洗百合，渍一宿，当白沫出，去其水。更以泉水二升，煎取一升，去滓。内鸡子黄，搅匀，煎五分。温服。

【注释】

〔1〕吐之后：指百合病误用吐法治疗后，由于胃阴损伤、虚火上扰，可出现虚烦不眠、胃中不和之症。《医宗金鉴》："百合病不应吐而吐之，不解者则虚中，以百合鸡子汤清而补之。"

〔2〕百合鸡子汤：本方有清心安神、滋阴除烦的功效。

〔3〕本条论述百合病误吐后的治法。

〔4〕鸡子黄：为雉科动物家鸡的卵（蛋）黄。有滋阴、除烦、安神的作用。

【译文】

患百合病，误用催吐法治疗后（出现虚烦不眠、胃中不和之症），当用百合鸡子汤治疗。

百合鸡子汤方：

百合七枚剖开　　　鸡子黄一枚

上药先用水洗净百合，放在清水中浸泡一夜，当有白沫泡出，倒掉水。再用二升泉水煎，煎到一升，去掉药渣。放入鸡蛋黄，搅拌均匀，煎到五分。一次温服。

[05]百合病，不经吐、下，发汗，病形如初[1]者。百合地黄汤[2]主之。[3]

百合地黄汤方：

百合七枚擘　　生地黄汁[4]一升

右以水洗百合，渍一宿，当白沫出，去其水。更以泉水二升，煎取一升，去滓。内地黄汁，煎取一升五合。分温再服。中病[5]勿更服，大便当如漆[6]。

【注释】

〔1〕病形如初：指具有本篇[01]条中列举的百合病的所有证候。

〔2〕百合地黄汤：本方为治百合病的主方，有清心安神、滋阴清热的作用。《金匮讲义》："大抵正虚邪留之时，攻则伤正，补则碍邪，惟有滋润养正，甘淡利邪，庶邪去而正不伤，为病后阴虚，余热未尽之妙法。其取乎润者，与妇人门之脏躁（参见《妇人杂病脉证并治第二十二》篇[06]条注〔1〕），有异曲同工之妙，读者宜互证之。"

〔3〕本条论述百合病的正治法。

〔4〕生地黄汁：为鲜生地所捣出的药汁。生地黄为玄参科植物地黄的新鲜块根。有滋阴补肾、清热凉血的功效。古称生地黄即今之鲜生地，今称生地黄即古之干地黄。

〔5〕中病：指病情好转，诸症减轻或消失。

〔6〕大便当如漆：徐本作"大便常如漆"。历代诸家多从大便色黑解，惟《金匮要略方论考证》云："盖言其状，非言其色也。"据临床观察，当指大便稀溏之症。

【译文】

百合病，未经吐、下、发汗等法误治的，出现的依然是百合病首条所述的证候。当用百合地黄汤治疗。

百合地黄汤方：

百合七枚剖开　　生地黄汁一升

上药先用水洗净百合，放在水中浸泡一夜，当有白沫泡出，把水倒掉。再用二升泉水煎，煎到一升，去掉药渣，放入地黄汁同煎，煎到一升五合。分两次温服。若病情好转，就不要再服，可出现大便稀溏的症状。

[06]百合病一月不解，变成渴者，百合洗方[1]主之。[2]
百合洗方：
右以百合一升，以水一斗，渍之一宿。以洗身。洗已，食煮饼[3]，勿以盐豉[4]也。

【注释】
〔1〕百合洗方：为百合病的外治法。百合病日久不愈，阴虚内热加重，出现口渴症，除内服汤药外，需配合应用百合洗方洗身，内外同治，以加强清热润燥的功效。
〔2〕本条论述百合病变渴的外治法。
〔3〕煮饼：是以小麦粉制成的汤饼，即今之熟面条。有益气生津的作用。《伤寒总病论》："煮饼是切面条汤煮水淘过，热汤渍食之。"
〔4〕盐豉：用煮熟的大豆发酵后制成。有咸、淡两种，加入食盐酿制的称盐豉，用于佐餐时调味品。因咸味增渴，阴虚口渴者忌用。

【译文】
患百合病经一月治疗，症状没有解除，病变出现口渴（除了内服汤药外，尚需配合外治），用百合洗方洗身。
百合洗方：
用一升百合，加一斗水，浸泡一夜，用浸出的水洗澡。洗完后吃汤饼，但不要加入盐豉等咸的调味品。

[07]百合病，渴不差[1]者，栝蒌牡蛎散[2]主之。[3]
栝蒌牡蛎散方：
栝蒌根　　牡蛎[4]熬[5]等分

右为细末。饮服方寸匕[6]，日三服。

【注释】

〔1〕渴不差：指百合病日久变渴，经上述内服、外洗等综合治疗后，口渴仍然不除。《伤寒金匮条释》："今渴不差，此阴虚火亢、消烁其津液也。"

〔2〕栝蒌牡蛎散：本方有生津止渴的作用。

〔3〕本条论述百合病渴不差的治法。

〔4〕牡蛎：为牡蛎科动物长牡蛎、近江牡蛎及大连湾牡蛎等的贝壳。有清虚热、止口渴的功效。

〔5〕熬：中药煎煮法之一。即将药物放在锅内同清水煮透、煎干。

〔6〕方寸匕：古代量药的器具。匕，即匙。一方寸匕，指体积正方一寸的容量。金石类药末约2克，草木类药末约1克左右。

【译文】

患百合病日久，口渴仍不除，当用栝蒌牡蛎散治疗。

栝蒌牡蛎散方：

栝蒌根　　　牡蛎同等分量，用水煎烂熬干

上药共研细末。每次用开水饮服一方寸匕（约2克），每日服三次。

[08]百合病变发热[1]者一作发寒热，百合滑石散[2]主之。[3]

百合滑石散方：

百合一两炙　　　滑石三两

右为散。饮服方寸匕，日三服。当微利[4]者，止服，热则除。

【注释】

〔1〕变发热：百合病本无发热之证，日久不愈，由于里热加重出现低

热绵延、小便不利、淋沥涩痛之症。

〔2〕百合滑石散：本方有养阴、清热、利水的作用。《金匮要略直解》："百合病缘以余热不除，若变发热者，加滑石以通利之，则热除也。"

〔3〕本条论述百合病变发热的治法。

〔4〕微利：指小便稍有通利。

【译文】

患百合病日久不愈，出现低热—种说法是恶寒发热（小便不利）之症。当用百合滑石散治疗。

百合滑石散方：

百合—两炙　　滑石三两

上药研成细末。用开水饮服方寸匕（约2克），每日服三次。待小便稍有通利，就停止服药，里热就清除掉了。

[09]**百合病见于阴者，以阳法救之**〔1〕**；见于阳者，以阴法救之**〔2〕**。见阳攻阴，复发其汗，此为逆**〔3〕**；见阴攻阳，乃复下之，此亦为逆**〔4〕**。**

【注释】

〔1〕见于阴者，以阳法救之：指百合病若见寒证，当以温阳法治疗。但百合病本是热病后，余邪未尽，阴虚内热的病证，当无寒证可见。故此段是客词。

〔2〕见于阳者，以阴法救之：指百合病见热证，当以养阴法治疗。此段是本条的主词。《金匮译释》："百合病是邪少虚多证候，只宜予平剂调补，以养正气。因为养正即所以逐邪。所谓阴法，当指百合地黄汤一类方剂。"

〔3〕见阳攻阴……此为逆：若见表证而反治里证，然后再用发汗法治表证，这是错误的治法。

〔4〕见阴攻阳……此亦为逆：若见里证而治表证，再用攻下法治里，这也是错误的治法。"逆"下《脉经》有"其病难治"四字。本条论述百合病总的治则。

【译文】

　　凡百合病出现寒证，要用温阳法治疗；若出现热证要用养阴法治疗（这是常用的正确的治法）。如果出现表证而治里证，再用发汗法治表证，这是错误的治法；或者出现里证而治表证，再用攻下法治里证，这也是错误的治法。

　　[10] 狐惑[1]之为病，状如伤寒，默默欲眠[2]，目不得闭，卧起不安。蚀于喉为惑，蚀于阴为狐[3]。不欲饮食，恶闻食臭。其面目乍赤、乍黑、乍白[4]。蚀于上部[5]则声喝[6]一作嗄[7]。甘草泻心汤[8]主之[9]。

　　甘草泻心汤方：

　　甘草四两　　黄芩[10]　　人参　　干姜[11]各三两

黄连[12]一两　　大枣十二枚[13]　　半夏[14]半升[15]

　　右七味，水一斗，煮取六升，去滓再煎[16]。温服一升，日三服。

【注释】

　　〔1〕狐惑：中医病名。由湿热熏蒸引起的，以咽喉、前后阴溃烂及眼部病变为特征的一种疾病。因全身多起溃烂，使人狐疑惑乱，故名。本病即后人称之为"白塞氏综合征"，今名为"眼、口、生殖器三联综合征"。

　　〔2〕状如伤寒，默默欲眠：状如伤寒，指狐惑病的全身症状类似伤寒。从"默默欲眠"，可知是状如伤寒少阴病之"但欲寐"，而不是伤寒太阳病之发热、恶寒等表证。（参见《伤寒论》289条"少阴之为病，脉微细，但欲寐也"。）状，《脉经》作"其气"。

　　〔3〕蚀于喉为惑，蚀于阴为狐：两句为互文。指出狐惑病的局部症状。可发生在咽喉部，也可发生在前后阴。蚀，腐蚀、蚀烂的意思。《金匮要略方论考证》："按狐惑者，狐疑茭惑之谓，分狐与惑而为二疾者，妄也。"

　　〔4〕面目乍赤、乍黑、乍白："面目"两字，当着重在目，"面"为连及之词，无义。乍，或也。目乍赤，即本篇[13]条"目赤如鸠眼"；目

乍黑，即［13］条"目四眦黑"；目乍白，即［13］条"脓已成"而见白色。这正是狐惑病眼部病变的全过程。乍黑、乍白，《脉经》作"乍白、乍黑"。

〔5〕蚀于上部：即蚀于咽喉部。"蚀"上《脉经》有"其毒"二字。

〔6〕声喝（yè）：声音噎塞，低沉。

〔7〕嗄（shà）：声音嘶哑。

〔8〕甘草泻心汤：方中以甘草泻火解毒为君，量大，本方有清热化湿解毒的作用。本方《脉经》作"泻心汤"。

〔9〕本条论述狐惑病的证治。

〔10〕黄芩：为唇形科植物黄芩的根。有清热燥湿、泻火解毒的功效。

〔11〕干姜：为姜科植物姜的根茎的干燥品。有温中散寒的作用。

〔12〕黄连：为毛茛科植物黄连、三角叶黄连或云南黄连的根茎。有清热燥湿、泻火解毒的功效。

〔13〕大枣十二枚：俞本、徐本下有"擘"字。

〔14〕半夏：为天南星科植物半夏的块茎。有燥湿化痰的作用。

〔15〕半升：赵本作"半斤"。

〔16〕去滓再煎：俞本下有"取三升"三字。

【译文】

狐惑这种病，症状类似伤寒（少阴病），沉默不语，整天想睡，但两眼又闭不拢，卧、起都不安。咽喉部及前后阴都出现溃烂。不想进食，不想闻到食物的气味。两眼有时发红，有时眼眶变黑，有时出现白色（积脓）。溃烂发生在咽喉部造成发音低沉，或声音嘶哑。可用甘草泻心汤治疗。

甘草泻心汤方：

甘草四两　黄芩　人参　干姜各三两　黄连一两　大枣十二枚剖开　半夏半升

以上七味药，用一斗水同煮，煮到六升，去掉药渣，再煎（煎到三升）。每次温服一升，一日服三次。

[11] 蚀于下部[1]则咽干[2]。苦参汤[3]洗之[4]。

【注释】

〔1〕下部：指前阴。

〔2〕咽干：疑是"阴干"之误。若同时有咽喉部溃烂，则亦可见咽干之症。

〔3〕苦参汤：本方为狐惑病前阴溃烂的外治法。原本缺方。《金匮玉函要略辑义》据诸注本提出："苦参一升，以水一斗，煎取七升，去滓，熏洗，日三。"苦参，为豆科槐属植物苦参的根，有清热燥湿、杀虫止痒的功效。用苦参煎汤先熏后洗阴部，仍需内服甘草泻心汤。内外同治，效果较好。

〔4〕洗：《脉经》作"淹洗"。本条论述狐惑病前阴溃烂的外治法。

【译文】

（狐惑病）下部（前阴）溃烂，且有咽干之症，当用苦参汤熏洗。

[12]蚀于肛者，雄黄〔1〕熏之〔2〕。

雄黄

右一味为末，筒瓦二枚合之〔3〕，烧向肛熏之〔4〕。《脉经》云：病人或从呼吸上蚀其咽，或从下焦〔5〕蚀其肛阴，蚀上为惑，蚀下为狐。狐惑病者，猪苓散〔6〕主之。

【注释】

〔1〕雄黄：为硫化物类矿物雄黄的矿石。有毒，以火煅烧后便成三氧化二砷（即砒霜），毒性大增。雄黄多作外用，有解毒燥湿的作用。雄黄，俞本作"雄黄熏方"。

〔2〕本条论述狐惑病后阴（肛门）溃烂的外治法。

〔3〕筒瓦二枚合之：用二枚瓦合起来，作为烟筒。

〔4〕烧向肛熏之：《金匮释按》："用瓦合成筒状，燃雄黄使烟上冒，令人蹲其上熏之。"

〔5〕下焦：在此指下腹部。

〔6〕猪苓散：参见本书《呕吐哕下利病脉证治第十七》篇[13]条。

【译文】

狐惑病蚀烂发生在肛门处，可用雄黄熏方外治。

雄黄

上述一味药，研成细末，用瓦二枚合成筒状，里面用雄黄烧烟熏向肛门。《脉经》说：病人有的从呼吸道向上蚀烂在咽喉部，有的从下腹部向下蚀烂在前后阴（包括肛门），蚀烂在上部的称惑，在下部称狐。患狐惑病的人，治疗可内服猪苓散。

[13]病者脉数[1]，无热，微烦[2]，默默但欲卧，汗出。初得之三四日，目赤如鸠眼[3]；七八日，目四眦一本此有黄字黑[4]。若能食者，脓已成也[5]。赤豆当归散[6]主之。[7]

赤豆当归散方：

赤小豆[8] 三升，浸，令芽出，曝干[9]　　当归[10]

右二味，杵[11]为散，浆水[12]服方寸匕，日三服。

【注释】

〔1〕脉数：脉率增速，见于热证、虚证。

〔2〕无热，微烦：无热指无恶寒发热等表证；微烦指内有微热，此为虚热。

〔3〕目赤如鸠眼：狐惑病两眼红赤犹如斑鸠眼睛，即今之虹膜炎。鸠，鸟名。指斑鸠，其目色赤。

〔4〕四眦（zì）黑：眼眶四周均发黑。眦，即眼眶。

〔5〕若能食者，脓已成：能食者，泛指全身症状减轻，胃纳转佳；脓已成，指眼部出现白色的积脓。即今之前房积脓。

〔6〕赤豆当归散：俞本、徐本作"赤小豆当归散"。本方有排脓解毒、活血祛瘀的功效。《金匮玉函经二注》："用赤豆当归治者，其赤小豆能消热毒，散恶血，除烦排脓，补血脉，用之为君。当归补血生新，去陈为佐，浆水味酸，解热疗烦，入血为辅使之。"本方还可用于下血（参见《惊悸吐衄下血胸满瘀血病脉证治第十六》篇[16]条）。

〔7〕本条论述狐惑病眼部病变的证治。

〔8〕赤小豆：又名野赤豆。为豆科植物赤小豆的种子。有利湿排脓的作用。

〔9〕浸，令芽出，曝干：将药物放在水中浸泡一段时间，萌发幼芽，取出药物，放在阳光下晒干。

〔10〕当归：原本缺剂量，俞本作"十两"，《千金要方》作"三两"。当归为伞形科植物当归的根。有活血祛瘀的作用。

〔11〕杵（chǔ）：药物加工方法之一。用棒槌捣碎药物。

〔12〕浆水：又名酸浆。制法是以粟米制熟，投冷水中，浸五六天，味酸，生白花，色类浆，故名。浆水有清凉解毒的作用。

【译文】

患狐惑病的病人，按其脉象频数、但身无寒热等表证，而里有微热，经常沉默不语，只想睡觉，且有出汗。起初三四日，眼睛发红犹如斑鸠的眼睛那样，至七八天两眼眼眶四周渐渐变黑——本说变黄褐色。此时全身症状减轻，胃纳稍增，眼部则形成白色的积脓（此时目已失明），可用赤小豆当归散治疗。

赤小豆当归散方：

赤小豆三升，用水浸泡至出芽，晒干　　　当归

以上二味药，捣成细末，用浆水吞服一方寸匕（约2克），每日服三次。

[14]阳毒[1]之为病，面赤斑斑如锦文[2]，咽喉痛，唾脓血[3]。五日可治，七日不可治[4]。升麻鳖甲汤[5]主之。

阴毒[6]之为病，面目青[7]，身痛如被杖[8]，咽喉痛[9]，五日可治，七日不可治[10]。升麻鳖甲汤去雄黄、蜀椒[11]主之。[12]

升麻鳖甲汤方：

升麻[13]二两　　当归一两　　蜀椒[14]炒去汗[15]，一两　　甘草二两　　鳖甲[16]手指大[17]一片炙　　雄黄半两研

右六味，以水四升，煮取一升，顿服之。老小再服，取汗《肘后》[18]、《千金方》[19]：阳毒用升麻汤，无鳖甲，有桂；阴毒用甘草汤，无雄黄。

【注释】

〔1〕阳毒：中医病名。为阴阳毒病中一种热在气分的类型。阴阳毒病是由于感受疫毒引起的一种急性热病。以咽痛、发斑为主症，其病势急暴，预后凶险。阳毒病在气分，以面部赤斑、咽痛、唾脓血为特征。此病后人称为烂喉丹痧。类似今之猩红热。

〔2〕面赤斑斑如锦文：面部出现红斑，其色鲜明，类似锦上花纹。锦纹，指丝织品上的彩色花纹或条纹。文，通"纹"。"面"上《脉经》有"身重，腰背痛，烦闷不安，狂言或走，或见鬼，或吐血，下痢，其脉浮大数"。

〔3〕唾脓血：由于热毒壅盛、咽喉红肿、溃烂而吐脓血。

〔4〕五日可治，七日不可治：并非定数。提示阴阳毒病预后凶险，一定要及早医治。"不可治"下《脉经》有"有伤寒一二日便成阳毒，或服药吐下后变成阴毒"。

〔5〕升麻鳖甲汤：本方有清热解毒、滋阴散瘀的作用。后人认为本方可用于治疗烂喉丹痧，即今称之为猩红热。《吴医汇讲·烂喉丹痧论》："近来丹痧一症，患者甚多，患而死者，亦复不少。世人因方书未及，治亦无从措手，或云辛散，或云凉解，或云苦寒泄热，俱师心自用，各守专门，未尝探其本源。按仲师《金匮》书'阳毒之为病，面赤斑斑如锦纹……升麻鳖甲汤主之'之文，细译其义，实与此症相类，何会心者之绝少耶……今如迁此丹痧一证，当于经义详之，毋谓古人之未及也，不揣愚陋，用敢质之同人。"

〔6〕阴毒：中医病名。为阴阳毒病中一种热在血分的类型。以面色青、身痛、咽喉痛为主症，十分凶险。

〔7〕面目青："面目"两字当着重在面，"目"为连及之词。面青是指面部斑疹色青而暗。此因热毒侵入血脉、血分瘀滞所致。《脉经》作"身重背强，腰中绞痛，咽喉不利，毒气攻心，心下坚强，短气不得息。呃逆，唇青面黑"。

〔8〕身痛如被杖：表明遍身疼痛，犹如被棍棒打伤。《脉经》作"四肢厥冷，其脉沉细紧数，身如被打"。

〔9〕咽喉痛：也指热毒壅盛引起咽喉红肿疼痛，溃烂，吐脓血。

〔10〕治：《脉经》下有"或伤寒初期一二日便结成阴毒，或服药六七日以上至十日，变成阳毒"。

〔11〕升麻鳖甲汤去雄黄、蜀椒：由于阴毒热入血分，瘀热在里，无须蜀椒、雄黄辛散之品，故去之。

〔12〕此两条论述阴阳毒病的证治及预后。

〔13〕升麻：为毛茛科植物升麻、大三叶升麻、兴安升麻的根茎。有清热解毒、升阳举陷、发表透疹的作用。

〔14〕蜀椒：即川椒，四川所产花椒最良，为芸香科植物花椒的果壳。有温中散寒止痛的功效。

〔15〕炒去汗：将药材放在锅内加热翻炒，达到去油的目的。

〔16〕鳖甲：为鳖科动物鳖的背甲。有滋阴潜阳、软坚散结的作用。

〔17〕手指大：《外台秘要》作"手大"，当是。

〔18〕《肘后》：中医书名，即《肘后备急方》，晋葛洪撰。

〔19〕《千金方》：中医书名，即《千金要方》，全称《备急千金要方》，唐孙思邈著。

【译文】

（阴阳毒病有两种类型）阳毒这种病，面部出现红的斑疹犹如丝织品上的彩色花纹。咽喉红肿疼痛，溃烂吐脓血（这种病一定要及早治疗）。也许五天内尚可治愈，到了七天就无法治愈了。治疗可用升麻鳖甲汤。

阴毒这种病，其面部斑疹色青而暗，且周身疼痛像被棍棒打伤那样，咽喉也红肿疼痛（溃烂吐脓血预后十分凶险，一定要及早医治）。病程在五天内，尚可治愈，到了七天就治不好了。治疗宜用升麻鳖甲汤去雄黄、蜀椒。

升麻鳖甲汤方：

升麻二两　　　当归一两　　　蜀椒炒去油，一两　　　甘草二两　　　鳖甲手掌大一片　　　雄黄半两研碎

以上六味药，用四升水同煮，煮到一升。一次服完。若是老人或小儿分两次服，药后有出汗。《肘后方》、《千金要方》：阳毒用升麻汤，无鳖甲，有桂枝；阴毒用甘草汤，无雄黄。

疟病脉证并治第四

证二条　　方六首

【按语】

　　本篇专论疟病。《说文解字》云："疟，寒热休作（时休止时发作）病。"又《释名》曰："疟，酷疟也。"疟病是以寒热往来，休作有时为特征的病证，因寒热凌疟于人而得名。本篇在《内经素问·疟论》的基础上，将疟病分为瘅疟、温疟、牝疟三种。并首创久疟不愈形成疟母的理论，以及治疗疟病的一系列方药。

　　[01]师曰：疟脉自弦[1]，弦数者多热；弦迟者多寒[2]。弦小紧者，下之差[3]；弦迟者，可温之[4]；弦紧者，可发汗针灸也[5]；浮大者，可吐之[6]；弦数者，风发也[7]，以饮食消息止之[8]。

【注释】

　　〔1〕疟脉自弦：弦脉是少阳病的主脉。少阳病邪居于半表半里，疟脉自弦，可知疟病也是病在少阳，邪在表里之间，其主症也同是寒热往来。《金匮玉函要略疏义》："此章疟病之总纲，乃因脉以断证之法也。……唯其往来寒热证属少阳，而少阳居于半表半里之地，其脉自弦，弦即疟病之正脉也。"弦脉脉形长而直，如按琴弦，但在临床上，疟病并非见弦脉。

　　〔2〕弦数者多热，弦迟者多寒：表明疟病以寒热往来为主症，以寒热多少为辨证纲领。

〔3〕弦小紧者，下之差：弦小紧即沉小紧，与下文"浮大"相对而言，表示邪偏于下，当用下法治疗才能痊愈。

〔4〕弦迟者，可温之：弦迟指里寒，可用温法治疗。

〔5〕弦紧者，可发汗针灸也：弦紧表明表寒，可用针灸发汗的方法治疗。弦紧者，《脉经》作"若脉紧数者"。

〔6〕浮大者，可吐之：浮大表明邪偏于上，可用吐法治疗。

〔7〕弦数者，风发也：弦数，为热盛；风发，形容发病迅猛。

〔8〕以饮食消息止之：其意是要服用汤药加减变化，才能制止其寒热发作。表明与上述针灸发汗的治法不同。饮食，泛指"饮药"、"服药"。消息，引申为斟酌、加减（"消"是消减，"息"是增长）。本条论述疟病辨证施治的纲领。

【译文】

老师说：疟病的脉象本属弦（弦脉表示病在半表半里，主症是寒热往来，以寒热多少为辨证纲领），弦数为多热，弦迟为多寒（疟病治疗根据病情及病位可采用汗、吐、下、温、清等不同方法），如果脉弦小紧是病在身体下部（肠），用攻下法治疗，可得痊愈；脉弦迟是体内有寒，可用温阳法治疗；脉弦紧是表有寒，可用针灸发汗的方法治疗；脉浮大是病在身体上部（胃），可用催吐法治疗；而脉弦数是热盛，是急性发作的疟病，当选用相应（清热）的汤药来制止其发作。

[02]病疟以月一日发，当以十五日愈〔1〕。设不差，当月尽解〔2〕。如其不差，当如何〔3〕？师曰：此结为症瘕〔4〕，名曰疟母〔5〕。急治之〔6〕，宜鳖甲煎丸〔7〕。

鳖甲煎丸方：

鳖甲十二分〔8〕炙　　乌扇〔9〕三分烧〔10〕　　黄芩三分
柴胡〔11〕六分　　鼠妇〔12〕三分熬　　干姜三分　　大黄三分
芍药五分　　桂枝三分　　葶苈〔13〕一分熬　　石韦〔14〕三分
去毛　　厚朴三分　　牡丹〔15〕五分去心　　瞿麦〔16〕二分

紫葳[17]三分　　半夏一分　　人参一分　　䗪虫[18]五分熬

阿胶[19]三分炙　　蜂窠[20]四分熬　　赤硝[21]十二分

蜣螂[22]六分熬　　桃仁[23]二分

右二十三味，为末，取煅灶下灰[24]一斗，清酒一斛[25]五斗，浸灰，候酒尽一半，着鳖甲于中，煮令泛烂如胶漆，绞取汁，内诸药，煎为丸，如梧子大。空心服七丸，日三服。《千金方》用鳖甲十二片，又有海藻[26]三分，大戟[27]一分，䗪虫五分，无鼠妇、赤硝二味，以鳖甲煎和诸药为丸。

【注释】

〔1〕病疟以月一日发，当以十五日愈：指出疟病的病程，一般经过十五天，正胜邪退，能够自愈。以，作"在"解。

〔2〕设不差，当月尽解：如果十五天后寒热依然不退，最长到一个月会停止发作。

〔3〕如何：俞本、徐本、赵本作"云何"。

〔4〕症瘕：中医病名。指腹内结块。坚硬不易推动，痛有定处为"症"；聚散无常，痛无定处为"瘕"。

〔5〕疟母：中医病名。由于疟病寒热反复发作，日久不愈，正气渐衰，疟邪与痰血凝聚在左胁下，结为痞块，这是疟久不愈形成的一种症瘕，称为"疟母"，即今之脾肿大。

〔6〕急治之：表明疟病寒热发作要及早医治。若疟母已形成，根深蒂固，则难于速愈。

〔7〕鳖甲煎丸：本方以鳖甲软坚散结为主，配合大队破瘀消症以及补气理气之品。全方有扶正祛邪、消症化积的功效。其特点是寒热并用、攻补兼施、峻药缓攻。高注《金匮要略》："细按鳖甲煎丸，连灶灰清酒，凡二十五味，为《伤寒》、《金匮》第一大方。"本条论述疟母的形成及治法。

〔8〕十二分：徐本作"十一分"。

〔9〕乌扇：即鸢（yuān）尾。为鸢尾科植物鸢尾的叶或全草。有破症消积的作用。前人曾把本品误作"射干"，今在此更正。

〔10〕烧：指煅烧，中药炮制法之一。将药物放在铁锅内加盖，置火上

加热。

〔11〕柴胡：为伞形科植物北柴胡或狭叶柴胡的根。有解表清热、疏肝解郁的功效。

〔12〕鼠妇：为鼠妇科动物平甲虫的干燥全体。有破瘀、活血、利水的功效。

〔13〕葶苈：为十字花科植物独行菜、北美独行菜或播娘蒿的种子。有化痰平喘、利水消肿的作用。

〔14〕石韦：为水龙骨科植物石韦、庐山石韦或有柄石韦的叶，有利水通淋的功效。

〔15〕牡丹：即牡丹皮，为毛茛科植物牡丹的根皮。有凉血、活血、散瘀的作用。

〔16〕瞿麦：为石竹科植物瞿麦和石竹的带花全草。有利水通淋的功效。

〔17〕紫葳：又名凌霄花。为紫葳科植物紫葳的花。有破瘀通经、凉血祛风的作用。

〔18〕䗪（zhè）虫：又称地鳖虫。为鳖蠊科昆虫地鳖或冀地鳖的雌虫体。有破血、逐瘀、消症的功效。

〔19〕阿胶：又称驴皮胶。为马科动物驴的皮去毛后熬制成的胶块。有滋阴、补血、止血的作用。底本原作"附胶"，现据俞本、徐本、赵本改正。

〔20〕蜂窠：又名露蜂房。为胡蜂科昆虫大黄蜂或多种近缘昆虫的巢。有祛风散肿的功效。

〔21〕赤硝：又称硝石、火硝。为硝酸盐类硝酸钾经加工而成的结晶。有破坚散结的作用。

〔22〕蜣螂：为金龟子科昆虫屎蛤郎的全虫。有破症开结的作用。

〔23〕桃仁：为蔷薇科植物桃或山桃的种子。有活血祛瘀的作用。

〔24〕灶下灰：又名灶心土、伏龙干。为久经柴草熏烧的灶底中心的土块。有温中燥湿、止血、止呕的功效。

〔25〕斛（hú）：量器名，亦是容量单位。古代以十斗为一斛。

〔26〕海藻：为马尾藻科植物海蒿子或羊栖菜的全草。有化痰、软坚、散结的作用。

〔27〕大戟：为大戟科植物大戟或茜草科植物红芽大戟的根。有泻水散结的功效。有毒，多作丸散服用。

【译文】

患疟病的人在某月一日寒热发作，应当在十五日就会热退自愈。如果寒热不退，当月底症状也会解除。如果还不病愈，那会怎样呢？老师说：这就会在腹内结成症痕，名叫疟母。（所以，疟病在寒热发作时）就要及早治疗（若疟母形成，就难于速愈），只适宜用鳖甲煎丸（缓缓图治）。

鳖甲煎丸方：

鳖甲十二分炙　　乌扇三分烧　　黄芩三分　　柴胡六分　　鼠妇三分熬　　干姜三分　　大黄三分　　芍药五分　　桂枝三分　　葶苈一分熬　　石韦三分去毛　　厚朴三分　　牡丹五分去心　　瞿麦二分　　紫葳三分　　半夏一分　　人参一分　　䗪虫五分　　阿胶三分炙　　蜂窠四分熬　　赤硝十二分　　蜣螂六分熬　　桃仁二分

以上二十三味药研成粉末，取一斗灶下灰放在十五斗清酒中浸泡，待留有一半清酒时，将鳖甲放入同煮，煮烂到像胶漆那样，再绞取其汁，放入上述全部药末，再煎，制成丸药，如梧桐子大。每次饭前空腹服七丸，每日服三次。《千金要方》用鳖甲十二片，另有海藻三分，大戟一分，䗪虫五分，没有鼠妇、赤硝二味药，用鳖甲煎汁与其他药末混合后，制成丸药（可供参考）。

[03] 师曰：阴气孤绝，阳气独发[1]，则热而少气烦冤[2]，手足热而欲呕[3]，名曰瘅疟[4]。若但热不寒者，邪气内藏于心，外舍分肉之间，令人消铄脱肉[5]。

【注释】

〔1〕阴气孤绝，阳气独发：此二句源于《黄帝内经·素问·疟论》："阴气先绝，阳气独发。"《金匮玉函要略疏义》："言阴气先绝，则阳气独发，此绝字言阻绝，非断绝之绝，盖阴气与阳气阻绝不通也。"

〔2〕少气烦冤：少气，指呼吸气短，由于热盛伤气所致；烦冤，指烦闷不安之症。冤，通"悗"（mán），闷也。《金匮玉函要略疏义》："盖冤、闷、懑、满四字古通用，同一声也。"

〔3〕手足热而欲呕：表明表里俱热。手足热，是热盛于表，即下文"外舍分肉之间"。欲呕，是热盛于里，即下文"邪气内藏于心"（"心"在

此指"胃"，"欲呕"指频发呕吐、持续呕吐）。

〔4〕瘅（dān）疟：中医病名。疟病之一，以但热不寒为发作特点。《高注金匮要略》："火性上炎，阳气独发之疟也，名曰瘅疟。瘅者，单也，热也。阳气单病而独发之谓，与《内经》之所谓瘅疟同义。"

〔5〕消铄（shuò）脱肉：形容身体瘦弱，犹如皮肉脱去的那样。本条论述瘅疟的病机及证候。

【译文】

老师说：阴气阻绝，阳气单独发病，出现发热而呼吸短促，烦闷不安，全身四肢都很热，而且频繁呕吐，这叫做瘅疟。如此只热不寒的病人，邪热深入体内，又外走肌表，使人形体十分消瘦，皮肉像脱掉那样。

[04] 温疟〔1〕者，其脉如平〔2〕，身无寒但热〔3〕，骨节疼烦，时呕〔4〕。白虎加桂枝汤〔5〕主之。〔6〕

白虎加桂枝汤方：

知母六两　　　甘草二两炙　　石膏一斤　　　粳米二合

桂〔7〕去皮三两

右锉，每五钱，水一盏半，煎至八分，去滓。温服，汗出愈。

【注释】

〔1〕温疟：中医病名。疟病之一。以先热后寒为发作特点。《素问·疟论》："先热后寒也，亦以时作，名曰温疟。"上条瘅疟是表里俱热，此条温疟是表寒里热。"温疟"上《脉经》有"疟但见热者"五字。

〔2〕其脉如平：历代对此有两种说法：一说即为弦脉，一说谓不弦。《金匮今释》："疟脉自弦，如平，谓不弦也。"据临床观察，疟病发热，脉必数，或洪数，或弦数。《脉经》作"其脉平"。

〔3〕身无寒但热：此指热多寒少、先热后寒之证。

〔4〕骨节疼烦，时呕：骨节疼烦指骨节剧痛，是表有寒之证；时呕，为里有热之证。上条"欲呕"持续呕吐，是里热重；此条"时呕"是时有

呕吐，为里热轻。"时呕"下《脉经》有"朝发暮解，暮发朝解，名曰温疟"句。

〔5〕白虎加桂枝汤：白虎汤能清里热，加桂枝能解表寒。本方于清凉中寓表发，兼治表里。

〔6〕本条论述温疟的论治。

〔7〕桂：俞本作"桂枝"。

【译文】

患温疟的病人，按其脉象与其他疟病一样，证候特点是身体无寒（寒少）但热（热多），有明显的骨节疼痛，有时有呕吐。可用白虎加桂枝汤治疗。

白虎加桂枝汤方：

知母六两　　　甘草二两炙　　　石膏一斤　　　粳米二合　　　桂枝去皮三两

将以上五味药锉成末。每次取五钱，加入一小杯半水，煎至八分，去掉药渣。一次温服，有汗出就病愈。

[05]疟多寒者〔1〕，名曰牡疟〔2〕。蜀漆散〔3〕主之。〔4〕

蜀漆散方：

蜀漆〔5〕烧，去腥〔6〕　　　云母〔7〕烧二日夜　　　龙骨〔8〕等分

右三味，杵为散。未发前以浆水〔9〕服半钱。温疟加蜀漆半分，临发时服一钱匕一方云母作云实〔10〕。

【注释】

〔1〕疟多寒：指有明显的寒战症状。《高注金匮要略》："寒时长，而热时短，寒多于热，故曰多寒。"疟病发作的证候，详见《黄帝内经·素问·疟论》："疟之始发也，先起于毫毛，伸欠乃作，寒栗鼓颔，腰脊俱痛；寒去则内外皆热，头痛如破，渴欲冷饮。"

〔2〕牡疟：《外台》作"牝疟"，当是。以下"牡疟"皆是指"牝疟"，不再出注。牝疟，中医病名。疟病之一，以先寒后热为发作特点。《高注

金匮要略》："《金匮》之名牝疟，即经所谓寒疟者是也。"《素问·疟论》："先寒而后热也，病以时作，名曰寒疟。"

〔3〕蜀漆散：以蜀漆为君药，本方有祛痰截疟的功效，为我国最早的治疟的特效方。本方不仅主治牝疟，方后注明尚可用于温疟。但其服药时间与众不同，必须在寒热未发前或临发时服之。验之临床当在寒热发作前两小时服之最佳。此种治疗时间源于《黄帝内经》。《素问·刺疟论》："凡治疟，先发如食顷，乃可以治，过之失时也。"

〔4〕本条论述牝疟的证治。

〔5〕蜀漆：又名甜茶。为虎耳草科植物黄常山的嫩枝叶。常山为其根，均为截疟要药。蜀漆的抗疟作用较常山更强。《本草纲目》记载蜀漆："有劫痰截疟之功，用之得宜，神效立见。"蜀漆、常山服后均有呕吐的副作用。

〔6〕烧，去腥：徐本作"洗，去腥"。据《本草纲目》说："常山、蜀漆，生用则上行必吐，酒蒸炒熟用则气稍缓。"

〔7〕云母：为硅酸盐类矿石白云母。有除痰湿、安五脏的作用。

〔8〕龙骨：又称白龙骨、花龙骨。为古代哺乳动物如三趾马、犀牛、象等的骨骼化石。有重镇安神、除湿收敛的功效。据《肘后》记载，龙骨可治"老疟"。

〔9〕浆水：在此指醋浆水，有止吐作用。本书《妇人妊娠病脉证并治第二十》篇〔10〕条有："若呕，以醋浆水服之。"可证。

〔10〕云实：又名草云母。为豆科植物云实的种子。有清热除湿的作用。

【译文】

疟病（寒热发作）以多寒（先寒后热）为特征的。叫做牝疟。用蜀漆散主治。

蜀漆散方：

蜀漆洗去腥，再烧　　云母烧二天二夜　　龙骨相等分量

以上三味药，研成细末。在寒热尚未发作前用醋浆水调服半钱。如果是温疟，再加蜀漆半分，也在临发作前用醋浆水调服一钱匕。另一种药方以云母作云实，可作临床观察，待研究。

附方
《外台秘要》方：

牡蛎汤[1]：治牝疟。[2]

牡蛎四两熬　　麻黄四两去节　　甘草二两　　蜀漆
三两

右四味，以水八升，先煮蜀漆、麻黄，去上沫，得
六升，内诸药，煮取二升。温服一升。若吐，则勿更服。

【注释】

〔1〕牡蛎汤：为蜀漆散的变方。前方去云母、龙骨，加牡蛎、麻黄、
甘草，在截疟中加强外攻发表之力，有截疟兼发汗的功效。《金匮要略正
义》："阴阳邪交则疟作，牡蛎降阴，麻黄升阳，蜀漆祛邪，甘草养正，亦
截疟之神方。"本方与上方服药剂型不同，上方为散剂，本方用汤药。

〔2〕本条论述牝疟的治方。

【译文】

《外台秘要》载：

牡蛎汤：可治牝疟。

牡蛎四两熬　　麻黄四两去节　　甘草二两　　蜀漆三两

以上四味药，用八升水先煮蜀漆、麻黄，去掉上面的药沫，存
下六升药汁，放入其余药物，煮到二升。每次温服一升。如果有呕
吐，就不要再服。

柴胡去半夏加栝蒌汤[1]：治疟病发渴[2]者，亦治
劳疟[3]。

柴胡八两　　人参　　黄芩　　甘草各三两　　栝
蒌根四两　　生姜二两　　大枣十二枚

右七味，以水一斗二升，煮取六升，去滓，再煎，
取三升。温服一升，日二服。

【注释】

〔1〕柴胡去半夏加栝蒌汤：本方是《伤寒论》小柴胡汤加减方。应用小柴胡汤的主证，据《伤寒论》96条："往来寒热，胸胁苦满，嘿嘿不欲饮食，心烦喜呕。"可见小柴胡汤也是治寒热往来的主方。因热盛伤津而见口渴，故去半夏之辛温，加栝蒌之凉苦。本方有和解少阳邪热、补虚养阴生津的作用。有攻补兼施的特点，故也可治劳疟。

〔2〕疟病发渴：既称疟病，当有寒热往来之症，相当于温疟的类证，又因热盛伤津而口渴。

〔3〕劳疟：中医病名。指久疟不愈，因劳而发的疟病。亦称"老疟"。《医学入门》："凡疟经年不瘥，谓之老疟。"本条论述温疟类证的治方。

【译文】

（小）柴胡去半夏加栝蒌汤，可治疗疟病（寒热往来），兼有口渴的病人，也可治疗（久疟不愈）的劳疟。

柴胡八两 人参 黄芩 甘草各三两 栝蒌根四两
生姜二两 大枣十二枚

以上七味药，用一斗二升水，煮到六升，去掉药渣。再煎，取三升药汁。每次温服一升，每日服两次。

柴胡桂姜汤〔1〕：治疟寒多，微有热，或但寒不热〔2〕。服一剂如神〔3〕。

柴胡半斤 桂枝三两去皮 干姜二两 栝蒌根四两 黄芩三两 牡蛎三两熬 甘草二两炙

右七味，以水一斗二升，煮取六升，去滓。再煎，取三升。温服一升，日三服。初服微烦，复服汗出，便愈。

【注释】

〔1〕柴胡桂姜汤：为小柴胡汤的变方。亦见《伤寒论》147条。以柴胡和解少阳为主，配合桂枝、干姜温散寒邪。全方有和解少阳，平调阴阳

的功效。

　　〔2〕寒多……或但寒不热：当有往来寒热之症，但恶寒较为明显，相当于牝疟的类证。《张氏医通》："是证与牝疟相类。"本条论述牝疟类证的治方。

　　〔3〕服一剂如神：形容疗效显著，服药一剂寒热即退。《绛雪园古方选注》："和其阳即当和其阴，用柴胡和少阳之阳，即用黄芩和里；用桂枝和太阳之阳，即牡蛎和里；用干姜和阳明之阳，用天花粉和里，使以甘草调和阴阳。……和之得其当，故一剂如神。"

【译文】

　　柴胡桂姜汤：可治疗疟病（寒热往来），有的恶寒明显而仅有低热，有的只感到恶寒，而没有明显的发热服药一剂即可获效。

　　柴胡半斤　　桂枝三两去皮　　干姜二两　　栝蒌根四两　　黄芩三两　　牡蛎三两熬　　甘草二两炙

　　以上七味药，用一斗二升水同煮，煮到六升时，去掉药渣。再煎，煎到三升。每次温服一升，每日三次。第一次服药后，尚有低热，再次服药会有出汗，病就痊愈。

中风历节病脉证并治第五

论一首　　脉证三条　　方十一首

【按语】

本篇论述中风及历节两种病。中风是以突然半身不遂、口眼
㖞斜甚至跌仆、不省人事为主症的病证。历节是以关节疼痛甚至肿
大为主症的病证。由于这两种病都属于风病，中风发病急骤；历
节疼痛，遍历肢节，皆有风性善行而数变的特性。两者在证候上亦
有类似之处，中风半身不遂，历节但臂不遂，都有肢体活动障碍的
证候。故两病合篇论述。本篇名下"方十一首"当据俞本、徐本作
"方十二首"为是。

〔01〕夫风〔1〕之为病，当半身不遂〔2〕。或但臂不遂者，
此为痹〔3〕。脉微而数〔4〕，中风使然。〔5〕

【注释】

〔1〕风：在此指中风病。

〔2〕不遂：不能随意活动。

〔3〕痹（bì）：指"痹证"，病名。因风、寒、湿三气侵袭所致。风邪
偏胜者，称"行痹"，症见关节疼痛、游走无定处，寒邪偏胜者，称"痛
痹"，症见关节疼痛，受寒后加剧；湿邪偏胜者，称"着痹"，症见关节疼
痛，重着不移，痛处固定。痹症包括今人所称风湿性关节炎、类风湿性关
节炎、痛风、骨关节炎等病。

〔4〕脉微而数：此以脉象论述中风的病因。脉微是气血不足，数为邪

气有余。中风是由气血不足，风邪入中引发为病。

〔5〕本条论述中风的脉证及其与痹证的鉴别。

【译文】

中风这种病，应当出现半侧肢体不能随意活动的症状。如果仅是一侧手臂（或腿脚）活动障碍，这属于痹证。出现微数的脉象，此是由于气血不足，风邪入中引起的中风。

［02］寸口脉[1]浮而紧，紧则为寒，浮则为虚[2]。寒虚相搏，邪在皮肤[3]。浮者血虚，络脉[4]空虚。贼邪不泻[5]。或左或右。邪气[6]反缓，正气[7]即急，正气引邪，喎僻[8]不遂。

邪在于络，肌肤不仁；邪在于经，即重不胜；邪入于府[9]，即不识人；邪入于藏[10]，舌即难言，口吐涎。[11]

【注释】

〔1〕寸口脉：在此指上焦的病证。

〔2〕紧则为寒，浮则为虚：表明引起喎僻的病因。外因是感受寒邪，内因是气血不足。

〔3〕皮肤：在此指面部皮肤。

〔4〕络脉：为经脉的分支，循行部位较浅。《灵枢·经脉》："诸脉之浮而常见者，皆络脉也。"

〔5〕贼邪不泻：指寒邪乘虚停留不去。

〔6〕邪气：在此指受邪的一侧面部皮肤（即病侧）。

〔7〕正气：在此指未受邪的一侧面部皮肤（即健侧）。

〔8〕喎僻：指口歪斜。

〔9〕府：通"腑"，此指"脑"。

〔10〕藏：通"脏"。

〔11〕本条论述中风的病机及轻重不同的表现。

【译文】

寸口脉出现浮而紧，是气血不足、感受寒邪、虚寒相并引起的面部皮肤的病变。由于浅表的络脉血气不足，风寒之邪乘虚停留不去。表现在面部皮肤，有的出现在左侧，有的出现在右侧。受邪的一侧皮肤筋脉反而弛缓，未受邪的一侧筋脉相对就紧急，健侧牵引病侧筋脉，而出现口眼歪斜，肌肤不能随意活动的症候。

如果病变浅在络脉，表现为肌肤麻木不仁（即感觉障碍）；病变在经脉，则出现肢体重着不易举动（即运动障碍）；当病邪深入于腑（指"脑"），则出现昏迷不省人事（即意识障碍）；病邪再深入于脏，还会出现失语、口角流涎之症。

[03] 侯氏黑散[1]：治大风[2]四肢烦重[3]，心中恶寒不足者。[4]《外台》[5]治风癫[6]。

菊花[7]四十分　　白术十分　　细辛三分　　茯苓[8]三分　　牡蛎三分　　桔梗[9]八分　　防风[10]十分　　人参三分　　矾石[11]三分　　黄芩五分　　当归三分　　干姜三分　　芎䓖[12]三分　　桂枝三分

右十四味，杵为散。酒服方寸匕，日一服。初服二十日，温酒调服。禁一切鱼肉、大蒜。常宜冷食[13]，六十日止，即药积在腹中不下也。热食即下矣，冷食自能助药力。

【注释】

〔1〕侯氏黑散：本方先揭方名，后列证候，与前后诸条各异，故注家多疑此非仲景方。可能本方是侯氏验方，仲景博采他人之方而录于书中。因方中有皂矾，色黑，故名侯氏黑散。本方为治疗中风最早的专方。有扶正祛风的功效。方中以菊花为君，量特重；防风、白术为臣。全方针对中风的病理，风、火、痰、瘀、虚，功能面面俱到，故后世医家多应用本方。《临证指南医案·肝风》载："考古人虚风，首推侯氏黑散。"

〔2〕大风：指猝然而至的中风。

〔3〕烦重：十分沉重。

〔4〕本条论述中风的治方。

〔5〕《外台》：中医书名，即《外台秘要》，唐王焘编著。

〔6〕风癫：中医病名，指发作性神志失常的一类病证。类似今之"癫痫"。

〔7〕菊花：为菊科植物菊的头状花序，有黄、白二种。黄菊花，又称杭菊花，有疏散风热的作用；白菊花，又称甘菊花、滁菊花，有平肝明目的功效。

〔8〕茯苓：为多孔菌科植物茯苓的菌核，有健脾利水的作用。

〔9〕桔梗：为桔梗科植物桔梗的根。有化痰止咳、开提宣通的功效。

〔10〕防风：为伞形科植物防风的根。有祛风除湿的作用。

〔11〕矾石：即皂矾、绿矾，为含硫酸亚铁的矿石。有除湿补血的作用。本品内服宜入丸散。

〔12〕芎䓖：为伞形科植物川芎的根茎，有活血祛瘀的功效。今名为"川芎"。

〔13〕"常宜冷食"下，赵本无"六十日止"。

【译文】

侯氏黑散：能治疗突然中风而致的肢体沉重乏力（不能随意举动），心胸中感觉冷而体力不足的病证。《外台秘要》用本方可治发作性神志失常的病证。

菊花四十分　　白术十分　　细辛三分　　茯苓三分　　牡蛎三分
桔梗八分　　防风十分　　人参三分　　矾石三分　　黄芩三分
当归三分　　干姜三分　　芎䓖三分　　桂枝三分

以上十四味药，捣成细末。每次用酒吞服一方寸匕的药，每日服一次。初服二十天，用温酒调服。禁食一切鱼肉、大蒜等食物。平时适宜吃寒性食物。服药六十日，药的效用积在体内（连续发挥作用）。吃热性食物会使药效减弱，而凉性食物则能起辅助作用。

[04]寸口脉迟而缓^{〔1〕}，迟则为寒，缓则为虚^{〔2〕}；营缓则为亡血，卫缓则为中风^{〔3〕}。邪气中经^{〔4〕}，则身

痒而瘾疹[5]；心气不足[6]，邪气入中[7]，则胸满而
短气。[8]

【注释】

〔1〕寸口脉迟而缓：此以脉象指代病位病机，表明病在全身，病机是血脉迟缓。

〔2〕迟则为寒，缓则为虚：为对句互文，进一步说明出现迟缓脉的病源是虚寒。

〔3〕营缓则亡血，卫缓则中风："营卫"为中医学名词。营气、卫气均为饮食水谷之气所化。"营"主血，行于脉中；"卫"主气，行于脉外。"缓"犹言"虚"。营卫虚寒可导致两种病机：一是亡血（即失血），二是中风。前句"亡血"是客词，后句"中风"是主词，主客相互印证。《金匮玉函要略述义》："'营缓'、'卫缓'二句是双关文法，上句是客词，下句是主词，对举以为营缓卫缓之辨，缓字承上文犹言虚。"

〔4〕邪气中经：犹言邪气中表。

〔5〕瘾疹：中医病名，指一种因风邪引起的皮肤病。全身瘙痒，皮疹时隐时现，故名。今称"荨麻疹"，俗称"风疹块"。由于瘾疹亦属风病范围，所以在中风、历节病篇中举出，但在病因上加以说明以示分别。

〔6〕心气不足：即血气不足。

〔7〕邪气入中：犹言风邪中里。

〔8〕本条论述中风病机和轻重不同的证候。

【译文】

寸口脉出现迟缓脉，病源是由于虚寒；而营卫虚寒可见于失血，也可见于中风。风邪中表，可出现全身瘙痒的皮疹；血气不足，则风邪入里，还可出现胸闷和呼吸短促。

［05］**风引汤**[1]：除热瘫痫[2]。

大黄　　　干姜　　　龙骨各四两　　　桂枝三两　　　甘草
牡蛎各二两　　　寒水石[3]　　　滑石　　　赤石脂[4]　　　白石
脂[5]　　　紫石英[6]　　　石膏各六两

右十二味，杵，粗筛，以韦囊[7]盛之。取三指撮，井花水[8]三升，煮三沸。温服一升。治大人风引，少小惊痫瘛疭[9]，日数十发，医所不疗，除热方。巢氏[10]云：脚气[11]宜风引汤。

【注释】

〔1〕风引汤：本方是治疗热盛动风而致惊痫证之方。风引，意即治疗风痫掣引之候。本方非治中风病，后人见方名"风引"二字，误入中风篇。本方的作用重在熄风。方中集六味石类药，配合龙骨、牡蛎、大黄等，共奏重镇潜阳、清热熄风之功。本方对后世有一定影响。近代医家张锡纯创"建瓴汤"，善用石类重镇之品以治疗高血压、脑溢血，即取源于此。《医学衷中参西录》曰："拙拟之建瓴汤，重用赭石、龙骨、牡蛎，且有加石膏之时，实窃师风引汤之义也。"

〔2〕除热瘫痫：瘫，指"瘫痪"，肢体不能随意运动的症状。痫，是发作性神志失常。《金匮要略札记》云："此四字，疑当作除热疗痫，即与除热镇心文意相合。"本条论述热盛动风而致惊痫的治方。

〔3〕寒水石：为硫酸盐类矿物芒硝的晶体。有清热泻火的功用。

〔4〕赤石脂：为硅酸盐类多水高岭石的一种红色块状体。有止血收敛的功效。

〔5〕白石脂：为硅酸盐类矿物高岭石。有止血涩肠的功效。

〔6〕紫石英：为卤化物类矿物萤石的矿石。有镇心定惊的功效。

〔7〕韦囊：即皮革制成的盛药器。

〔8〕井花水：即井华水，为井泉水在清晨最先汲者。

〔9〕瘛疭（chì zòng）：抽搐。俗名抽风。

〔10〕巢氏：赵本连上句作"除热方巢"。有巢元方著《诸病源候论》。

〔11〕脚气：指脚气病，中医病名。表现为下肢软弱无力、麻木、疼痛甚至肿胀等症。

【译文】

风引汤（有清热镇惊的作用）：治疗热盛而致的瘫痪及惊痫证。

大黄	干姜	龙骨各四两	桂枝三两	甘草	牡蛎各二两
寒水石	滑石	赤石脂	白石脂	紫石英	石膏各六两

以上十二味药，捣碎，粗筛后，存放于韦囊中。每次服药用三指撮的药末，加上井华水三升，煮沸三次。每次温服一升。可治成人风癫掣引之证。小儿惊痫抽搐，一日发作十余次，医生不能治疗，本方可作为除热的方剂。巢元方《诸病源候论》说：脚气病可用风引汤治疗。

［06］**防己地黄汤**[1] 治病如狂状[2]、妄行、独语不休，无寒热，其脉浮[3]。

防己一分[4]　　桂枝三分[5]　　防风三分[6]　　甘草二分[7]

右四味，以酒一杯，渍之一宿，绞取汁；生地黄二斤，咬咀，蒸之如斗米饭久，以铜器盛其汁，更绞地黄汁，和。分再服。

【注释】

〔1〕防己地黄汤：此是治疗血虚风动而致狂的方剂。方中寓轻剂祛风药于重剂养血药之中，意在去血中之风。《千金要方·风眩门》以本方治言语狂错，眼目霍霍，或言见鬼，精神昏乱。可见，本方可治老年风眩病。《黄帝素问宣明论方》用地黄饮子治中风失语偏瘫之症，也在本方基础上化裁而成。

〔2〕如狂状："狂"指精神失常的症状。《经方例释》谓："妄行独语，正是狂症。狂症有热，脉不浮。今脉浮，无寒热，故不正言狂，而以'如狂状'之云。如狂状者，专指风眩也。"

〔3〕本条论述血虚动风而致狂的治方。

〔4〕一分：赵本作"一钱"。

〔5〕三分：赵本作"三钱"。

〔6〕三分：赵本作"三钱"。

〔7〕二分：俞本、赵本作"二钱"。徐本作"一分"。

【译文】

防己地黄汤用于治疗犹如精神失常的病人，手足妄动，独自乱语，喋喋不休，但身无寒热，按其脉浮。

防己一分　　桂枝三分　防风三分　　甘草二分

将四味药，放在一杯酒中，浸泡一夜，然后绞取药汁；另取二斤生地黄，切成小块，用蒸气蒸，约蒸一斗米饭的时间，生地黄制熟后，也绞取药汁，用铜器盛放，后将两种药汁混合。分两次服用。

[07] 头风摩散方：[1]

大附子一枚炮　　　盐等分

右二味为散，沐了，以方寸匕，已摩疢上[2]，令药力行。

【注释】

〔1〕头风摩散方：此为头风之外治方。"头风"即发作性头眩、头痛之症。本方有祛风散寒止痛之功。《金匮要略浅注补正》："此言偏头风之治方也。"本条论述头风的外治方。

〔2〕已摩疢上：俞本、赵本作"已摩疾上"。其意是立即用药末涂搽头部痛处。已，当作"随即"、"旋即"解。《金匮玉函要略方论疏义》："疢上，则患处也。"

【译文】

头风摩散方：

大附子一枚炮　　　盐等分

以上二味药同研成粉末，洗完头，取一方寸匕药末涂搽头部痛处，使药发挥作用。

[08] 寸口脉沉而弱[1]，沉即主骨，弱即主筋[2]。沉即为肾，弱即为肝[3]。汗出入水中，如水伤心[4]。历节黄汗出，故曰历节。[5]

【注释】

〔1〕寸口脉沉而弱：脉沉主里，弱主虚，表明引起历节病的根源在于里虚。

〔2〕沉即主骨，弱即主筋：二句为互文，指出病变部位在筋骨。

〔3〕沉即为肾，弱即为肝：二句亦为互文，指出历节病的内因是肝肾不足。

〔4〕如水伤心：指明历节病的外因是寒湿外侵。如，通"而"。水，指水湿。伤心，即伤及血脉，因心主血脉。

〔5〕本条论述历节病的成因及脉证。

【译文】

由于里虚导致寸口脉沉而弱，为历节病成因之一。历节病病变部位在筋骨。内因是肝肾不足，外因是汗出时（腠理疏松）入水，而水湿之邪乘虚伤及血脉。出现关节疼痛，转历诸节（甚至痛处肿胀），渗出黄水，这是（因湿郁化热导致的）历节病。

[09] 趺阳脉^[1]浮而滑，滑则谷气实^[2]，浮则汗自出。

[10] 少阴脉^[3]浮而弱，弱则血不足，浮则为风，风血相搏，即疼痛如掣。^[4]

【注释】

〔1〕趺阳脉：中医切脉部位，正当足背动脉搏动处，相当于针灸穴位的冲阳穴，属足阳明胃经。古代医家认为切趺阳脉，可推断胃气的盛衰。

〔2〕谷气实："谷气实"即阳明胃家实。谷气，即胃气。《伤寒论》180条："阳明之为病，胃家实也。"

〔3〕少阴脉：中医切脉部位。为足少阴肾经太谿穴的部位，在足内踝后侧。此处可诊察肾气的盛衰。

〔4〕此两条论述历节病的成因及脉证。

【译文】

趺阳脉浮而滑，原因是胃家实，可见（身热）汗自出（不恶寒、反恶热）之症。

少阴脉浮而弱，内因是阴血不足，外因是感受风邪。两者相并侵入肢节，引起腿脚牵引疼痛（这是因血不足而感风邪导致的历节病）。

[11] 盛人脉涩小[1]，短气，自汗出，历节疼，不可屈伸，此皆饮酒汗出当风[2]所致。[3]

【注释】

〔1〕盛人脉涩小：指肥胖的人，多痰湿；脉涩小为里阳不足，此言阳虚湿盛，为历节病的内因。

〔2〕饮酒汗出当风：饮酒之人，本有酒湿又感召风湿，风湿外侵为历节病的外因。

〔3〕本条再论历节病的成因及脉证。

【译文】

外表肥盛的人，但脉涩小（而里阳不足），出现呼吸短促，自汗出，肢节疼痛且不可屈伸，这都是由于饮酒汗出当风所引起的（这是阳虚湿盛又感受风湿所导致的历节病）。

[12] 诸肢节疼痛，身体魁瘰[1]，脚肿如脱，头眩、短气、温温欲吐[2]。桂枝芍药知母汤[3]主之。[4]

桂枝芍药知母汤方：

桂枝四两　　芍药三两　　甘草二两　　麻黄二两生姜五两白术五两　　知母四两　　防风四两　　附子二两[5]炮

右九味，以水七升，煮取二升。温服七合，日三服。

【注释】

〔1〕身体魁瘰（luǒ）：指关节肿大。身体，此指关节。魁瘰，形容关节肿大。魁，大也；瘰同"磊"，亦释为"大"。魁瘰，俞本作"尪羸"，徐本作"羸瘦"，赵本作"魁瘰"，《脉经》作"魁瘰"。

〔2〕温温欲吐：温温，即愠（yùn）愠，指出胃中闷热不舒的感觉。

〔3〕桂枝芍药知母汤：本方有祛风除湿、温经散寒、滋阴清热的功效。其特点是扶正祛邪，寒热并用，阴阳兼顾。

〔4〕本条论述风湿历节的证治。

〔5〕二两：赵本作"二枚"。

【译文】

多处关节疼痛且有肿胀，下肢关节肿大得犹如骨肉分离那样，全身症状有头眩、短气、胃中不适、泛恶等。可用桂枝芍药知母汤主治。

桂枝四两　　芍药三两　　甘草二两　　麻黄二两　　生姜五两
白术五两　　知母四两　　防风四两　　附子二两炮

共九味药，用七升水，煮取二升。每次温服七合，每日服三次。

[13]味酸则伤筋，筋伤则缓，名曰泄；咸则伤骨，骨伤则痿，名曰枯〔1〕。枯泄相搏，名曰断泄。荣气不通，卫不独行，荣卫俱微〔2〕，三焦无所御，四属断绝〔3〕。身体羸瘦，独足肿大，黄汗出，胫冷〔4〕。假令发热，便为历节〔5〕也。〔6〕

【注释】

〔1〕味酸则伤筋，筋伤则缓，名曰泄；咸则伤骨，骨伤则痿，名曰枯：味酸、味咸是举隅，泛指食物五味。饮食失调会损伤筋骨导致筋脉弛缓、骨节枯痿。

〔2〕荣气不通，卫不独行，荣卫俱微：由于营卫痹阻，运行不畅，导致气血营卫俱虚。

〔3〕三焦无所御，四属断绝：指全身缺少气血供养。三焦，包括上焦肺、中焦脾胃、下焦肾，在此泛指周身。御，供奉。四属断绝，指四肢断绝气血营养。四属，《金匮要略论注》释为"四肢也"。

〔4〕身体羸瘦，独足肿大，黄汗出，胫冷：黄汗出，指下肢关节渗出黄水。胫，即小腿。此证并非历节病，而是历节类证，犹如后世之骨痨，即今之关节结核。《金匮要略论注》："此论饮食伤阴，致荣卫俱痹，足肿胫冷，有类历节，但当以发热别之。"

〔5〕假令发热，便为历节：此"发热"与上文"胫冷"相对而言，指下肢肿大的关节，按之有热的，便为历节病。

〔6〕本条论述历节病与类证的鉴别。

【译文】

　　酸味的食物能损伤筋脉，筋脉受到伤害则弛缓，这叫做"泄"；咸味的食物能损伤骨节，骨节受伤则枯瘘，这叫做"枯"。既有筋脉弛缓，又骨节枯瘘，这叫做"断泄"。营卫运行不畅，气血不足，三焦就缺少气血的供养，四肢的营养就断绝。其证可见形体消瘦，下肢关节肿胀，局部渗出黄水，腿部冷而不热。假如按之热的，则为历节病。

　　〔14〕病历节〔1〕，不可屈伸，疼痛。乌头汤〔2〕主之。〔3〕

　　乌头汤方：治脚气疼痛，不可屈伸。

　　麻黄　　芍药　　黄芪各三两　　甘草炙　　川乌〔4〕

五枚，㕮咀，以蜜二升，煎取一升，即出乌头。

　　右五味。㕮咀四味，以水三升，煮取一升，去滓。内蜜煎中，更煎之。服七合。不知，尽服之。

【注释】

〔1〕历节：《脉经》下有"疼痛"。

〔2〕乌头汤：有温经散寒、除湿止痛的功效。

〔3〕本条论述寒湿历节的证治。

〔4〕川乌：又称乌头。为毛茛科植物乌头的块根，有祛风、散寒、止痛的作用。乌头大辛大热，过量易中毒，方中与蜜同煎。《金匮方论衍义》云："制乌头燥热之毒。"

【译文】

关节疼痛，不能随意屈伸，动则疼痛加剧。当用乌头汤治疗。

麻黄　　　芍药　　　黄芪各三两　　　甘草炙　　　川乌五枚切片，与二升蜜同煎，煎到一升时，取出乌头。

以上共五味药。将前四味药切片，加入三升水同煮，煮到一升时，去掉药渣。将药汁倒入乌头蜜煎中，再煎一下。一次服七合。若没有显著效果，再将药全部服完。

〔15〕矾石汤〔1〕：治脚气冲心〔2〕。

矾石〔3〕二两

右一味，以浆水〔4〕一斗五升，煎三五沸，浸脚良。

【注释】

〔1〕矾石汤：《金匮要略浅注》："此脚气外治之方也。前云疼痛，不能屈伸，以乌头汤主之。至于冲心重证，似难以外法幸功。……想必以乌头汤内服后，又以此汤外浸也。"

〔2〕脚气冲心：又称脚气攻心、脚气入心。指脚气病见有心悸、气喘、呕吐等症。本条论述脚气病的外治方。

〔3〕矾石：又称明矾、白矾。为硫酸盐类矿物明矾石提炼的结晶。有燥湿、收敛、止痒的功效。本药多作外用。

〔4〕浆水：参见《百合狐惑阴阳毒病证治第三》篇〔13〕条注〔12〕。

【译文】

矾石汤：可治疗脚气冲心（出现心悸、呕吐等症）。

矾石二两

把这一味药，用一斗五升浆水，煎沸三至五次，用以浸泡双脚，可收到良好的效果。

[16]《古今录验》[1]续命汤[2]：治中风痱[3]。身体不能自收，口不能言，冒昧[4]不知痛处。或拘急不得转侧。[5]姚云：与大续命同，兼治妇人产后失血者及老人小儿。

麻黄　　桂枝　　当归　　人参　　石膏　　干姜　　甘草各三两　　芎藭[6]　　杏仁四十枚

右九味，以水一斗，煮取四升。温服一升。当小汗，薄覆脊，凭几坐，汗出则愈。不汗，更服。无所禁，勿当风。并治但伏不得卧，咳逆上气、面目浮肿。

【注释】

〔1〕《古今录验》：古医书名，已佚，为隋唐时甄立言所著。

〔2〕续命汤：此为治疗中风的方剂。本方有补气养血、祛风散邪之功效。其特点是扶正祛邪，攻补兼施。因方中有人参、当归、川芎等益气养血之品，故可治妇人产后出血之证；又因方中有麻黄、石膏、杏仁等宣肺平喘之品，故可治老人、小儿的咳喘病。对于本方的取名，《古方绛雪园选注》曰："续命者，有却病延年之功。"

〔3〕痱：中医病名。痱，音义同"废"，因身体废而不用，故名。《灵枢·热病篇》："痱之为病也，身无痛者，四肢不收，智乱不甚，其言微知可治；甚者不能言，不可治也。"

〔4〕冒昧：目不明，视力模糊。

〔5〕本条论述中风中经络的治方。

〔6〕芎藭：俞本下有"一两"二字。

【译文】

《古今录验》续命汤：可治中风中经络之证。身体不能随意活动，手不能执握物品，口不能说话，两眼视物模糊，肌肤没有疼痛感觉。有的病人肢体拘急不能转动。姚氏说：本方与大续命汤相同，兼治妇女产后出血及老人小儿咳喘病。

麻黄　　桂枝　　当归　　人参　　石膏　　干姜　　甘草各三两　　芎藭　　杏仁四十枚

以上九味药，用一斗水同煮，煮取四升。一次温服一升。服后当稍有汗出，脊背部要薄薄地盖以衣被，靠着茶几坐，如有汗出，病就会愈。若没汗出，再服一汁。无所禁忌，但要注意汗后勿受风。本方还可治但伏不得平卧，咳嗽气急，面目浮肿等证。

[17]《千金》三黄汤[1]：治中风手足拘急，百节疼痛，烦热心乱，恶寒，经日不欲饮食。[2]

麻黄五分　　独活[3]四分　　细辛二分　　黄芪二分
黄芩三分

右五味，以水六升，煮取二升。分温三服，一服小汗，二服大汗。心热加大黄二分；腹满加枳实一枚；气逆加人参三分；悸，加牡蛎三分；渴，加栝蒌根三分；先有寒，加附子一枚。

【注释】

〔1〕《千金》三黄汤：本方有疏散风邪、益气清热的功效。在《千金要方》中称"仲景三黄汤"，《千金翼方》亦云"此仲景方"。《张氏医通》："方以千金取名，宝之宝也，观《千金方》引用，明注仲景三黄汤，其为金匮原名可知。用麻黄为君者，以其通阳气而开痹也，痹非得汗不开，然内虚当虑，故以大剂黄芪佐之，而虚复有寒热不同，虚热则用黄芩；虚寒则加附子，不易之定法也。"

〔2〕本条论述中风兼寒热错杂证的治方。

〔3〕独活：为伞形科植物毛当归的根。有祛风除湿、散寒止痛的作用。

【释文】

《千金》三黄汤：可治疗中风的四肢拘急、关节疼痛、心中烦热而闷乱、恶寒、整天不想进食。

麻黄五分　　独活四分　　细辛二分　　黄芪二分　　黄芩三分

以上五味药，用六升水同煮，煮到二升。分三次温服。服一汁后会有微微汗出，服二汁后周身大汗。若胃热，可加大黄二分（以通腑泄热）；有腹胀，还可加枳实一枚（以行气除满）；若胃气上逆（出现嗳气），可加人参三分（补气降逆）；心悸不安，可加牡蛎三分（镇心安神）；口渴，可加栝蒌根三分（生津止渴）；身体本来就虚寒的，可加附子一枚（温中散寒）。

[18]《近效方》[1]术附子汤[2]，治风虚头重，眩苦极[3]。不知食味，暖肌补中，益精气。[4]

白术二两　　附子一枚半，炮，去皮　　甘草一两炙

右三味，锉。每五钱匕，姜五片，枣一枚，水盏半，煎七分，去滓。温服。

【注释】

〔1〕《近效方》：古代方书名，已佚。

〔2〕术附子汤：本方有温肾益精、补脾调中的功效。即本书《痉湿暍病脉证治第二》篇[23]条"白术附子汤"。赵本作"术附汤"。《外台秘要·风眩方》云："此本仲景《伤寒论》方。"

〔3〕风虚头重，眩苦极：即风眩证。"苦极"两字同义，言证之剧。

〔4〕本条论述阳虚风眩证的治方。

【译文】

《近效方》术附子汤：可治疗因风虚引起的剧烈的头重、头眩的病证。饮食不知其味，本方有暖肌补中、益精气的作用。

白术二两　　附子一枚半，炮，去皮　　甘草一两炙

以上三味药，锉磨细末。每服取五钱匕，用姜五片，大枣一枚，再用一小杯半水，煎成七分，去掉药渣。温服。

[19]崔氏八味丸[1]：治脚气上入，少腹不仁[2]。

干地黄[3]八两　　山茱萸[4]　　薯蓣[5]各四两

泽泻[6]　　茯苓　　牡丹皮各三两　　桂枝　　附子炮，

各一两

　　右八味，末之，炼蜜和丸，梧子大。酒下十五丸，日再服。

【注释】

　　〔1〕崔氏八味丸：原名"八味肾气丸"（参见《血痹虚劳病脉证并治第六》篇［16〕条）、"肾气丸"（参见《痰饮咳嗽病脉证并治第十二》篇［17〕条、《消渴小便利淋病脉证并治第十三》篇［03〕条），分别用于治疗虚劳、痰饮及消渴病。在此称为"崔氏八味丸"，是因崔氏将此方运用于脚气病而获效，后人便将其名取为"崔氏八味丸"。《外台秘要》称之为"张仲景八味丸"。本方用于脚气病，取其补益肾气、温化寒湿的功效。此方对后世影响很大，被公认为是中医补肾的祖方，一直沿用至今，今人称为"金匮肾气丸"、"附桂八味丸"。

　　〔2〕脚气上入，少腹不仁：脚气病为全身性疾病。初起下肢软弱无力，感觉异常（针刺或虫行感），继则逐渐上升至少腹，肌肤不仁，甚则脚气冲心，出现心悸、气急、呕吐等症。此由肾气不足、寒湿不化所致。本条论述脚气病的治方。

　　〔3〕干地黄：今称"生地"，为玄参科植物地黄晒干后的块根。有滋阴补肾的功效。

　　〔4〕山茱萸：又名山萸肉。为山茱萸科植物山茱萸的果肉。有补益肝肾、收敛固涩的作用。

　　〔5〕署蓣：今称"山药"（怀山药、淮山药），为薯蓣科植物山药的根茎。能补脾胃、益肺肾。

　　〔6〕泽泻：为泽泻科植物泽泻的块茎。有利水渗湿的作用。

【译文】

　　崔氏八味丸：治脚气病上行，出现少腹肌肤麻木不仁之症。

　　干地黄八两　　　山茱萸　　山药各四两　　　泽泻　　茯苓　　牡丹皮各三两　　桂枝　　附子炮，各一两

　　以上八味药，研成细末，放入加热的蜂蜜中，混合后，制成丸药，像梧桐子大小。每次用酒吞服十五颗，每日两次。

［20］《千金》越婢加术汤[1]：治肉极[2]，热则身体津脱，腠理开，汗大泄，厉风气，下焦脚弱[3]。

麻黄六两　　　石膏半斤　　　生姜三两[4]　　　甘草二两

白术四两　　　大枣十五枚

右六味，以水六升，先煮麻黄，去上沫，内诸药，煮取三升。分温三服。恶风，加附子一枚炮。

【注释】

〔1〕《千金》越婢加术汤：据《外台秘要》引《千金》越婢汤，方后注云："此仲景方。"越婢加术汤亦见《水气病脉证并治第十四》篇［05］条，治皮水挟里热之证。本方有祛风清热、补脾益气的功效。

〔2〕肉极：为六极之一，"六极"指气极、血极、筋极、骨极、肌极、精极。肌极，即肉极。是肌肉疲乏无力之症。本书首篇《脏腑经络先后病脉证第一》篇［13］条中有"五劳、七伤、六极"，皆属疑难病症。

〔3〕厉风气，下焦脚弱：因上句有"腠理开"，下句不言风气厉，而倒置语序为"厉风气"，表明肉极由于风气（风邪）伤害而致下肢软弱无力。厉，作"伤害"、"虐害"解。风气，是风邪。本条论述风气导致脚弱的治方。

〔4〕三两：徐本作"二两"。

【译文】

《千金要方》越婢加术汤：可治疗肌肉疲乏无力之症。由于里热炽盛，腠理大开，汗出过多，以致津液亡脱，复感风邪，导致下肢虚弱无力。

麻黄六两　　　石膏半斤　　　生姜三两　　　甘草二两　　　白术四两

大枣十五枚

以上六味药，用六升水，先煮麻黄，去掉上面的药沫，再放入其他药物同煮，煮到三升。分三次温服。如果有恶风症状，加炮附子一枚同煮。

血痹虚劳病脉证并治第六

论一首　　脉证九条　　方九首

【按语】

　　本篇论述血痹与虚劳两种病。血痹是因体虚而复感风邪以致阳气痹阻、血行不畅引起的病证。虚劳病范围相当广泛，凡五脏气血亏损引起的慢性衰弱性、进行性疾病以及先天不足性疾病，皆属于虚劳病。其发病过程缓慢，因虚成损，积损成劳。《临证指南医案》指出："久虚不复谓之损，损极不复谓之劳，此虚、劳、损三者，相继而成也。"由于虚劳与血痹在发病过程中互有联系，故合篇论述。《金匮悬解》："血痹之证，必因于虚劳，所谓骨弱肌肤盛，重因疲劳汗出是也。虚劳之病，必至于血痹，所谓中有干血，肌肤甲错，两目黯黑是也。"

　　[01]问曰：血痹病[1]从何得之？师曰：夫尊荣人，骨弱肌肤盛[2]，重因疲劳汗出，卧不时动摇，加被微风[3]，遂得之[4]。但以脉自微涩在寸口，关上小紧[5]，宜针引阳气，令脉和紧去则愈[6]。

【注释】

　　〔1〕血痹病：中医病名，因体虚复感外邪引起的以肢体麻木不仁为主症的病证。

　　〔2〕尊荣人，骨弱肌肤盛：指养尊处优、不从事劳动的人，外表肌肤

虽然肥盛，但筋骨脆弱。

〔3〕重因疲劳汗出……加被微风：疲劳，即"房劳"。卧不时动摇，指房劳时身体动摇。加被微风，表明再感受轻微的风邪。《金匮发微》："入房汗出，全身动摇，微风袭之。"重因，俞本、赵本误作"重困"。

〔4〕得之：《脉经》下有"形如风状"。

〔5〕脉自微涩在寸口，关上小紧：脉微是阳微，涩为血滞。表明血痹病的内因是阳气不足、血行不畅。小紧，为感受轻微的风寒之邪，是外因。在寸口、关上，指受邪部位尚浅，未及"尺中"。

〔6〕针引阳气，令脉和紧去则愈：指出治疗方法。由于血痹病是血行不畅所致，其根源是阳气痹阻，故治疗应当用针刺法引动阳气即可，使阳气通畅，气行则血行，邪去则脉紧转缓和，病就痊愈。本条论述血痹病的病因、病机、脉证及治则。

【译文】

问道：血痹病是怎样引起的？老师说：养尊处优的人，虽然外表肌肤肥盛，但体内筋骨虚弱，再由于房劳过度，睡卧时经常身动而汗出，容易感受风寒之邪，于是就得了血痹病。按其脉象寸口微涩，关上小紧，但病变尚浅，治疗可用针刺法通引阳气，使脉紧转为缓和，病就痊愈。

[02]血痹阴阳俱微，寸口关上微，尺中小紧〔1〕，外证身体不仁，如风痹状〔2〕，黄芪桂枝五物汤〔3〕主之。〔4〕

黄芪桂枝五物汤方：

黄芪三两　　芍药三两　　桂枝三两　　生姜六两

大枣十二枚

右五味，以水六升，煮取二升。温服七合，日三服一方有人参。

【注释】

〔1〕阴阳俱微，寸口关上微，尺中小紧：阴阳俱微，就是寸口关上

微。寸口为阳，关上为阴。表明寸口、关上都是微脉，此条病情较上条为重。上条"寸口微"，此条"寸口、关上微"；上条"关上小紧"，此条"尺中小紧"，表明尺部亦见有紧脉，可知受邪也较上条为深。

〔2〕身体不仁，如风痹状：风痹，中医病名，以肢体麻木不仁及疼痛为主症。而血痹只是麻木不仁，并无疼痛之症，如风痹状则表明血痹犹如风痹那样麻木不仁。《金匮玉函要略辑义》："风痹，乃顽麻疼痛兼有。而血痹则唯顽麻，而无疼痛；历节则唯疼痛，而无顽麻。"《金匮要略今释》："血痹者，末梢知觉神经麻痹也。"风痹，《脉经》作"风"。

〔3〕黄耆桂枝五物汤：本方即桂枝汤去甘草倍生姜加黄芪而成。方中以黄芪、桂枝益气通阳为主，配合芍药、姜、枣调和营卫。黄耆，即黄芪。全方有通阳行痹的作用。为治疗血痹病的主方。后世治疗中风常用的补阳还五汤，在活血化瘀药中重用黄芪即取源于此。

〔4〕本条再论血痹病的脉证及治法。

【译文】

血痹病按其脉象寸口，关上都见微象，尺中见小紧（是阳气痹阻，血行不畅，又外感风寒之邪，证情较上条为重），并出现身体麻木不仁之症，犹如风痹病那样。可用黄芪桂枝五物汤治疗。

黄芪三两　　芍药三两　　桂枝三两　　生姜六两　　大枣十二枚

以上五味药，用六升水同煮，煮到二升。每次温服七合，每日服三次。另一药方中有人参，体虚者也可加入。

〔03〕夫男子平人〔1〕，脉大为劳〔2〕，极虚亦为劳〔3〕。

【注释】

〔1〕男子平人：男子，在此包括男女所有的人（以下各条大多如此，不再说明）。平人，指外表似无显著病态，但体内五脏气血已亏损的人。

〔2〕脉大为劳：指大脉一类的虚劳病，此"脉大"不是"洪大"之大，而是浮大无力的脉象。下列诸条中"浮脉"、"浮弱脉"、"革脉"等皆属于大脉一类，这一类脉是指阴阳两虚、虚阳外浮一类的虚劳病。

〔3〕极虚亦为劳：指虚脉一类的虚劳病。极虚，非指虚之极，"极"也指虚，是虚软无力的脉象。下列条文中"虚弱"、"细微"、"沉弦"、"沉小迟"等皆属于虚脉一类，这一类脉是指阴阳两虚、精气内衰一类的虚劳

病。本条论述虚劳病的分类。

【译文】

（虚劳病往往见于）外表形体似无病态，但体内五脏气血已亏损的男女病人。可有两大类表现：一类是脉大（阴阳两虚、虚阳外浮）的虚劳病，另一类是脉极虚（阴阳两虚、精气内衰）的虚劳病。

［04］**男子面色薄**[1]**者，主渴及亡血**[2]**，卒喘悸**[3]**，脉浮者**[4]**，里虚也。**[5]

【注释】

〔1〕面色薄：指面色薄白无华。

〔2〕主渴及亡血：渴，指消渴病；亡血，指少血，贫血。此是表明曾有过消渴及贫血一类的疾病。

〔3〕卒喘悸：指阵发性的气喘及心悸之症。

〔4〕脉浮：是浮大无力的脉象。

〔5〕本条论述脉（浮）大一类虚劳病的证候。

【译文】

不论男女病人，（望诊见到）面色薄白无华，（问诊得知）有过消渴病或贫血（的病史），现在又有阵发性气喘、心悸之症，切其脉象是浮大无力，这是由于体内五脏气血亏损引起的虚劳病。

［05］**男子脉虚沉弦**[1]**，无寒热，短气里急，小便不利**[2]**，面色白，时目瞑**[3]**，兼衄**[4]**，少腹满，此为劳使之然**[5]**。**

【注释】

〔1〕脉虚沉弦：是沉取弦而无力的脉象，表明是脉虚一类虚劳病。

　〔2〕短气里急，小便不利：皆属于阳气不足之症。短气是呼吸短促，里急是里虚脉急，由于少腹筋脉拘急，以致小便不利。

　〔3〕面色白，时目瞑（míng）、兼衄（nǜ）：皆属于阴血亏损之症。面色白，即是面色薄白。时目瞑，指经常目眩；兼衄，是鼻出血。

　〔4〕少腹满：也属于阳气不足之证，由于小便不利，以致少腹胀满。《脉经》作"面色白，时时目瞑，此人喜衄"。

　〔5〕此为劳使之然：这些都是阴阳气血不足引起的虚劳病的证候。本条论述脉虚一类虚劳病的证候。

【译文】

　（脉虚一类虚劳病的）男女病人，按其脉象沉弦无力，其外证虽没有寒热，但有呼吸短促，少腹拘急而小便不利，面色薄白，时常目眩，有时还兼有鼻出血、少腹胀满等，这些都是阴阳气血不足引起的虚劳病。

　[06]劳之为病，其脉浮大〔1〕，手足烦〔2〕，春夏剧，秋冬瘥，阴寒精自出〔3〕，酸削〔4〕不能行〔5〕。

【注释】

　〔1〕脉浮大：浮大无力的脉象，表明是脉大一类虚劳病。

　〔2〕手足烦：即手足热，也指五心烦热之症。烦，《脉经》作"暖"。

　〔3〕阴寒精自出：阴寒，即阴冷，为七伤之一（参见《脏腑经络先后病脉证第一》[13]），即后世所谓的阳痿症；精自出，指遗精、滑精之症。

　〔4〕酸削：当是"痠痟（suān xiāo）"，即痠痛。《周礼·天官》："春时有痟首疾。"郑玄注："痟，酸削也；首疾，头痛也。"贾公彦疏："言痟者，谓头痛之外，别有酸削之痛。"

　〔5〕不能行：《脉经》下有"少阴虚满"四字。本条再论脉虚一类虚劳病的证候。

【译文】

　虚劳这类病，按其脉浮大无力（指大脉一类虚劳病），其症是手足烦热（五心烦热），春夏季较明显，秋冬季有好转，且有前阴寒冷而致阳痿及遗精、滑精之症，四肢痠痛难于行走。

[07]男子脉浮弱而涩[1]，为无子[2]，精气清冷[3]一作泠[4]。

【注释】

〔1〕脉浮弱而涩：脉浮大无力且来去不流利，是大脉一类虚劳病。浮弱，《脉经》作"微弱"。

〔2〕无子：指男子不育证。

〔3〕精气清冷：指精液清稀而量少。《金匮要略心典》："此得之天禀薄弱，故当无子。"本条论述虚劳无子证。

〔4〕泠（líng）：亦指精液清而少。

【译文】

男子脉浮弱无力且兼涩脉，其证不能生育子女，原因是精液清稀而少。

[08]夫失精家[1]少腹弦急，阴头寒[2]，目眩一作目眶痛。发落[3]。脉极虚芤迟，为清谷、亡血、失精[4]。脉得诸芤动微紧，男子失精，女子梦交[5]，桂枝龙骨牡蛎汤[6]主之。[7]

桂枝加龙骨牡蛎汤方：《小品》[8]云：虚羸浮热汗出[9]者，除桂，加白薇[10]、附子各三分，故曰二加龙骨汤[11]。

桂枝　　芍药　　生姜各三两　　甘草二两　　大枣十二枚　　龙骨　　牡蛎[12]

右七味，以水七升，煮取三升。分温三服。

【注释】

〔1〕失精家：指久患遗精、滑精的人。

〔2〕少腹弦急，阴头寒：即阳气虚衰之证。弦急，即拘急。阴头寒，即阳痿。

〔3〕目眩一作目眶痛，发落：目眩、发落是阴血亏损之症。目眶痛为肝经郁热，临症十分罕见。眩，徐本误作"弦"。目眩，《脉经》作"目眶痛一云目眩"。

〔4〕脉极虚芤迟，为清谷、亡血、失精：此段是插笔，是论异病同脉。脉象极虚（浮大无力）或芤迟（浮大中空），可见于下利清谷或失血或失精的人。

〔5〕脉得诸芤动微紧……女子梦交：此论同病异脉。男女梦交、失精，脉象或见芤动（虚阳外浮）或见微紧（阳气虚衰）。诸，作"之于"解。《脉经》"梦交"下有"通"字。

〔6〕桂枝龙骨牡蛎汤：本方即桂枝汤加龙骨、牡蛎组成，有调和阴阳、潜镇摄纳的作用。

〔7〕本条论述虚劳失精的证治。

〔8〕《小品》：指《小品方》，中医书名，南北朝陈延之撰，已佚。

〔9〕虚羸浮热汗出：在失精同时兼有虚热、汗出、消瘦乏力之症。

〔10〕白薇：为萝藦科植物白薇或蔓生白薇的根。有清退虚热的功效。

〔11〕二加龙骨汤：本方为桂枝龙骨牡蛎汤，去桂枝加白薇、附子组成，有温阳、固涩、除热的作用。

〔12〕龙骨、牡蛎：徐本下有"各三两"三字。

【译文】

久患遗精的人，出现少腹拘急，阴寒而见阳痿，头昏眼花，一作眼眶疼痛。头发脱落。脉象极虚或芤迟，可见于下利清谷、失血、失精之症。脉得之于芤动或微紧，出现男女梦交、失精。可用桂枝龙骨牡蛎汤治疗。

桂枝加龙骨牡蛎汤方：《小品方》说，虚弱羸瘦虚热汗出的人，则要去桂枝加白薇、附子各三分，故称二加龙骨汤。

桂枝　　芍药　　生姜各三两　　　甘草二两　　大枣十二枚
龙骨　　牡蛎各三两

以上七味药，用七升水同煮，煮到三升。分三次温服。

[09]天雄散[1]方:[2]

天雄[3]三两,炮　　白术八两　　桂枝六两　　龙骨三两

右四味,杵为散。酒服半钱匕,日三服。不知,稍增之[4]。

【注释】

〔1〕天雄散:本方有补阳摄阴的功效。方中天雄壮命门之火,以补先天之本,白术补后天脾胃,以培精气之源,桂枝补阳之虚且助气化,龙骨敛浮越之气,固外泄之精。故本方可治阳虚的滑精证。《研经言》赞本方为"阳虚失精之祖方"。

〔2〕本条论述阳虚滑精的治方。

〔3〕天雄:为毛茛科植物乌头形长的块根。有祛风散寒、益火助阳的功效。

〔4〕稍增之:渐渐增加。稍,逐渐的意思。

【译文】

天雄散方:

天雄三两,炮　　白术八两　　桂枝六两　　龙骨三两

以上四味药,研成细末。用酒饮服,每次半钱匕,每日三次。不见效,渐渐增加药量。

[10]男子平人,脉虚弱细微者,善盗汗[1]也。[2]

【注释】

〔1〕脉虚弱细微者,善盗汗:脉虚弱为阳虚,细微为阴虚,表明阳虚不固或阴虚内热,皆可引起盗汗。善,徐本作"喜"。盗汗,是指睡眠时身体流汗。

〔2〕本条论述虚劳盗汗症。

【译文】

　　患虚劳病的男女病人，外貌形体如常人那样，但其脉象虚弱或微细，夜间睡眠时很容易出汗。

　　[11] 人年五六十，其病脉大者[1]，痹侠背行[2]，苦肠鸣[3]，马刀侠瘿[4]者，皆为劳得之。[5]

【注释】

　　[1] 人年五六十，其病脉大者：五六十岁的人，精气内衰，如果出现浮大无力的脉象，这就是病态。其病脉大，《脉经》作"其脉浮大"。

　　[2] 痹侠背行：指腰背部出现疼痛，这是痹症（类似今之骨质增生、腰椎间盘退行性病变等），不是虚劳病。

　　[3] 苦肠鸣：苦，俞本、徐本作"若"，当是。肠鸣，指久患肠鸣溏泄（大便稀薄）、食不消化之症，为虚劳病之一种。

　　[4] 马刀侠瘿：指长在颈部的瘰疬，即今之颈部淋巴结核。属于虚劳病之一。马刀侠瘿特指部位而言。马刀，在颈部两侧；侠瘿，在前颈中央，《研经言·马刀考》："夫在侠缨之处，曰侠缨，则生于马刀之处曰马刀。"

　　[5] 本条论述脉大一类虚劳病的鉴别诊断。

【译文】

　　五六十岁的老年人（精气渐衰）而脉见浮大无力（是虚阳外浮），可见于以下病证：病邪痹阻在背部出现腰背疼痛，这是痹症（不是虚劳病）；如果出现腹中肠鸣、慢性泄泻、食不消化或颈部出现瘰疬，这些都是虚劳引起的。

　　[12] 脉沉小迟，名脱气[1]，其人疾行则喘喝，手足逆寒[2]，腹满，甚则溏泄，食不消化也[3]。

【注释】

〔1〕脉沉小迟，名脱气：脉沉小迟为阳虚气耗，故曰脱气，此属阳气虚衰的虚劳病。

〔2〕疾行则喘喝，手足逆寒：此是肾阳不足，寒盛于外之症。疾行则喘喝，即动则气急，张口喘气。由于阳虚故四肢厥冷。

〔3〕腹满，甚则溏泄，食不消化也：此是脾阳不足，寒盛于内之症。由于脾失健运则腹部胀满，食物难于消化。本条论述阳气虚衰的虚劳病。类似今之呼吸循环功能衰竭。

【译文】

出现沉小迟的脉象（是阳气虚脱的缘故），名叫脱气。这种虚劳病的病人动则气急，四肢逆冷，腹部胀满，甚至大便溏薄，食物不易消化。

[13]脉弦而大，弦则为减，大则为芤[1]，减则为寒，芤则为虚，虚寒相搏，此名为革[2]，妇人则半产漏下[3]，男子则亡血失精[4]。

【注释】

〔1〕脉弦而大，弦则为减，大则为芤：脉弦为寒，脉大为虚。弦是弦而无力，故曰"弦则为减"；大是大而中空，故曰"大则为芤"。

〔2〕减则为寒，芤则为虚，虚寒相搏，此名为革：表明弦而无力，大而中空之脉，即是革脉。革脉轻按硬如鼓皮，但重按则中空无力。原因是虚寒所致，此是精血亏损的虚劳病。

〔3〕半产漏下：半产，指妊娠三月后，胎已成，但未成熟而半途产下，俗称"小产"，今称"流产"。漏下，包括经期及产后出血。

〔4〕亡血失精：亡血，指吐血、衄血等各种出血。失精，包括遗精、滑精。本条论述精血亏损的虚劳病。

【译文】

出现弦而大的脉象，弦是弦而无力，大是大而中空，这种脉象叫做革脉。原因是虚寒引起的（是精血亏损的虚劳病）。这种情况见于妇女流产及经期或产后出血，男子吐血、衄血等各种出血，以及遗精、滑精的病证。

　　[14] 虚劳里急[1]，悸、衄[2]，腹中痛，梦失精，四肢酸疼，手足烦热[3]，咽干口燥，小建中汤[4]主之[5]。

　　小建中汤方：

　　桂枝三两，去皮　　甘草三两，炙　　大枣十二枚　芍药六两　　生姜二两[6]　　胶饴[7]一升

　　右六味，以水七升，煮取三升，去滓，内胶饴，更上微火消解。温服一升，日三服，呕家不可用建中汤[8]，以甜故也。

　　《千金》疗男女因积冷气滞，或大病后不复常，苦四肢沉重，骨肉痠疼，吸吸少气，行动喘乏，胸满气急[9]，腰背强痛，心中虚悸，咽干唇燥，面体少色[10]，或饮食无味，胁肋腹胀，头重不举，多卧少起，甚者积年，轻者百日，渐致瘦弱，五脏气竭[11]，则难可复常，六脉[12]俱不足，虚寒乏气，少腹拘急，羸瘠[13]百病，名曰黄芪建中汤[14]，又有人参二两。

【注释】

　　〔1〕里急：是里虚脉急。由于阴阳气血不足、筋脉失养导致腹中拘急。

　　〔2〕悸、衄：心虚导致心动悸，肝虚导致鼻流血。

　　〔3〕手足烦热：即五心烦热。烦，即热。

　　〔4〕小建中汤：本方由桂枝汤倍芍药加饴糖而成。《金匮要略今释》："小建中汤之君药为胶饴，其量最多，次之则臣药芍药，量亦不少，桂枝与生姜、大枣、甘草皆为佐使，其量甚少。"本方有调和阴阳、甘缓建中的作用。《金匮要略心典》："是故求阴阳之和者，必于中气，求中气之立者，必以建中也。"

〔5〕本条论述虚劳里急的证治。

〔6〕二两：徐本作"三两"。

〔7〕胶饴：又名饧、饴糖。为用高粱、米、大麦、小麦、粟、玉米等含淀粉质的粮食为原料，经发酵糖化制成的食品。有补中缓急止痛的功效。

〔8〕呕家不可用建中汤：呕吐者多胃中有热，当用苦降的药，如黄连、大黄之类，不宜用甘味的建中汤。

〔9〕吸吸少气，行动喘乏，胸满气息：形容呼吸短促，动则气急，胸部胀满。类似今之肺气肿、肺功能差的症状。

〔10〕面体少色：指全身皮肤没有光泽。

〔11〕五脏气竭：指脏腑的功能衰竭。

〔12〕六脉：指诊脉部位。两手寸、关、尺，各三部。

〔13〕羸瘠：指消瘦，瘦弱。

〔14〕黄芪建中汤：即小建中汤加黄芪组成。参见本篇〔15〕条注释〔2〕。

【译文】

由于虚劳导致腹中筋脉拘急，可出现心悸，鼻衄，腹痛，梦遗，四肢关节痠痛，五心烦热、咽干口燥，当用小建中汤治疗。

小建中汤方：

桂枝三两，去皮　　甘草三两，炙　　大枣十二枚　　芍药六两
生姜二两　　饴糖一升

以上六味药，用七升水同煮，煮到三升，去掉药渣，加入饴糖，再用小火使饴糖溶解。每次温服一升，每日三次。有呕吐的病人不要用小建中汤，因甜味药不宜服（当用苦味药治疗）。

《千金要方》治疗男女由于积冷、气滞引起的疾病，或者是患大病后尚未恢复健康，表现为肢体十分沉重乏力、骨节及肌肉痠痛，呼吸短促，动则气急，胸部胀满，腰背强硬疼痛，心中悸动，口干唇燥，面孔和全身皮肤缺少光泽，有的人饮食没有味道，右上腹及脘腹部胀痛，头很重，抬不起来，只想躺在床上，很少起床，重的病人多年未愈，轻的也要拖延数月，形体逐渐消瘦虚弱，脏腑功能衰竭，很难恢复正常，两手寸、关、尺三部都见虚脉。凡是虚寒少气、腹中拘急、消瘦虚弱的各种疾病，都可用黄芪建中汤加人参二两治疗。

[15]虚劳里急，诸不足[1]，黄芪建中汤[2]主之。[3]
于小建中汤内加黄芪一两半，余依上法。气短胸满者加生姜；腹满者
去枣，加茯苓一两半。及疗肺虚损不足，补气加半夏[4]三两。

【注释】

〔1〕诸不足：指五脏阴阳气血俱不足。因方中加黄芪，可知中气尤为
不足，除小建中汤的虚劳证外，可有自汗、少气、乏力等症。

〔2〕黄芪建中汤：小建中汤加黄芪组成。有调和阴阳、益气建中的
功能。

〔3〕本条再论虚劳里急的证治。

〔4〕及疗肺虚损不足，补气加半夏：治疗肺虚损不足加半夏，能化痰
降逆。去逆即所以补气。及，释为"至于"。

【译文】

由于虚劳引起腹中筋脉拘急，五脏阴阳气血俱不足，可用黄芪
建中汤治疗。在小建中汤内加入黄芪一两半，其余依照上法。气短胸闷的加生姜；
腹部饱胀的去大枣加茯苓一两半。至于治疗肺虚不足的病人，补肺气要加半夏三两。

[16]虚劳腰痛，少腹拘急，小便不利[1]者，八味肾
气丸[2]主之[3]。方见脚气中[4]。

【注释】

〔1〕小便不利：由于肾气不足，膀胱气化失常，故小便淋沥不爽。

〔2〕八味肾气丸：即崔氏八味丸。以干地黄补肾为君，方中六味滋
阴；附子、桂枝为助阳，故本方是阴阳双补的方剂，在此有滋阴助阳、
振奋肾气的作用。

〔3〕本条论述肾气不足的虚劳证治。

〔4〕脚气中：徐本作"妇人杂病中"。

【译文】

因虚劳引起腰痛，少腹拘急（而疼痛），小便不爽，可用八味肾气丸治疗。方见治疗脚气病的崔氏八味丸，参见《中风历节病脉证并治第五》篇，或《妇人杂病脉证并治第二十二》篇〔19〕条。

[17] 虚劳诸不足，风气百疾〔1〕，薯蓣丸〔2〕主之。〔3〕

薯蓣丸方：

薯蓣三十分　　当归　　桂枝　　曲〔4〕　　干地黄
豆黄卷〔5〕各十分　　甘草二十八分　　人参七分　　芎劳
芍药　　白术　　麦门冬〔6〕　　杏仁各六分　　柴胡
桔梗　　茯苓各五分　　阿胶七分　　干姜三分　　白蔹〔7〕
二分　　防风六分　　大枣百枚为膏

右二十一味，末之，炼蜜和丸，如弹子大。空腹酒服一丸，一百丸为剂。

【注释】

〔1〕虚劳诸不足，风气百疾：指虚劳病阴阳气血皆不足并兼有风邪引起的多种病证。如后世的风眩、风痱、风痹等。

〔2〕薯蓣丸：是一首扶正祛风的方剂。方中以薯蓣、甘草、大枣三味补脾为君，配合大队益气养血之药，及少量疏风理气之品。本方宗旨亦在建中，是一首补中有疏、静中有动的补脾妙方。本方对后世影响很大，方中人参、白术、茯苓、甘草为益气名方"四君子汤"之祖；当归、地黄、川芎、白芍为养血名方"四物汤"之祖，合之又为"八珍汤"之祖。

〔3〕本条论述虚劳兼风气的治法。

〔4〕曲：为含有活微生物及酶类的酵母制剂。用某些药物及粮食的粉末经发酵而成的加工品。有消食和胃的作用。

〔5〕豆黄卷：为豆科植物大豆的种子发芽后晒干而成。有解表利湿宣通的功效。

〔6〕麦门冬：为百合科植物沿阶草的块根。有养阴润肺、益胃生津的作用。

〔7〕白蔹：为葡萄科植物白蔹的块根。有清热解毒、散结止痛的作用。

【译文】

因虚劳、阴阳气血皆不足且兼有风邪引起的多种病证（如风眩、风痹等），可用薯蓣丸缓缓图治。

薯蓣丸方：

薯蓣三十分　　当归　桂枝　曲　干地黄　豆黄卷各十分　甘草二十八分　　人参七分　芎䓖　芍药　白术　麦门冬　杏仁各六分　柴胡　桔梗　茯苓各五分　阿胶七分　干姜三分　白蔹二分　防风六分　大枣一百枚制成膏

以上二十一味药，研成细末，加入经过熬制的蜂蜜，混合后制成丸药，如弹子大小。每次饭前空腹用酒服一丸，服一百粒丸药为一个疗程。

[18] 虚劳虚烦不得眠^{〔1〕}，酸枣汤^{〔2〕}主之^{〔3〕}。

酸枣汤方：

酸枣仁^{〔4〕}二升　甘草一两　知母二两　茯苓二两　芎䓖二两，《深师》^{〔5〕}有生姜二两

右五味，以水八升，煮酸枣仁，得六升，内诸药，煮取三升。分温三服。

【注释】

〔1〕虚烦不得眠：由于肝阴不足，虚火上扰，故不得入眠。当兼有虚劳证，如五心烦热、盗汗等。虚烦，即虚热。

〔2〕酸枣汤：今称"酸枣仁汤"。有养肝宁心的作用。本方为治疗失眠的主方。至今仍为临床所常用。应用时一般不需加生姜。

〔3〕本条论述虚劳不眠的证治。

〔4〕酸枣仁：为鼠李科植物酸枣的种子。有养心安神的功效。

〔5〕深师：即《深师方》，中医书名。南北朝僧深著，已佚。

【译文】

由于虚劳出现虚热不能入眠的症状，可用酸枣仁汤治疗。

酸枣仁汤方：

酸枣仁二升　　甘草一两　　知母二两　　茯苓二两　　芎䓖二两，《深师方》有生姜二两

以上五味药，用八升水，先煮酸枣仁，煮到六升水时，放入其他药物，再煮到三升。分三次温服。

[19]五劳虚极羸瘦[1]，腹满不能饮食[2]，食伤、忧伤、饮伤、房室伤、饥伤、劳伤、经络营卫气伤，内有干血[3]。肌肤甲错，两目黯黑[4]。缓中补虚[5]，大黄䗪虫丸[6]主之。[7]

大黄䗪虫丸方：

大黄十分，蒸　　黄芩二两　　甘草三两　　桃仁一升　　杏仁一升　　芍药四两　　干地黄十两　　干漆[8]一两　　虻虫[9]一升　水蛭[10]百枚　　蛴螬[11]一升　　䗪虫半升

右十二味，末之，炼蜜和丸，小豆大。酒饮服五丸，日三服。

【注释】

〔1〕五劳虚极羸瘦：五脏虚损的后期，可出现形体十分消瘦。五劳，指五脏之劳，如心劳、肺劳等。

〔2〕腹满不能饮食：病人自觉腹部胀满而不欲饮食，但外形无腹满，这是瘀血腹满的特征。参见本书《惊悸吐衄下血胸满瘀血病脉证治第十六》篇[10]条"腹不满，其人言我满"之证。

〔3〕食伤、忧伤、饮伤、房室伤、饥伤、劳伤、经络营卫气伤，内有干血：此指引起虚劳病的原因很多，有饮食所伤，七情所伤，饮酒所伤，房劳过度，饥饱失时，劳倦内伤。以上种种原因皆能导致经络营卫，脏腑气血之运行不畅而干血（即瘀血）内停，形成虚劳挟瘀血之证。

〔4〕肌肤甲错，两目黯黑：肌肤甲错，是因瘀血内停，肌肤失于濡

养以致干燥粗糙，犹如鳞甲错出。两目黯黑，是血不上荣于目而致眼圈发黑。

〔5〕缓中补虚：指治疗原则。即通过缓消体内的瘀血，达到补虚的目的，是以攻为补的治法。

〔6〕大黄䗪虫丸：方中以大黄、桃仁及众多虫类药组成。有缓中补虚、活血化瘀的作用。

〔7〕本条论述虚劳挟瘀血的证治。

〔8〕干漆：为漆树科植物漆树的树脂经加工后的干燥品。有祛瘀消积的作用。多入丸、散剂应用。

〔9〕虻虫：为虻科昆虫复带虻或其他同属昆虫的雌性全虫。有破积逐瘀的功效。

〔10〕水蛭：又名蚂蟥。为水蛭科动物水蛭或柳叶蚂蟥、宽体全线蛭的全体。有破血祛瘀的功效。

〔11〕蛴螬：为金龟科子科昆虫朝鲜黑金龟子及其近缘昆虫的全体。有破瘀散结的功效。多入丸、散剂应用。

【译文】

五脏虚损后期，病人出现形体十分消瘦，自觉腹部胀满而不想吃东西，导致这种病情有多种原因。有饮食所伤，有七情所伤，有饮酒所伤，有房劳过度，有饥饱失时，有劳倦内伤等等。这些都能引起经络营卫中的气血运行不畅，导致瘀血内停。此时皮肤失于濡养而干燥粗糙，犹如鳞甲错出，两目眼圈发黑。应当缓消瘀血而补虚，可用大黄䗪虫丸治疗。

大黄䗪虫丸方：

大黄十分,蒸　黄芩二两　甘草三两　桃仁一升　杏仁一升
芍药四两　干地黄十两　干漆一两　虻虫一升　水蛭百枚
蛴螬一升　䗪虫半升

以上十二味药，研成药末，用熬过的蜂蜜混合做成丸药，如赤小豆那样大小。用酒饮服五丸，每日三次。

[20] 附《千金翼》[1]炙甘草汤—云复脉汤[2]：治虚劳不足，汗出而闷[3]，脉结悸[4]，行动如常。不出百日，危急

者十一日死〔5〕。

甘草四两，炙　　桂枝　　生姜各三两　　麦门冬半升　　麻仁〔6〕半升　　人参　　阿胶各二两　　大枣三十枚　　生地黄一斤

右九味，以酒七升、水八升，先煮八味，取三升，去滓，内胶消尽。温服一升，日三服。

【注释】

〔1〕《千金翼》：即《千金翼方》，中医书名。唐孙思邈著。为《千金要方》的续编。

〔2〕炙甘草汤—云复脉汤：本方出自《伤寒论》177条。主治"伤寒脉结代，心动悸"，方后指明"一名复脉汤"。本方有养心复脉的功效，故名。方中人参、甘草、大枣补心气；桂枝、生姜通心阳；地黄、阿胶养心血；麦冬、麻仁滋心阴。本方虽为平补阴阳之剂，但偏重于滋阴。历代医家一致推崇本方为"千古养阴之祖方"。后人在本方基础上化裁而成六首养阴方，如一甲复脉汤、二甲复脉汤、三甲复脉汤等等。

〔3〕虚劳不足，汗出而闷：指虚劳阴阳气血皆不足，发作时汗出而胸闷，甚则大汗淋漓，胸痛。类似今之心肌缺血，甚或心绞痛之症。

〔4〕脉结悸：是脉律不齐。脉结，是缓而中止，即脉率缓慢而间有停跳现象，即今之心律不齐、早搏；悸，是自觉有心动悸的症状。

〔5〕不出百日，危急者十一日死：表明出现上述脉证时，病情十分危重，当引起高度注意，至于"百日"、"十一日"不可拘泥。本条论述虚劳病脉结悸的治方。

〔6〕麻仁：即火麻仁，为桑科植物大麻的种仁。有润燥滑肠、活血的作用。

【译文】

《千金翼方》炙甘草汤—名复脉汤：可治疗虚劳阴阳气血不足引起的汗出胸闷（甚则胸痛），脉律往来缓而间有中止，心中悸动，尽管患者起居行动仍似常人（但病情危急，预后不良），未隔多长时间可猝然死亡，多则百日，少则十天左右。

甘草四两，炙　　桂枝　　生姜各三两　　麦门冬半升　　麻仁半升
人参　　阿胶各二两　　大枣三十枚　　生地黄一斤

以上九味药，用七升酒、八升水，先煮八味药（除阿胶外），煮到三升时，去掉药渣，再放入阿胶同煮，直至全部溶解。每次温服一升，每日服三次。

[21]《肘后》獭肝散[1]：治冷劳[2]，又主鬼疰[3]，一门相染[4]。

獭肝[5]一具

炙干末之。水服方寸匕，日三服。

【注释】

〔1〕《肘后》獭肝散：本方出自《肘后备急方·治尸注鬼注方第七》："獭肝一具，阴干，捣末，水服方寸匕，日三。一具未差，更作。"

〔2〕冷劳：指寒性虚劳。即似今之结核性疾病。

〔3〕鬼疰：一人死，一人复得，交相移易，交相灌注，因其病邪隐僻难见，似有鬼邪作祟，故名鬼疰。即后世之"劳瘵"，今人称"肺结核"。疰，同"注"。

〔4〕一门相染：一家人互相传染这种病。本条论述寒性虚劳的治方。

〔5〕獭肝：为鼬科动物水獭的肝脏。有养阴除热、补肝、明目、益肺的作用。

【译文】

《肘后备急方》獭肝散：可治疗寒性虚劳，又可主治劳瘵（肺结核）一家人互相传染。

獭肝一具

加热炒干，研成细末。用温水每次饮服方寸匕（约2克），每日服三次。

肺痿肺痈咳嗽上气病脉证治第七

论三首　　脉证四条　　方十六首

【按语】
　　本篇论述肺痿、肺痈、咳嗽上气三种病。因病变都在上焦肺，都有咳嗽、唾痰、气喘的证候，今皆属于呼吸系统的病症，故合篇论述。徐本作"方十五首"。

　　[01]问曰：热在上焦者[1]，因咳为肺痿[2]。肺痿之病，何从[3]得之？师曰：或从汗出；或从呕吐；或从消渴[4]，小便利数；或从便难，又被快药[5]下利，重亡津液，故得之。

　　曰：寸口脉数[6]，其人咳，口中反有浊唾涎沫[7]者何？师曰：为肺痿之病。若口中辟辟燥[8]，咳即胸中隐隐痛，脉反滑数[9]，此为肺痈[10]，咳唾脓血。脉数虚者为肺痿，数实者为肺痈[11]。

【注释】
　　〔1〕热在上焦：指热在肺。
　　〔2〕肺痿：中医病名，肺气萎而不振之病。是以咳唾浊痰、涎沫为主症的慢性虚弱性肺部疾病。由于阴虚内热所致。此病后人称为"劳嗽"。《妇人良方》曰："劳嗽寒热盗汗，唾中有红线，名曰肺痿。"此与

今之"肺结核"相类。

〔3〕何从：徐本、《脉经》作"从何"。

〔4〕消渴：中医病名，指消渴病。参见本书《消渴小便利淋病脉证并治第十三》篇〔02〕条。

〔5〕又被快药：快药，指大黄一类峻泻药。俞本、徐本作"又快药"，《脉经》作"数被驶药"。驶，同"快"。

〔6〕寸口脉数：即上焦（肺）有热，与"热在上焦"同义。

〔7〕浊唾涎沫：指痰的性质。浊唾，是稠厚的痰。涎沫，是清稀的痰。

〔8〕口中辟辟燥：形容口中十分干燥。

〔9〕脉反滑数：指出肺痈是滑数的脉象。滑为阳气盛，数为热，表明肺痈是实热的病证。

〔10〕肺痈：中医病名，肺气壅而不通之病，是以咳吐脓血为主症的肺部化脓性疾病。由外感风热所致。此病与今之"肺脓疡"、"支气管扩张继发感染"相类。

〔11〕脉数虚者为肺痿，数实者为肺痈：指出肺痿与肺痈的区别。两者都是热在上焦（肺）的病证，但肺痿之脉是数而无力，是虚热证；肺痈之脉是数而有力，是实热证。本条论述肺痿的成因、脉证及其与肺痈的鉴别。

【译文】

问道：热在上焦（肺）的病证，因咳嗽而形成肺痿。肺痿这种病是怎样得来的？老师说：有的由于汗出过多；有的由于呕吐频繁；有的由于患了消渴病，小便太多；还有的由于大便艰难而又服用大黄一类峻下药后下利过多，导致津液严重损伤，于是得了阴虚内热的肺痿病。

又问：上焦（肺）有热，病人出现咳嗽，口中又有稠厚或清稀的痰是什么原因？老师说：这是肺痿病。如果口中十分干燥，咳嗽时伴有胸痛，脉象滑数有力，咳嗽吐出的是像脓血那样的痰，这是肺痈病。（肺痿与肺痈虽然都是肺部有热的病证，但其区别在于）肺痿脉数无力，是肺中虚热；肺痈脉数有力，是肺中实热。

〔02〕问曰：病咳逆，脉之[1]何以知此为肺痈？当有

脓血，吐之则死[2]。其脉何类[3]？师曰：寸口脉微而数，微则为风，数则为热[4]；微则汗出，数则恶寒[5]；风中于卫，呼气不入，热过于荣，吸而不出[6]。风伤皮毛，热伤血脉[7]，风舍于肺[8]，其人则咳，口干喘满，咽燥不渴[9]，时唾浊沫[10]，时时振寒。热之所过，血为之凝滞[11]，畜结痈脓，吐如米粥[12]。始萌可救，脓成则死[13]。

【注释】

〔1〕脉之：此泛指望、闻、问、切四诊检查。

〔2〕当有脓血，吐之则死：指出肺痈病的诊断依据是咳吐脓血，吐之则死。表明此病的预后不良，见到脓血时，病已形成，就难以治愈。提示要早治。"吐之则死"下《脉经》，有"后竟吐脓死"句。

〔3〕其脉何类：这种病的病变过程是怎样的。脉，在此泛指病变过程。

〔4〕寸口脉微而数，微则为风，数则为热：表明肺痈病的病因是感受风热。"微则为风，数则为热"两句是互文。

〔5〕微则汗出，数则恶寒：指出感受风热后的初期症状是发热（省略）、汗出、恶寒。此两句也为互文。

〔6〕风中于卫，呼气不入，热过于荣，吸而不出：进一步说明风热侵入营卫时，出现呼吸困难的症状。此四句是挟句互文。风中于卫、热过于营，是言风热侵入营卫；呼气不入、吸而不出，是指呼吸不入不出。《医宗金鉴》曰："呼气不入，吸气不出，乃言其呼吸气促难出难入，非竟不出不入也。云风热，云营卫，云呼吸，皆互文也。……注家分而释之则误矣。"

〔7〕风伤皮毛，热伤血脉：表明风热进而由皮毛（表）进入血脉（里），此两句亦是互文。血脉，底本误为"血肺"，现据俞本、徐本、《脉经》改。

〔8〕风舍于肺：指风热停留在肺。风，概括为"风热"；舍，底本原误作"含"，现据俞本、徐本、《脉经》改。

〔9〕咽燥不渴：即咽燥而口渴。不，通"丕（pī）"，大也。

〔10〕时唾浊沫：俞本、徐本、《脉经》作"多唾浊沫"，亦是。

〔11〕热之所过，血为之凝滞：意为风热所到之处，气血为之凝滞。热，概括为"风热"。血，概括为"气血"。

〔12〕畜结痈脓，吐如米粥：待脓肿形成后，吐出的脓痰犹如糯米粥那样稠厚。

〔13〕始萌可救，脓成则死：强调病的早期可治愈，待到吐脓时，则难以治愈。脓成则死，与上述"吐之则死"同义。本条论述肺痈病的病因、脉证及预后。

【译文】

问道：患有咳嗽气逆的病人，检查后如何才能确诊为肺痈病？答：应当出现咳吐脓血的症状。但是见到吐脓血时，病就难治愈了。问：这种病的病变过程是怎样的呢？老师说：由于感受风热，初起出现（发热）汗出、恶寒的症状，待风热进一步侵入到营卫，就感到呼吸困难。风热由表入里，停留在肺部，病人就会有咳嗽、口干、气喘、胸闷、咽燥口渴，经常吐出稠厚的痰，有时恶寒还全身发抖。由于风热侵袭的部位，气血壅滞于内，逐渐结成脓肿，此时吐出脓痰，犹如糯米粥那样黏滞稠厚。这种病早治可以痊愈，到后期吐脓血时则难以根治了。

〔03〕上气[1]面浮肿，肩息[2]，其脉浮大，不治，又加利尤甚[3]。

〔04〕上气喘而躁[4]者，属肺胀[5]，欲作风水[6]，发汗则愈。[7]

【注释】

〔1〕上气：指气喘。《周礼·天官》有"嗽上气疾"，郑玄注曰："上气，逆喘也。"喘，《说文解字》："疾息也。"即呼吸急促之意。

〔2〕肩息：即抬肩呼吸。呼吸时两肩上耸，是气喘之甚的表现。

〔3〕其脉浮大，不治，又加利尤甚：脉浮大无根，是肾不纳气的虚喘。若更有下利之症，又加脾阳衰弱，脾肾两败，阴阳离决，故曰不治。

〔4〕喘而躁：指喘而急。表明呼吸十分急促。

〔5〕肺胀：中医病名。是以咳嗽上气为主症的一类病证。由于风寒外束，肺气闭塞所致。此属肺气胀满的实喘。《金匮玉函要略辑义》："肺胀，咳而上气，又云，咳而上气，此为肺胀。由此观之，即后世所谓呷嗽、哮嗽之属。"今称之为哮喘性支气管炎、支气管哮喘。

〔6〕风水：中医病名。参见《水气病脉证并治第十四》篇〔04〕条。

〔7〕此两条论述虚实不同的咳喘上气证。

【译文】

气喘，面部浮肿，呼吸时抬肩，按其脉浮大无根（这是肾不纳气的虚喘）为难治。若再兼有下利之症，病情更重。

气喘，呼吸十分急促，这是肺气胀满的实喘，并有风水病那样的症状（发热、恶风、浮肿），（虽然喘急较重，症状较多，）但可用发汗法治愈。

〔05〕肺痿吐涎沫而不咳〔1〕者，其人不渴，必遗尿，小便数，所以然者，以上虚不能制下故也，此为肺中冷〔2〕，必眩，多涎唾，甘草干姜汤〔3〕以温之〔4〕。若服汤已渴者，属消渴〔5〕。

甘草干姜汤方：

甘草四两，炙　　干姜二两，炮

右㕮咀，以水三升，煮取一升五合，去滓。分温再服。

【注释】

〔1〕肺痿吐涎沫而不咳：表明类似肺痿病有吐涎沫的症状，但没有咳嗽，故并非肺痿病，要与肺痿病区别开。

〔2〕遗尿……此为肺中冷：指出肺中冷的主症是小便多，病机是上焦肺中虚冷不能制约下焦膀胱的水分。遗尿即失尿，故小便频多。遗，失也。肺中冷，类似今之"尿崩症"。此句《脉经》无"故"字。

〔3〕甘草干姜汤：本方有温肺祛寒的作用。《金匮要略浅注补正》："此节甘草干姜汤证，是肺痿必吐涎沫，故又举吐涎沫而不咳者，以明其非痿也。……此为肺中冷，仲景著此四字，正是大声疾呼，明其非肺痿之热证，读者不当作肺痿治矣。"

〔4〕以温之：《脉经》作"以温其肺"。

〔5〕若服汤已渴者，属消渴：指出试探性治疗后的鉴别诊断。如果服甘草干姜汤后病证不见好转，反而出现口渴的患者，是消渴病人，不是肺中冷。表明小便多而不渴是肺中冷，小便多而口渴则是消渴病。《脉经》无此句。本条论述肺中冷的证治及其与肺痿、消渴的鉴别。

【译文】

　　像肺痿那样吐涎沫，但不咳嗽，病人也不口渴，主要的症状是失尿，小便特多，这是由于上焦肺不能制约下焦膀胱水分的缘故，这叫肺中冷。兼有头眩，经常唾涎沫之症，当用甘草干姜汤（温肺祛寒）。如果服此方后病证未减，反而出现口渴症状的（这就不是肺中冷，）而是属于消渴病。

　　甘草干姜汤方：

　　甘草四两，炙　　　干姜二两，炮

　　以上药物切片，用三升水同煮，煮到一升五合，去掉药渣。分两次温服。

　　[06]咳而上气，喉中水鸡声〔1〕，射干麻黄汤〔2〕主之〔3〕。

　　射干麻黄汤方：

　　射干〔4〕十三枚，一法三两　　麻黄四两　　生姜四两　　细辛紫菀〔5〕　　款冬花〔6〕各三两　　五味子〔7〕半升　　大枣七枚半夏大者洗八枚，一法半升

　　右九味，以水一斗二升，先煮麻黄两沸，去上沫，内诸药，煮取三升。分温三服。

【注释】

〔1〕咳而上气，喉中水鸡声：咳而上气，即咳而喘。喉中水鸡声，是喉中发出连续不断的如田鸡鸣叫的声音，这是痰气互相触激而发出的声音，就是哮证。即今之哮喘病，现代医学称"支气管哮喘"或"哮喘性支气管炎"等。喘以气息而言，哮以声响而言。水鸡，即田鸡，亦称青蛙。

〔2〕射干麻黄汤：本方有宣肺平喘、散寒降气的作用。

〔3〕本条论述寒饮蕴肺的哮喘病的证治。

〔4〕射干：为鸢尾科植物射干的根茎。有降逆祛痰、散结清热的功效。

〔5〕紫菀：为菊科植物紫菀的根及根茎。有化痰止咳的功效。

〔6〕款冬花：为菊科植物款冬的花蕾。有消痰定喘的作用。

〔7〕五味子：为木兰科植物五味子的果实。有敛肺益气的功效。

【译文】

咳喘且可听到喉中发出连续不断的如田鸡鸣叫声（这是哮喘病），当用射干麻黄汤治疗。

射干麻黄汤方：

射干十三枚，一法用三两　　麻黄四两　　生姜四两　　细辛　　紫菀　　款冬花各三两　　五味子半升　　大枣七枚　　半夏大者洗八枚，一法半升

以上九味药，用一斗二升水，先煮麻黄，沸两次，去掉上面的泡沫，再放入其他药，煮到三升。分三次温服。

[07]咳逆上气，时时唾浊，但坐不得眠[1]。皂荚丸[2]主之。[3]

皂荚丸方：

皂荚[4]八两，刮去皮，用酥炙[5]

右一味，末之，蜜丸，梧子大。以枣膏和汤[6]服三丸，日三夜一服。

【注释】

〔1〕时时唾浊，但坐不得眠：时时唾浊，是言浊痰之多，频频吐出稠厚的浊痰。唾，赵本作"吐"。但坐不得眠，是指气急之甚，呼吸急促得只能坐起，不能平卧，今称之为"端坐呼吸"。由于浊痰恋肺，胶固不拔，此时若不迅速祛其浊痰，则有痰壅气闭的危险。

〔2〕皂荚丸：有开壅涤痰的作用。因皂荚有燥烈之毒性，需要酥炙，以蜜和丸并用枣膏和汤吞服，以安中和胃。《金匮要略心典》："皂荚，味辛，入肺，除痰之力最猛，饮以枣膏安其正也。"

〔3〕本条论述浊痰壅肺的咳喘证治。

〔4〕皂荚：为豆科植物皂荚的果实。有祛痰开窍的作用，有小毒，对肠胃道有刺激的副作用，用量不宜过大。

〔5〕酥炙：中药加工法。用牛羊乳的油加热拌炒药物的制法，可减少药物燥烈的毒性。

〔6〕枣膏和汤：据《经方实验录》记载："枣膏和汤者，言预用枣肉煎熬成膏。及应用时，取膏加热水，使混合成汤送本丸也。"

【译文】

咳嗽气喘，不断地吐出稠厚的浊痰，气喘得只能坐起，不能平卧。当用皂荚丸治疗。

皂荚丸方：

皂荚八两刮去皮，用油酥炙

将上述一味药，研成末，用蜂蜜混合制成丸药，像梧桐子大小。服用时以枣肉制成的膏，加入温水冲成汤，每次吞服三丸，白天服三次，晚上服一次。

[08]咳而脉浮〔1〕者，厚朴麻黄汤〔2〕主之

厚朴麻黄汤方：

厚朴五两　　麻黄四两　　石膏如鸡子大　　杏仁半升　　半夏半升　　干姜二两　　细辛二两　　小麦〔3〕一斤　　五味子半升

右九味，以水一斗二升，先煮小麦熟，去滓，内诸

药，煮取三升。温服一升，日三服。

［09］脉沉[4]者，泽漆汤[5]主之[6]。

泽漆汤方：

半夏半升 紫参[7]五两，一作紫菀 泽漆[8]三斤，以东流水[9]五斗，煮取一斗五升 生姜五两 白前[10]五两 甘草 黄芩 人参 桂枝各三两

右九味，㕮咀，内泽漆汁中，煮取五升。温服五合，至晚尽[11]。

【注释】

〔1〕咳而脉浮：病浅在表的咳喘病的脉象。脉浮主表，《金匮要略论注》"咳而脉浮，则表邪居多，但此非在经之表，乃邪在肺家气分之表也。"

〔2〕厚朴麻黄汤：本方为小青龙加石膏汤去桂枝、芍药、甘草，加厚朴、杏仁、小麦而成，有降气化痰、清热止咳的作用。

〔3〕小麦：又名淮小麦。为禾本科植物小麦的种子。有养心安神的功效。

〔4〕脉沉：指病深在里的咳喘病。脉沉主里，脉沉，前承上条省略"咳"字。《金匮要略论注》："若咳而脉沉，则里邪居多，但此非在腹之里，乃邪在肺家荣分之里也。"

〔5〕泽漆汤：本方用药独特，除降逆平喘药外，以泽漆为君，量特重，能消痰清热，合紫参活血散坚，再加人参、甘草扶正补脾。本方为攻补兼施之方。其服法亦特殊，少量频服，宜虚人攻坚之用。

〔6〕此两条论述热饮蕴肺深浅不同的咳喘证治。

〔7〕紫参：又名石见穿、石打穿。为唇形科植物紫参的全草，有活血消坚的功效。《神农本草经》治"心腹积聚"。今多用于癌肿。

〔8〕泽漆：为大戟科植物泽漆的全草。有消痰散结、行水清热的作用。

〔9〕东流水：为流动疾速的水，其性清澈。

〔10〕白前：为萝藦科植物柳叶白前、芫花叶白前的根及根茎。有祛痰降气的功效。

〔11〕温服五合（gě），至晚尽：此服法特殊。每次服五合，较常人

剂量（一升）减半，至夜服完五升，即一天要分十次服。这是一种少量频服法，正适合慢性虚弱性病人攻坚消痰的需要。合，量词，一升的十分之一。

【译文】

咳嗽气逆（胸满喘急），脉象浮而数（为一般性痰热蕴肺的咳喘病），可用厚朴麻黄汤治疗。

厚朴麻黄汤方：

厚朴五两　　麻黄四两　　石膏像鸡蛋大小　　杏仁半升　　半夏半升　　干姜二两　　细辛二两　　小麦一斤　　五味子半升

以上九味药，用一斗二升水，先把小麦煮熟，去掉药渣，放入其他药，煮到三升。每次温服一升，每日服三次。

咳嗽气逆（日久不愈，体虚乏力），脉象沉而弱（是沉痼性饮热积聚于肺的咳喘病），可用泽漆汤治疗。

泽漆汤方：

半夏半升　　紫参五两，一说为紫菀（无积聚者，可用）　　泽漆三斤，五斗东流水同煮，煮到一斗五升　　生姜五两　　白前五两　　甘草　　黄芩　　人参　　桂枝各三两

以上九味药，切片，先用东流水五斗煮泽漆，取汁一斗五升，后将其余药放入泽漆汁中同煮，煮到五升。每次温服五合（分十次服），至晚上全部服完。

[10]大逆[1]上气，咽喉不利[2]。止逆下气[3]者，麦门冬汤[4]主之[5]。

麦门冬汤方：

麦门冬七升　　半夏一升　　人参二两[6]　　甘草二两　　粳米三合　　大枣十二枚

右六味，以水一斗二升，煮取六升。温服一升，日三夜一服。

【注释】

〔1〕大逆：后人疑为"火逆"之误，因虚火上逆而咳喘。

〔2〕咽喉不利：指咽喉干燥不利，可见有咳唾涎沫、口渴之症。

〔3〕止逆下气：指治法。降虚火，下气逆。

〔4〕麦门冬汤：有滋养肺胃，止逆下气的作用。本方特点是在大剂补气生津药中加少量半夏，取其利咽下气的功效。《医门法律》："于麦冬、人参、甘草、粳米、大枣大补中气，大生津液，此中增入半夏之辛温一味，其利咽下气，非半夏之功，实善用半夏之功，擅古今未有之奇矣。"

〔5〕本条论述虚火咳喘的证治。

〔6〕二两：赵本作"三两"。

【译文】

由于虚火上逆，出现上气、咽喉干燥不利（咳唾涎沫，口渴）之症。治疗当止逆下气，用麦门冬汤。

麦门冬汤方：

麦门冬七升　　半夏一升　　人参二两　　甘草二两　　粳米三合

大枣十二枚

以上六味药，用一斗二升水同煮，煮到六升。每次温服一升，白天服三次，晚上服一次。

[11]肺痈，喘不得卧〔1〕，葶苈大枣泻肺汤〔2〕主之。〔3〕

葶苈大枣泻肺汤方：

葶苈熬令黄色，捣丸，如弹子大　　大枣十二枚

右先以水三升，煮枣取二升，去枣，内葶苈，煮取一升。顿服。

【注释】

〔1〕肺痈，喘不得卧：前云"肺痈"，主症是咳唾脓血，由于风热壅肺所致。此条"肺痈"与上述不同，主症是喘不得卧，乃是水饮壅肺引起。《金匮要略今释》："本篇泻肺汤证二条，皆冠以'肺痈'字，然其证无脓血腥臭，其方不用排脓，而用逐水……是以经文不当云'肺痈'，当

云'肺胀'。"这是由于"雍"、"壅"、"痈"三字古皆通用。《黄帝内经·素问·大奇论》:"肺之雍,喘而两胠满(胠,指腋下)。"肺雍,也即肺痈。

〔2〕葶苈大枣泻肺汤:本方有泻肺逐水的功效。除用于水饮壅肺的肺痈外,还用于支饮。本书《痰饮咳嗽病脉证并治第十二》篇〔27〕条:"支饮不得息,葶苈大枣泻肺汤主之。"

〔3〕本条论述水饮壅肺的肺痈证治。

【译文】

水饮壅肺的肺痈(当是"肺胀"),出现气急而不能平卧之症,当用葶苈大枣泻肺汤治疗。

葶苈大枣泻肺汤方:

葶苈熬到黄色,捣碎制成丸药,像弹子大小　　　大枣十二枚

上药先用三升水煮大枣,煮到二升,去掉大枣,放入葶苈同煮,煮到一升。即刻一次服完。

〔12〕咳而胸满,振寒脉数[1],咽干不渴[2],时出浊唾腥臭,久久吐脓如米粥[3]者,为肺痈,桔梗汤[4]主之。[5]

桔梗汤方亦治血痹[6]:

桔梗一两　　　甘草二两

右二味,以水三升,煮取一升,分温再服,则吐脓血也。

【注释】

〔1〕咳而胸满,振寒脉数:由于风热壅肺,蓄结成脓,故咳嗽胸满,寒战,当有发热、脉滑而数。

〔2〕咽干不渴:当是咽干口渴。不渴即大渴。

〔3〕时出浊唾腥臭,久久吐脓如米粥:这是肺痈成脓的特征。不断咳出有脓血的浊痰,稠厚如米粥,且腥臭异常。时,《脉经》作"时时"。米粥,《脉经》作"粳米粥"。

〔4〕桔梗汤：有排脓解毒的功效。本方不宜治疗血痹。

〔5〕本条论述肺痈成脓的证治。

〔6〕亦治血痹：俞本无此四字。

【译文】

咳嗽胸满，（发热）寒战，脉滑数，咽喉干燥，口渴，不断咳出脓性的浊痰，像米粥那样稠厚，异常腥臭，这就是肺痈，可用桔梗汤治疗。

桔梗汤方 亦治血痹（于医理不符）：

桔梗一两　　甘草二两

以上二味药，用三升水同煮，煮到一升。分两次温服，药后可咳出脓血痰。

[13]咳而上气，此为肺胀。其人喘，目如脱状〔1〕，脉浮大〔2〕者，越婢加半夏汤〔3〕主之。〔4〕

越婢加半夏汤方：

麻黄六两　　石膏半斤　　生姜三两　　大枣十五枚　　甘草二两　　半夏半升

右六味，以水六升，先煮麻黄，去上沫，内诸药，煮取三升。分温三服。

【注释】

〔1〕目如脱状：目睛胀突，如欲脱落之状，是形容喘之甚。

〔2〕脉浮大：脉浮主表。脉大，即脉洪大，主热。表明此条肺胀是由于外感风热，内停痰饮所致。

〔3〕越婢加半夏汤：本方有发汗清热、宣肺化饮的作用。《金匮要略心典》："外邪内饮，填塞肺中，为胀、为喘、为咳而上气，越婢汤散邪之力多，而蠲饮之力少，故以半夏辅其未逮。"

〔4〕本条论述热饮咳喘的证治。

【译文】

　　咳嗽上气，这是肺胀的表现。但病人喘得厉害，眼睛努睁如突出状，按其脉浮而洪大（这是外感风热，内停痰饮），当用越婢加半夏汤治疗。

　　越婢加半夏汤方：

　　麻黄六两　　　石膏半斤　　　生姜三两　　　大枣十五枚　　　甘草二两　　半夏半升

　　以上六味药，用六升水，先煮麻黄，去掉上面的泡沫，放入其他药，煮到三升。分三次温服。

　　〔14〕肺胀，咳而上气，烦燥而喘〔1〕，脉浮者，心下有水〔2〕，小青龙加石膏汤〔3〕主之。〔4〕

　　小青龙加石膏汤方《千金》证治同，外更加〔5〕胁下痛引缺盆〔6〕：

　　麻黄　　　芍药　　　桂枝　　　细辛　　　甘草　　　干姜各三两五味子　　　半夏各半升　　　石膏二两

　　右九味，以水一斗，先煮麻黄，去上沫，内诸药，煮取三升。强人服一升；羸者减之，日三服。小儿服四合。

【注释】

　　〔1〕烦燥而喘：表明喘急之甚。燥，俞本、徐本作"躁"，当是。躁，急也。

　　〔2〕心下有水：表明心胸中有水饮停留。下，训为"中"。

　　〔3〕小青龙加石膏汤：本方有解表、化饮、清热的功效。上条越婢加半夏汤以发汗清热为主，兼化饮，用于里热重的咳喘。本条小青龙加石膏汤以解表化饮为主，兼清热，用于饮邪重的咳喘。底本无"汤"字，据俞本、徐本、赵本加。

　　〔4〕本条论述寒饮挟热的咳喘证治。

　　〔5〕外更加：俞本作《外台》。

〔6〕缺盆：中医人体部位名。在颈部下面，肩部凹陷处（锁骨上窝）。

【译文】

患肺胀的人，咳嗽上气而喘急，按其脉浮（病在表，当有表证），心胸中有水饮，可用小青龙加石膏汤治疗。《千金要方》用本方时证治与此相同，另加有胁痛牵引至缺盆的症状。

小青龙加石膏汤方：

麻黄　　芍药　　桂枝　　细辛　　甘草　　干姜各三两 五味子　　半夏各半升　　石膏二两

以上九味药，用一斗水，先煮麻黄，去掉上面的泡沫，再放入其他药同煮，煮到三升。身体强的人，每次服一升；瘦弱的人，剂量减少些，每日服三次。若是小儿每次服四合。

附方

《外台》炙甘草汤〔1〕：治肺痿，涎唾多，心中温温液液〔2〕者。〔3〕方见虚劳〔4〕。

【注释】

〔1〕《外台》炙甘草汤：本方出自《伤寒论》177条，用于伤寒脉结代，心动悸。《千金翼方》以本方治虚劳不足，汗出而闷，脉结悸。参见本书《血痹虚劳病脉证并治第六》附方。《外台》又将本方扩大应用于肺痿，但用量略有差异。

〔2〕心中温温液液：《金匮要略编注》："泛泛恶心之意也。"《金匮要略正义》："心中一种嘈杂不安景象。"

〔3〕本条论述肺痿气阴两虚的治方。

〔4〕虚劳：俞本作"虚者"。徐本下有"中"字，当是。

【译文】

《外台》炙甘草汤，用于治疗（气阴两虚）的肺痿（咳嗽），多吐泡沫样的痰，胃中有泛恶症状的病人。本方见《血痹虚劳病脉证并治第六》篇中。

《千金》甘草汤[1]：

甘草[2]

右一味，以水三升，煮减半。分温三服。

【注释】

　　[1]《千金》甘草汤：此为单味药之奇方。有泻火解毒的作用。方后缺主治病证及药量。本方出自《伤寒论》311条："少阴病，二三日咽痛者，可与甘草汤。"《绛雪园古方选注》："一药治病，是曰奇方。"本条论述肺痿轻症的治方。

　　[2]甘草：《伤寒论》311条作"二两"。生甘草有泻火解毒、祛痰止咳的功效。《金匮要略论注》："肺痿之热，由于虚，则不可直攻，故以生甘草之甘寒，频频呷之，热自渐化也。"

【译文】

　　《千金要方》甘草汤（可治肺痿轻症，多唾涎沫，咽干而痛）：

　　甘草

　　上一味药，加三升水煎煮，煮到还有一半药汁（一升半）。分三次温服。

《千金》生姜甘草汤[1]，治肺痿，咳唾涎沫不止，咽燥而渴[2]。

生姜五两　　人参三两　　甘草四两　　大枣十五枚

右四味，以水七升，煮取三升。分温三服。

【注释】

　　[1]《千金》生姜甘草汤：本方为炙甘草的变方。有补脾益气、润肺生津的作用。

　　[2]咳唾涎沫不止，咽燥而渴：由于肺痿吐涎沫日久不愈，肺气虚衰，津液损耗，出现咽喉干燥不利而口渴的症状。本条论述肺痿日久不愈的调理方。

【译文】

《千金要方》生姜甘草汤，可治肺痿，多吐泡沫样的痰，日久不愈（津液耗损），出现咽喉干燥而口渴。

生姜五两　　　人参三两　　　甘草四两　　　大枣十五枚

以上四味药，用七升水同煮，煮到三升。分三次温服。

《千金》桂枝去芍药加皂荚汤[1]：治肺痿吐涎沫[2]。

桂枝　　　生姜各三两　　　甘草二两　　　大枣十枚[3]

皂荚一枚[4]去皮子，炙焦

右五味，以水七升，微微火煮取三升。分温三服。

【注释】

〔1〕《千金》桂枝去芍药加皂荚汤：本方是桂枝汤加减，且有皂荚丸之意。有调和营卫、开壅涤痰的功效。《金匮要略集注》："芍药利中、下二焦，而不利上焦，故去。皂荚能去黏痰，故加。此方略有皂荚丸之意。"

〔2〕治肺痿吐涎沫：当有咳吐浊痰不止的症状。《金匮正义》："此必见壅闭喘咳之象，故加皂荚于温中药内，以助开导之势。"本条论述肺痿兼痰浊的治方。

〔3〕十枚：俞本下有"炙"字。

〔4〕一枚：赵本作"二枚"。

【译文】

《千金要方》桂枝去芍药加皂荚汤：可治疗肺痿吐涎沫（且有咳喘、浊痰不止之症）。

桂枝　　　生姜各三两　　　甘草二两　　　大枣十枚　　　皂荚一枚去皮子，炙焦

以上五味药，加七升水，用小火煮，煮到三升。分三次温服。

《外台》桔梗白散[1]：治咳而胸满，振寒脉数[2]，咽干不渴，时出浊唾腥臭，久久吐脓如米粥[3]者，为

肺痈。〔4〕

桔梗　　贝母〔5〕各三分　　巴豆〔6〕一分去皮，熬，研如脂〔7〕

右三味，为散。强人饮服半钱匕；羸者减之。病在膈上者，吐脓血；膈下者，泻出〔8〕。若下多不止，饮冷水一杯则定。

【注释】

〔1〕《外台》桔梗白散：本方有解毒消痈、祛痰排脓的作用。为攻痰的峻剂。本方在《伤寒论》141条称"白散"。后人称之为"三物白散"。

〔2〕咳而胸满，振寒脉数：是肺痈初起的证候。

〔3〕"咽干不渴"此为肺痈的重证。咽干不渴，当是咽干而大渴。时出浊唾腥臭，是言浊痰之多，腥臭异常。久久吐脓如米粥，是指吐脓痰之久，犹如米粥黏稠。不，同"丕"，很，大。

〔4〕本条论述肺痈成脓的治方。

〔5〕贝母：为百合科植物浙贝母的鳞茎。有化痰散结的作用。

〔6〕巴豆：为大戟科植物巴豆的种子。有大毒，是一味峻泻药，有攻痰遂水的作用。因巴豆油有剧毒，必经榨去油用，名叫巴豆霜。一般不入煎剂，多入丸散应用，每次用量极少（约0.1—0.3克）。

〔7〕研如脂：即研去油脂。

〔8〕膈下者，泻出：《伤寒论》作"在膈下必利，不利，进热粥一杯。利过不止，进冷粥一杯"。

【译文】

《外台秘要》桔梗白散：可用于治疗咳嗽、胸闷、寒战（发热），按其脉滑数，咽喉干燥，口渴，不断咳出稠厚的有腥臭的浊痰。病程延续一段时间就会咳出像米粥那样的脓痰，这就是肺痈病。

桔梗　　贝母各三分　　巴豆一分去皮，熬，研末，去掉油脂

以上三味药，研成细末。体质强盛的人用温水饮服半钱匕；瘦弱的人减少一半剂量。病在胸膈的服药后可吐出脓血样痰；病在腹

部可从大便中泻出脓液。如果泻下不止，可饮一杯冷开水能止泻。

《千金》苇茎汤[1]：治咳有微热、烦满、胸中甲错[2]，是为肺痈[3]。

苇茎[4]二升　　薏苡仁半升　　桃仁五十枚　　瓜瓣[5]半升

右四味，以水一斗[6]，先煮苇茎，得五升，去滓，内诸药，煮取二升。服一升，再服，当吐如脓。

【注释】

〔1〕《千金》苇茎汤：本方为治肺痈的主方。有清肺化痰、消痈排脓的功效。

〔2〕胸中甲错：指胸腹部皮肤干燥粗糙，上面像鳞甲错出那样。这是病久体弱，肌肤失于气血滋养所引起的。中，训为"上"。

〔3〕本条论述肺痈的治方。

〔4〕苇茎：为禾本科植物芦苇的嫩茎。有清肺养胃、生津止渴的功效。今因药店不备，以芦根代替。芦根为芦苇的根茎，作用与苇茎相同。

〔5〕瓜瓣：又称白瓜子、冬瓜子。为葫芦科植物冬瓜的种子。有化痰排脓的作用。后人有认为是甜瓜子，为葫芦科植物甜瓜的种子，有清肺化痰的功效。

〔6〕一斗：底本原作"一升"，现据俞本、徐本、赵本、吴本改。

【译文】

《千金要方》苇茎汤：可治咳嗽、低热、烦闷，胸腹部皮肤干燥粗糙，犹如鳞甲错出，此是肺痈。

苇茎二升　　薏苡仁半升　　桃仁五十枚　　瓜瓣半升

以上四味药，用一斗水，先煮苇茎，煮到五升，去掉药渣，放入其他药物，再煮到二升。每次服一升，第二次服后，当吐出脓痰。

[15] 肺痈，胸满胀，一身面目浮肿[1]，鼻塞清涕出，

不闻香臭酸辛[2]，咳逆上气，喘鸣迫塞[3]，葶苈大枣泻肺汤主之。[4]方见上。三日一剂，可至三四剂。此先服小青龙汤一剂，乃进[5]。小青龙方见咳嗽门中。

【注释】

〔1〕肺痈，胸满胀，一身面目浮肿：此为水饮壅肺的肺痈。由于感受外邪，肺气闭塞，不能通调水道，水气逆行，故胸满胀，全身浮肿。

〔2〕鼻塞清涕出，不闻香臭酸辛：由于外感风寒表邪，肺窍不通，故鼻塞流涕，不闻香臭。

〔3〕咳逆上气，喘鸣迫塞：由于水饮壅肺，气机受阻，咳喘剧烈，呼吸困难。

〔4〕本条论述水饮壅肺的肺痈兼有表邪的治法。

〔5〕先服小青龙汤一剂，乃进：因水饮壅肺，兼有表邪，故治疗需先服小青龙汤，解表化饮。待表邪去后，如果水肿未退，再服葶苈大枣泻肺汤，泻肺逐水。

【译文】

肺痈（水饮壅肺兼有表邪），胸膈满胀，全身浮肿，鼻塞而流清涕，闻不到香臭，咳嗽气喘，呼吸急促且有哮鸣声，当先服小青龙汤一剂。方见《痰饮咳嗽病脉证并治第十二》[23]，再服葶苈大枣泻肺汤。方见本篇[11]。

奔狁气病脉证治第八

论二首　　方三首

【按语】

　　本篇论述奔狁（tún）气病。奔狁，亦作"奔豚"。奔即奔突；豚，《尔雅》释为"小豕也"（小猪）。其名始见于《黄帝内经·灵枢·邪气脏腑病形篇》云："肾脉急，甚为骨癫疾，微急为沉厥奔豚。"继则见于《难经·五十六难》，为五积之一，曰："肾之积，名曰贲豚，发于少腹，上至心下，若豚状，或上或下无时，久不已，令人喘逆，骨痿、少气。"本病与心、肝、肾有关。《脉经》将本病与胸痹病合篇，取名为《平胸痹心痛短气贲豚证》。

　　[01]师曰：病有奔豚[1]，有吐脓[2]，有惊怖[3]，有火邪[4]，此四部病，皆从惊发得之[5]。师曰：奔豚病，从少腹起，上冲咽喉，发作欲死，复还止[6]，皆从惊恐得之[7]。

【注释】

　　〔1〕奔豚：中医病名，是一种发作性疾病。发作时感觉气从少腹上冲至心胸，甚则咽喉，十分痛苦，发作后则平复。

　　〔2〕吐脓：指吐脓血。

　　〔3〕惊怖：即惊恐。怖，恐也。

　　〔4〕火邪：指因火攻导致病情加重的因素。因火为邪，因火为盛。

《伤寒论》114条："太阳病以火熏之，不得汗，其人必躁，到经不解，必清（便）血，名为火邪。"

〔5〕此四部病，皆从惊发得之：指出奔豚、吐脓、惊怖、火邪四类病都由惊引起的。由于惊伤心，故发病皆与心有关。《金匮要略论注》："其吐脓、惊悸、火邪皆上焦心分病。"

〔6〕师曰：奔豚病……复还止：《脉经》无"师曰"二字，"病"下有"者"字，"发作"下有"时"字，"复"下无"还"字。少腹，俞本作"小腹"。

〔7〕皆从惊恐得之：《脉经》作"皆从惊得"。从惊恐得知，奔豚病的发病不仅与心，而且与肾有关。《金匮要略心典》："肾伤于恐，而奔豚病为肾病也。"本条论述奔豚病的病因及证候。

【译文】

老师说：患有奔豚、吐脓、惊怖、火邪这四类病，其发病皆由惊（心病）引起的。老师说：奔豚病发病时，气从少腹上冲到咽喉，十分痛苦，发作停止后就恢复正常。这种病是与惊恐（心、肾）有关。

[02] 奔豚气上冲胸，腹痛，往来寒热〔1〕，奔豚汤〔2〕主之。〔3〕

奔豚汤方：

甘草　芎劳　当归各二两　半夏四两　黄芩二两生葛五两　芍药二两　生姜四两　甘李根白皮〔4〕一升

右九味，以水二斗，煮取五升。温服一升，日三夜一服。

【注释】

〔1〕腹痛，往来寒热：腹痛，在此指胸胁疼痛。本书《水气病脉证并治第十四》篇 [21] 条：有"胸胁苦痛，象若奔㹟"，又"肾气上冲，

喉咽塞噎，胁下急痛"可证。往来寒热，是肝有郁热所致。《金匮要略心典》："此奔豚气之发于肝郁者，往来寒热，肝脏有邪，而气通于少阳也。"指出本病与肝也有关。

〔2〕奔豚汤：本方以甘李根白皮为君药。有清肝降逆、缓急止痛的作用。

〔3〕本条论述肝郁化火的奔豚病的证治。

〔4〕甘李根白皮：又名李根皮，为蔷薇科植物李的根皮。有清热下气的功效。《外台》治奔豚气病计十三方，其中八方有李根白皮，可见李根白皮为治奔豚病的主药。

【译文】

奔豚病，气从少腹上冲至胸胁，胁腹疼痛，并有寒热往来，可用奔豚汤治疗。

奔豚汤方：

甘草　　芎䓖　　当归各二两　　半夏四两　　黄芩二两　　生葛五两　　芍药二两　　生姜四两　　甘李根白皮一升

以上九味药，用二斗水同煮，煮到五升。每次温服一升，白天服三次，晚上服一次。

[03]发汗后[1]，烧针令其汗，针处被寒，核起而赤者[2]，必发贲豚[3]，气从小腹上至心[4]，灸其核上各一壮[5]，与桂枝加桂汤[6]主之[7]。

桂枝加桂汤方：

桂枝 五两[8]　　芍药 三两　　甘草 二两[9]，炙
生姜三两[10]　　大枣十二枚[11]

右五味，以水七升，微火[12]煮取三升，去滓。温服一升[13]。

【注释】

〔1〕发汗后：《伤寒论》、《玉函经》无此三字。

〔2〕烧针令其汗……核起而赤者：指用温针使其发汗的方法。《医宗金鉴》："烧针，即温针也。烧针取汗，亦汗法也。针处宜当避寒。若不知谨，外被寒袭，火郁脉中，血不流行，所以有结核肿赤之患也。"

〔3〕贲（bēn）豚：《伤寒论》作"奔豚"。贲，通"奔"。

〔4〕气从小腹上至心："小"，徐本、《伤寒论》、《玉函经》作"少"。至心，《伤寒论》、《玉函经》作"冲心者"。

〔5〕灸其核上各一壮：灸，指灸法，针灸学名词。采用陈艾叶搓成细绒后，做成艾柱放在皮肤赤核上，艾柱下面置姜片，点火熏灼艾柱，借艾火的热力透入肌肤，达到治病的目的。一壮，烧一艾柱为"一壮"。

〔6〕桂枝加桂汤：本方有解表降逆的功效。《伤寒论》、《玉函经》均作"与桂枝加桂汤"，汤下无"主之"二字。《伤寒论》"汤"下有"更加桂二两也"。

〔7〕本条论述误汗后外感寒邪引发奔脉病的证治。亦见《伤寒论》117条。

〔8〕五两：《伤寒论》下有"去皮"二字。

〔9〕二两：俞本作"三两"。

〔10〕三两：《玉函经》作"二两"。《伤寒论》下有"切"字。

〔11〕十二枚：《伤寒论》下有"擘"字。

〔12〕微火：《伤寒论》、《玉函经》无此二字。

〔13〕一升：《伤寒论》下有"本云桂枝汤，今加桂满五两。所以加桂者，以能泄奔豚气也"。《玉函经》有"本方桂枝汤，今加桂"。

【译文】

（原为太阳病）用温针发汗后，针处感受寒邪，皮肤出现红色的小核，而且引发奔豚病。出现气从少腹上冲至心（治疗需内外同治）。外用灸法，在核上各灸一壮，内服桂枝加桂汤。

桂枝加桂汤方：

桂枝五两　　芍药三两　　甘草二两,炙　　生姜三两　　大枣十二枚

以上五味药，用七升水同煮，以小火煮到三升，去掉药渣。每次温服一升。

[04] 发汗后，脐下悸〔1〕者，欲作贲豚〔2〕，茯苓桂枝

甘草大枣汤^[3]主之。^[4]

　　茯苓桂枝甘草大枣汤方：

　　茯苓半斤　　甘草二两，炙　　大枣十五枚^[5]　　桂枝四两^[6]

　　右四味，以甘烂水^[7]一斗，先煮茯苓，减二升，同诸药，煮取三升，去滓。温服一升，日三服^[8]。甘烂水法：取水二斗，置大盆内，以杓扬之，水上有珠子五六千颗相逐，取用之。

【注释】

　　〔1〕脐下悸：由于误汗后心阳受损，自觉脐下悸动。《医宗金鉴》："上条发明外感寒邪能病奔豚，此条更申明内有水气，亦能病奔豚也。"《伤寒论》、《玉函经》脐上有"其人"二字。

　　〔2〕贲豚：《伤寒论》作"奔豚"。

　　〔3〕茯苓桂枝甘草大枣汤：本方重用茯苓利水化饮为主，全方有化饮降遂的作用。

　　〔4〕本条论述误汗后水饮内动引发奔豚病的证治。亦见《伤寒论》65条。

　　〔5〕十五枚：《伤寒论》下有"擘"字。

　　〔6〕四两：《伤寒论》下有"去皮"二字。

　　〔7〕甘烂水：俞本、徐本、《玉函经》皆作"甘澜水"。

　　〔8〕服：《玉函经》无此字。

【译文】

　　（原有太阳病）发汗后引动下焦水饮，出现脐下悸动，欲发奔豚气病，当用茯苓桂枝甘草大枣汤治疗。

　　茯苓桂枝甘草大枣汤方：

　　茯苓半斤　　甘草二两，炙　　大枣十五枚　　桂枝四两

　　以上四味药，用一斗甘澜水，先煮茯苓，减少二升，放入其余药，煮到三升，去掉药渣。每次温服一升，每日服三次。甘澜水制作方法：取二斗水，放在大盆内，不断用杓扬起水，待水面出现五六千颗相连的水珠时，用这种水煮药。

胸痹心痛短气病脉证治第九

论一首　证一首　方十首

【按语】

　　本篇专论胸痹病。胸痹是病名。心痛、短气是胸痹病的证候。《金匮要略衬注》："胸痹者，病名也。此举其一病中之大证，以之为名而统其余证者也。心痛、短气皆其中之曲证也，不足为病名也。"故篇中所论并不包括其他原因引起的心痛、短气。此以病与证相合为篇名，与本书《痰饮咳嗽病脉证并治第十二》同例。俞本作"脉证一条"。

　　[01]师曰：夫脉当取太过不及[1]。阳微阴弦，即胸痹而痛[2]，所以然者，责其极虚[3]也。今阳虚知在上焦[4]，所以胸痹、心痛者，以其阴弦故也[5]。

【注释】

　　[1]脉当取太过不及：表明凡诊病皆需责之于阴阳的太过或不及。脉，泛指诊察，并非单言切脉。

　　[2]阳微阴弦，即胸痹而痛：此以脉象论胸痹病产生心痛的机理。阳微，即阳气不足；阴弦，即阴邪内盛。胸痹，中医病名，是由于阴邪内盛、胸阳痹塞引起的以心痛、短气为主症的病证。《金匮要略浅注补正》："痹者，痞闷而不通也。"本病即现代所称的冠心病、心绞痛、心肌梗塞。

　　[3]极虚：非指脉之极，极也言其虚，两字同义。

　　[4]今阳虚知在上焦：指出此阳气不足仅表现在身体的上部（即胸

部）。今，释为此；知，显现也。这是由于胸阳痹阻导致的阳虚，类似今之心肌缺氧。

〔5〕所以胸痹、心痛者，以其阴弦故也：表明胸痹病出现心痛的根本原因，是由于阴邪内盛。《金匮悬解》："阳不敌阴，则阴邪上犯，浊气填塞，是以胸痹；宫城（注：即心包络）逼窄，是以心痛。所以然者，责其上焦清阳之极虚也。"《金匮要略方论本义》："惟阳气虚极，斯气血凝聚，迟缓胶固，所以致于胸痹，而心亦痛也。……惟其阴盛而凝，斯乘于胸，则气血痞塞而痹乘于心。"本条论述胸痹病产生心痛的机理。

【译文】

老师说：凡是诊病都要注意阴阳的太过或不及。由于阳气不足、阴邪内盛导致胸痹病出现心痛的症状，所以会如此，其原因是阳虚。但此阳虚仅表现在上焦，胸痹病出现心痛，是因其阴邪内盛的缘故。

[02]平人[1]，无寒热[2]，短气不足以息[3]者，实也。[4]

【注释】

〔1〕平人：指饮食起居犹如常人，并非无病的人。

〔2〕无寒热：表明没有外感表邪。

〔3〕短气不足以息：为胸痹病主症之一。息，指呼吸。《金匮玉函要略方论疏义》："此言短气为胸痹中之一证。平人，无病之人也。无寒热，非表邪也。但短气不足以息者，此必邪在胸中，痹而不通，阻碍呼吸，当责其邪实于上焦也。按上文言其极虚，此云实也，互相发明之词。"《金匮悬解》："若夫平人，外无寒热之表证，忽而短气不足以息者，此必隧道壅塞而不通也。"

〔4〕本条论述胸痹病产生短气的机理。

【译文】

外表看似常人，又无寒热等表证，但有呼吸短促而气急的症状。这是（隧道壅塞的）实证。

[03]胸痹之病，喘息咳唾，胸背痛，短气[1]，寸口脉沉而迟，关上小紧数[2]，栝蒌薤白白酒汤[3]主之。[4]

栝蒌薤白白酒汤方：

栝蒌实[5]一枚，捣　　薤白半升[6]　　白酒[7]七升

右三味，同煮，取二升。分温再服。

【注释】

〔1〕喘息咳唾，胸背痛，短气：此为胸痹病的典型症状。《高注金匮要略》："此言胸痹之全症也。"心痛、短气本是胸痹病的主症。心痛发作可牵引至背部，故言胸背痛。而气喘咳嗽、唾涎沫为或有之症，是短气之甚者，因有痰饮内乘、胸阳不宣的缘故。

〔2〕寸口脉沉而迟，关上小紧数：此言胸痹病的脉象复杂多变。迟为疲弱不前，数为躁动不静。反映胸痹病阳微阴弦的病机。《金匮要略浅注》："寸口脉沉而迟，即首节'阳微'之互辞；关上小紧数，即首节'阴弦'之互辞。"《金匮正义》："沉迟小紧，俱是阴脉，而数脉为阳，尚见于关部，可见上焦之微阳，已为阴邪锢蔽，不能四布下焦，而止稽留于胸膈之间，前冲后突，不得展舒，于是胸背两面，相引作痛。"

〔3〕栝蒌薤白白酒汤：本方有宣痹通阳的作用。

〔4〕本条论述胸痹病的脉证及治法。

〔5〕栝蒌实：为葫芦科植物栝蒌的果实。有宽胸豁痰的功效。

〔6〕薤白半升：薤白为百合科植物小根蒜的鳞茎。有通阳散结的作用。半升，俞本、徐本、赵本作"半斤"。

〔7〕白酒：据《千金要方》用"白截浆"。《外台》用"白截酒"。截（zài），酢浆，即醋。故白酒，当是米醋，又名苦酒。为用高粱、米、大麦、小米、玉米等或低度白酒为原料酿制而成的含有乙酸的液体。

【译文】

胸痹病出现喘息，咳唾涎沫，胸痛牵引至背部，呼吸短促之症。按其脉象寸口沉迟，关上稍有紧数，宜用栝楼薤白白酒汤治疗。

栝蒌薤白白酒汤方：

栝蒌实一枚，捣碎　　薤白半升　　白酒七升

以上三味药同煮，煮到二升。分两次温服。

[04]胸痹不得卧^[1]，心痛彻背^[2]者，栝蒌薤白半夏汤^[3]主之。^[4]

栝蒌薤白半夏汤方：

栝蒌实一枚^[5]　　薤白三两　　半夏半斤^[6]　白酒一斗

右四味，同煮，取四升。温服一升，日三服。

【注释】

〔1〕胸痹不得卧：胸痹病由于短气、喘息之甚，出现但坐不得平卧之症。《金匮要略心典》："胸痹不得卧，是肺气上而不下也。"

〔2〕心痛彻背：指心痛甚，胸痛贯通至背。《金匮要略心典》："心痛彻背，是心气塞而不和也。其痹为尤甚矣。"

〔3〕栝蒌薤白半夏汤：本方为栝蒌薤白白酒汤加半夏而成。有宣痹通阳、逐饮降逆的作用。

〔4〕本条再论胸痹病的证治。

〔5〕一枚：底本无"一"字。据俞本、徐本、赵本加。徐本"枚"下有"捣"字。

〔6〕半斤：徐本、赵本作"半升"。

【译文】

胸痹病（喘息）不能平卧，心胸部剧痛，贯通至背部，当用栝蒌薤白半夏汤治疗。

栝蒌薤白半夏汤方：

栝蒌实一枚,捣碎　　薤白三两　　半夏半升　　白酒一斗

以上四味药同煮，煮到四升。每次温服一升，一日三次。

[05]胸痹心中痞，留气结在胸，胸满，胁下逆抢心^[1]，枳实薤白桂枝汤^[2]主之；人参汤^[3]亦主之。^[4]

枳实薤白桂枝汤方：

以上三味药同煮，煮到二升。分两次温服。

[04]胸痹不得卧[1]，心痛彻背[2]者，栝蒌薤白半夏汤[3]主之。[4]

栝蒌薤白半夏汤方：

栝蒌实一枚[5]　　薤白三两　　半夏半斤[6]　白酒一斗

右四味，同煮，取四升。温服一升，日三服。

【注释】

〔1〕胸痹不得卧：胸痹病由于短气、喘息之甚，出现但坐不得平卧之症。《金匮要略心典》："胸痹不得卧，是肺气上而不下也。"

〔2〕心痛彻背：指心痛甚，胸痛贯通至背。《金匮要略心典》："心痛彻背，是心气塞而不和也。其痹为尤甚矣。"

〔3〕栝蒌薤白半夏汤：本方为栝蒌薤白白酒汤加半夏而成。有宣痹通阳、逐饮降逆的作用。

〔4〕本条再论胸痹病的证治。

〔5〕一枚：底本无"一"字。据俞本、徐本、赵本加。徐本"枚"下有"捣"字。

〔6〕半斤：徐本、赵本作"半升"。

【译文】

胸痹病（喘息）不能平卧，心胸部剧痛，贯通至背部，当用栝蒌薤白半夏汤治疗。

栝蒌薤白半夏汤方：

栝蒌实一枚,捣碎　　薤白三两　　半夏半升　　白酒一斗

以上四味药同煮，煮到四升。每次温服一升，一日三次。

[05]胸痹心中痞，留气结在胸，胸满，胁下逆抢心[1]，枳实薤白桂枝汤[2]主之；人参汤[3]亦主之。[4]

枳实薤白桂枝汤方：

　枳实四枚　　厚朴四两　　薤白半斤　　桂枝一两　　栝蒌[5]一枚，捣

　右五味，以水五升，先煮枳实、厚朴，取二升，去滓，内诸药，煮数沸。分温三服。

　人参汤方：

　人参　　甘草　　干姜　　白术各三两

　右四味，以水八升，煮取三升。温服一升，日三服。

【注释】

　〔1〕胸痹心中痞……胁下逆抢心：此是以心中痞闷为主症的胸痹病。虽无心痛，但病情比心痛更重。气结在胸，胸中痞塞。气逆从胁下撞心。此有虚实两种不同的表现，虚证除痞闷、胸满、气逆外，尚有面色白、手足冷、出冷汗、脉微细等症，是中阳虚脱，阴寒内结所致。《医宗金鉴》："心中即心下也。胸痹病，心下痞气，闷而不通者，虚也。若不在心下而气结在胸，胸满连胁下，气逆撞心者，实也。"留，徐本作"气"。原文即为"心中痞气，气结在胸"。

　〔2〕枳实薤白桂枝汤：本方即栝蒌薤白白酒汤去白酒加枳实、厚朴、桂枝组成。有通阳散结、降逆除满的作用，用于治疗以痞闷为主症的胸痹病的实证。

　〔3〕人参汤：方中药物组成同理中汤（丸），参见《伤寒论》396条。本方有温中补气、助阳逐阴的功效。用于治疗以痞闷为主症的胸痹病的虚证。

　〔4〕本条论述胸痹病以痞闷为主症的虚实不同的证治。

　〔5〕栝蒌：徐本下有"实"字，当是。

【译文】

　胸痹病，心中痞闷，气结在胸，胸满，气逆从胁下上冲心（这是痰饮壅塞，气滞不通引起的实证），当用通阳为主的枳实薤白桂枝汤治疗。若见（面色白，四肢冷，出冷汗，脉微细等）虚证，当用补气为主的人参汤治疗。

　枳实薤白桂枝汤方：

枳实四枚　　厚朴四两　　薤白半斤　　桂枝一两　　栝蒌实一枚，捣碎

以上五味药，用五升水，先煮枳实、厚朴，煮到二升，去掉药渣，放入其余药，再煮沸数次。分三次温服。

人参汤方：

人参　　甘草　　干姜　　白术各三两

以上四味药，用八升水同煮，煮到三升。每次温服一升，每日三次。

[06]胸痹，胸中气塞，短气[1]，茯苓杏仁甘草汤[2]主之；橘枳姜汤[3]亦主之。[4]

茯苓杏仁甘草汤方：

茯苓三两　　杏仁五十个　　甘草一两

右三味，以水一斗，煮取五升。温服一升，日三服。不差，更服。

橘枳姜汤方：

橘皮一斤　　枳实三两　　生姜半斤

右三味，以水五升，煮取二升。分温再服。《肘后》、《千金》云：治胸痹，胸中福福如满[5]，噎塞习习如痒，喉中涩唾燥沫[6]。

【注释】

〔1〕胸痹，胸中气塞，短气：此为胸痹病缓解期的证候。若以气塞（胸中闷气）为主，则偏重气滞；若以短气（呼吸短促）为主，则偏重饮邪。

〔2〕茯苓杏仁甘草汤：本方作用重在化饮行水。《医宗金鉴》："水盛气者则息促，主以茯苓杏仁甘草汤以利其水，水利则气顺矣。"

〔3〕橘枳姜汤：本方作用重在降逆行气。《医宗金鉴》："气盛水者则痞塞，主以橘皮枳实生姜汤以开其气，气开则痹通矣。"橘枳姜汤方，徐本

作"橘皮枳实生姜汤方"。

〔4〕本条论述胸痹病缓解期的两种治法。

〔5〕胸中福福如满：形容胸满之甚。福福，徐本、赵本皆作"愊（bī）愊"，《千金要方》作"幅幅（fú）"。

〔6〕噎塞习习如痒，喉中涩唾燥沫：形容喉中有干燥的唾沫，似有噎塞的感觉。涩唾燥沫，徐本作"涩燥唾沫"。

【译文】

胸痹病，胸中闷气，呼吸短促，可用茯苓杏仁甘草汤治疗；亦可用橘枳姜汤治疗。

茯苓杏仁甘草汤方：

茯苓三两　　杏仁五十个　　甘草一两

以上三味药，用一斗水同煮，煮到五升。每次温服一升，每日三次。病未愈，再继续服。

橘枳姜汤方：

橘皮一斤　　枳实三两　　生姜半斤

以上三味药，用五升水同煮，煮到二升。分两次温服。《肘后方》、《千金要方》说：可治疗胸痹病、胸膈满闷、咽中似有唾沫梗塞之症。

〔07〕胸痹缓急〔1〕者，薏苡仁附子散〔2〕主之〔3〕。

薏苡附子散方：

薏苡仁十五两　　大附子十枚，炮

右二味，杵为散。服方寸匕，日三服。

【注释】

〔1〕胸痹缓急：此指胸痹的急证。即胸痹急剧发作时。有心痛、短气、喘息等症。由于阴寒之邪壅塞上焦，胸阳痹阻所致。《金匮玉函经二注》："胸痹缓急者，痹之急证也。"

〔2〕薏苡仁附子散：本方有温中散寒、缓急止痛的作用。俞本作"用后方"、徐本作"薏苡人附子散"，赵本作"薏苡附子散"。

〔3〕本条论述胸痹病急剧发作时的治法。

【译文】

　　胸痹病，急剧发作（当有心痛，短气喘息之症），可用薏苡附子散治疗。

　　薏苡附子散方：

　　薏苡仁十五两　　大附子十枚，炮

　　以上二味药，研为细末。每次服一方寸匕，每日服三次。

　　[08]心中痞，诸逆[1]心悬痛[2]，桂枝生姜枳实汤[3]主之。[4]

　　桂姜枳实汤方[5]：

　　桂枝　　　生姜各三两　　　枳实五枚

　　右三味，以水六升，煮取三升。分温三服。

【注释】

　　[1]心中痞，诸逆：此为胸痹病的轻证。心中痞，即胸痹。诸逆，如胁下逆抢心之类。《金匮要略浅注补正》：“痹与痞，轻重不同耳。痞言其塞，痹言其闭。”《金匮要略精义》：“此胸痹之轻证，或有带喘者，前章闭血气，此章闭水气，故致短气也。”

　　[2]悬痛：即牵痛。《金匮玉函要略述义》：“悬牵音义相同，悬痛谓牵急而痛。”

　　[3]桂枝生姜枳实汤：本方有通阳降逆、消痞散饮的功效。

　　[4]本条论述胸痹病轻证的治法。

　　[5]桂姜枳实汤方：徐本作“桂枝生姜枳实汤方”，赵本作“桂枝枳实汤方”。

【译文】

　　心中痞闷，各种气逆之证，心下牵急疼痛，可用桂枝生姜枳实汤治疗。

　　桂姜枳实汤方：

　　桂枝　　　生姜各三两　　　枳实五枚

　　以上三味药，用六升水同煮，煮到三升。分三次温服。

[09] 心痛彻背，背痛彻心[1]。乌头赤石脂丸[2]主之。[3]

赤石脂丸方：

蜀椒一两，一法二分　　乌头一分，炮　　附子半两，炮，一法一分　　干姜一两，一法一分　　赤石脂一两，一法二分

右五味，末之，蜜丸，如梧[4]子大。先食服一丸，日三服。不知，稍加服。

【注释】

〔1〕心痛彻背，背痛彻心：此为胸痹的重证。指胸背互相牵引疼痛，疼痛剧烈，连连痛而不休，此因阴寒之邪痼结不散所致。类似今之心绞痛。

〔2〕乌头赤石脂丸：本方以乌头与附子同用，并合蜀椒、干姜四味，均为大辛大热之品，有温阳逐阴、祛寒止痛的作用。

〔3〕本条论述胸痹病重证的治法。

〔4〕梧：赵本作"桐"。

【译文】

（胸痹病）剧烈心痛，贯通至背部，背痛又牵连心痛（可兼有冷汗出，手足冷等症）。当以乌头赤石脂丸主治。

赤石脂丸方：

蜀椒一两，一法二分　　乌头一分，炮　　附子半两，炮，一法一分　　干姜一两，一法一分　　赤石脂一两，一法二分

以上五味药，研末，用蜂蜜制成丸药，如梧桐子大小。每次饭前服一丸，每日服三次。若不见效，渐渐增加药量。

九痛丸[1]，治九种心痛[2]。

附子三两，炮　　生狼牙[3]一两，炙香　　巴豆一两，

去皮心，熬，研如脂　　人参　　干姜　　吴茱萸[4]各一两

右六味，末之，炼蜜丸如梧[5]子大。酒下。强人初服三丸，日三服；弱者二丸。兼治卒中恶[6]，腹胀痛，口不能言。又治连年积冷，流注心胸痛[7]，并冷肿[8]上气，落马坠车血疾[9]等皆主之。忌口如常法。

【注释】

〔1〕九痛丸：本方为九种心痛的通治方。凡积冷、结气、虫注、痰饮、瘀血等引起的心腹痛，皆可通治。本方有祛寒散结、杀虫温通的功效。《金匮讲义》："此丸统治诸痛，妙在温散破坚，不伤元气，初起不论寒热，均可用之无疑。……惟九痛丸中巴豆大毒，虽有人参，今人畏不敢用。观其服法，颇为审慎，实无损害。"

〔2〕九种心痛：《千金要方·心腹痛》分为："一虫心痛，二注心痛，三风心痛，四悸心痛，五食心痛，六饮心痛，七冷心痛，八热心痛，九去来心痛。"《外台秘要·心痛方》也有记载，惟"三风心痛"易为"气心痛"。本条论述九种心痛的治法。

〔3〕生狼牙：即狼牙草，又名龙芽草。为蔷薇科植物龙芽草（仙鹤草）的地上部分。有止血、杀虫的作用。

〔4〕吴茱萸：又名食茱萸。为芸香科植物吴茱萸的未成熟果实。有温中止痛的功效。

〔5〕梧：赵本作"桐"。

〔6〕中恶：感受外邪而突发的病证。

〔7〕流注心胸痛：从一处转移至另一处的心胸痛。

〔8〕肿：徐本作"冲"。

〔9〕落马坠车血疾：指从马背上跌落及从车上坠落引起的瘀血证。

【译文】

九痛丸，可治疗九种心痛。

附子三两，炮　　生狼牙一两，炙香　　巴豆一两，去皮心，熬，研去脂人参　　干姜　　吴茱萸各一两

将以上六味药，研末，与熬过的蜂蜜混合，制成丸药，如梧

桐子大小。用酒吞服。体质强盛的人，每次从服三丸开始，每日三次；瘦弱的人，每次服二丸。本方兼治突然发生的心腹胀痛，说不清什么原因。还可治多年积冷引起的游走不定的心腹痛，并有咳逆上气、浮肿等症，甚至从马背、车上跌仆引起外伤的瘀血证，也可治疗。饮食忌口照一般常规。

腹满寒疝宿食病脉证治第十

论一首　脉证十六条　方十四首

【按语】

　　本篇论述腹满、寒疝、宿食三种病。由于这三种病病变部位皆在腹部，都有腹胀、腹满及腹痛的证候，故合篇论述。这些病证类似今之外科所称"急腹症"。篇名中赵本缺"治"字。俞本作"方十五首"，徐本作"方十三首"。

　　〔01〕趺阳脉微弦[1]，法当腹满[2]，不满者必便难[3]，两胠疼痛[4]，此虚寒从下上也[5]，当[6]以温药服之。[7]

【注释】

　　〔1〕趺阳脉微弦：趺阳脉是胃脉，主中焦。脉微弦，微是中阳不足，弦是主寒、主痛，表明病位在腹部，可有腹满腹痛等证。

　　〔2〕腹满：中医病名，指以腹部胀满而疼痛为主症的一类病证。

　　〔3〕不满者必便难：即腹大满者必便难，指出患腹满重的人可伴大便艰难之症。不，同"丕"，很，大；必，则也；便难，《脉经》作"下部闭塞、大便难"。

　　〔4〕两胠疼痛：胠，即腋下，此泛指胁腹。"两胠"下，《脉经》有小字"一云脚"。

　　〔5〕此虚寒从下上也：表明腹满病的病因。虚寒，指无形之寒气。此寒不是从上而下的表寒，而是从下而上的内寒。由于寒气壅闭在内，故出现腹满、便秘之症。《金匮玉函要略述义》："此条证，寒气壅闭，即大黄附

子汤所主，宜称之实。而言为虚者，虚，犹虚烦之虚，盖指无形之寒气，对水饮结聚有形之寒而言也。"

〔6〕当：赵本无此字。

〔7〕本条论述寒气性腹满的证治。

【译文】

跌阳脉出现微弦，按理当是腹满病。腹部胀满严重的人，伴有大便秘结难解，两胁腹痛之症，这是由于无形的寒气从下而上（壅闭在内）所引起的。应当用温下、温通的方法治疗。

[02] 病者腹满，按之不痛为虚，痛者为实[1]，可下之。舌黄未下者，下之，黄自去。[2]

【注释】

〔1〕按之不痛为虚，痛者为实：此是腹部按诊的检查方法。现代称为"腹诊"。是根据腹部有无压痛而分虚实。《金匮要略本义》："无形之虚气作痞塞，则按之无物，何痛之有？倘挟有形之实物为患……阻碍于脏腑之侧，焉有不痛者乎？此于按之痛否，以决其虚实之法也。"痛者为实，底本误作"实者为实"，现据俞本、徐本、赵本、吴本、《脉经》改。"不痛"下《玉函经》有"者"字。

〔2〕本条论述实热性腹满的辨证与治则。

【译文】

病人患有腹满病（必须按诊腹部），其腹部如果没有压痛，是（无形之气引起的）虚证腹满；按之感到疼痛，才是（有形之邪内结腹部导致的）实证腹满。这就需要用下法治疗。（除腹诊外，尚需结合舌诊，实热内结的腹满）在未治疗前舌苔是黄色的，用下法下其实热、舌苔黄即可退去。

[03] 腹满时减，复如故，此为寒[1]，当与温药。[2]

【注释】

〔1〕腹满时减，复如故，此为寒：这是寒气性腹满的特征。上条言"按之不痛为虚"，此又指出"腹满时减，复如故"，都是寒气性腹满的特征。表明这种腹满是阵发性的，无形之寒气或流散就"腹满时减"，或结聚就"复如故"。此与实热性腹满"腹满不减"是持续性的截然不同。《金匮要略心典》："腹满不减者，实也。时减，复如故者，腹中寒气得阳而暂开，得阴而复合也。""复"字上《脉经》有"减"字。

〔2〕本条论述寒气性腹满的辨证及治则。

【译文】

腹满病，疼痛时而减轻，时而又出现（阵发性的腹痛），这是寒气性的腹满。治疗当用温通、温下的方法。

[04]病者痿黄，躁而不渴[1]，胸中寒实[2]，而利不止者，死[3]。

【注释】

〔1〕病者痿黄，躁而不渴：这是腹满病的危症。腹满病人出现皮肤黄而晦暗，神情躁扰而不安，且有口渴。这是邪实正虚的重证。此与本书《黄疸病脉证并治第十五》篇[10]条"腹满，舌痿黄，燥不得睡，属黄家"之症雷同。不渴，即渴。不，助词。无义。用以足句或加强语气。

〔2〕胸中寒实：即"腹中寒实"，表明上述症状是寒实内结的腹满病。胸，《脉经》作"胃"。

〔3〕本条论述腹满病的危候。

【译文】

（患腹满的）病人全身出现黄疸，皮色黄而晦暗，神情烦躁不安、又兼有口渴，这是寒实内结的腹满病如果再出现大便溏薄、泄泻不止的症状（是脾气衰败），病情就更加危重了，故预后不良。

[05]寸口脉弦者，即胁下拘急而痛[1]，其人啬啬[2]恶

寒也^{〔3〕}。

【注释】

〔1〕寸口脉弦者，即胁下拘急而痛：此指中寒引起的腹痛证。寸口脉候表，弦脉主寒主痛，主症是右上腹部拘急疼痛。《金匮玉函要略方论疏义》："此再举中寒脉证，弦主痛，又为少阳正脉，而胸胁又属少阳部位，今寒邪在半表里之间，故胁下拘急而痛。"拘，俞本误作"狗"。

〔2〕啬（sè）啬：为寒栗貌，感受外邪初期出现寒冷发抖的症状。

〔3〕本条论述中寒导致表里俱寒的腹痛证。

【译文】

寸口脉弦的病人，出现右上腹部拘急疼痛，且有（发热）怕冷发抖的症状。

［06］夫中寒家^{〔1〕}，喜欠^{〔2〕}，其人清涕出，发热色和者，善嚏。^{〔3〕}

【注释】

〔1〕中寒家：指容易感受风寒的病人。

〔2〕喜欠：表明素体虚弱的病人，疲惫乏力，善于伸懒腰，打呵欠。喜，即善。欠，指欠伸。

〔3〕本条论述中寒导致的表寒证。

【译文】

容易感受风寒的病人，平时经常打呵欠，一旦感受外邪就出现鼻流清涕、发热、多打喷嚏等表寒证，但面色还像常人那样。

［07］中寒，其人下利^{〔1〕}，以里虚也。欲嚏不能，此人肚中寒^{〔2〕}。一云痛。

【注释】

〔1〕中寒，其人下利：指感受寒邪后病人出现泄泻等里寒证。

〔2〕本条论述中寒导致的里寒证。

【译文】

感受寒邪后，病人出现下利（或兼腹痛）等里证，这是由于里阳素虚的缘故。没有出现打喷嚏等表证，也是因病人体内虚寒。一种说法可兼腹中痛。

[08]夫瘦人绕脐痛，必有风冷〔1〕。谷气不行〔2〕，而反下之，其气必冲〔3〕。不冲〔4〕者，心下则痞也〔5〕。

【注释】

〔1〕瘦人绕脐痛，必有风冷：此指寒疝的主症及病因。瘦人，非指人体的瘦小，在此与腹满相对而言，乃指没有腹满证的人。绕脐痛，表明腹痛的部位在少腹（下腹）部，肚脐周围。病因则是风冷稽留。

〔2〕谷气不行：即脐气不通，指大便秘结不通之症。

〔3〕而反下之，其气必冲：表明寒疝不可用下法，若误下后，则病邪向上冲逆。

〔4〕不冲：即冲。

〔5〕底本无"也"字，现据俞本、赵本加。本条论述寒疝的主证及误治后的变证。

【译文】

（没有腹满证的）瘦人出现（少腹）脐周疼痛，则是里有风冷停留的缘故。如果见有大便不通而误用下法（损伤胃阳），则病势向上，会出现心中痞闷的症状。

[09]病腹满，发热十日，脉浮而数〔1〕，饮食如故〔2〕，厚朴七物汤〔3〕主之。〔4〕

厚朴七物汤方：

厚朴半斤　　　甘草　　　大黄各三两　　　大枣十枚
枳实五枚　　　桂枝二两　　　生姜五两

右七味，以水一斗，煮取四升。温服八合，日三服。呕者加半夏五合；下利去大黄；寒多者加生姜至半斤。

【注释】

〔1〕病腹满，发热十日，脉浮而数：这是实热性腹满的脉证。发热多天，脉又浮数，是表证未解；言腹满当概括腹胀、腹痛、大便秘结之症，是里实已成，这是表证未解的腹满病。十日，《脉经》作"数十日"。

〔2〕饮食如故：并非胃纳如常，而指尚能进食，没有呕吐，因病不在胃而在肠。

〔3〕厚朴七物汤：本方为治疗实热性腹满的基本方。方中有小承气汤行气除腹满，桂枝汤去芍药解表和营卫。有表里双解（里重于表）的功效。七物，《脉经》误作"三物"。

〔4〕本条论述实热性腹满兼表证的治法。

【译文】

患腹满的病人（兼有腹胀、腹痛），出现发热多天（可有恶寒），脉浮数，但尚能进食（未见呕吐），宜用厚朴七物汤治疗。

厚朴七物汤方：

厚朴半斤　　　甘草　　　大黄各三两　　　大枣十枚　　　枳实五枚
桂枝二两　　　生姜五两

以上七味药，用一斗水同煮，煮到四升。每次温服八合，每日服三次。若胃有停饮而呕吐者加半夏五合以化饮止呕；兼有下利的，要去掉大黄以免泻下太多；恶寒明显的，重用生姜加至半斤以散表寒。

[10] 腹中寒气〔1〕，雷鸣切痛〔2〕，胸胁逆满，呕吐〔3〕，附子粳米汤〔4〕主之。〔5〕

附子粳米汤方：

附子一枚，炮　　　半夏半升　　　甘草一两　　　大枣十枚
粳米半升

右五味，以水八升，煮米熟，汤成，去滓。温服一升，
日三服。

【注释】

〔1〕腹中寒气：此指寒气上逆的腹满病。

〔2〕雷鸣切痛：雷鸣，指腹中肠鸣，犹如打雷之声响，相当于今所称
"肠鸣音亢进"；切痛，形容腹痛之甚，如刀之切割。这些都是由于寒气客
于腹中，奔迫于肠胃之间的缘故。

〔3〕胸胁逆满，呕吐："胸胁逆满"是整个腹部胀满，此由于寒气上
逆所致。呕吐是由于水饮内停引起，此证类似今之"肠梗阻"。胸胁，即
"胁腹"。

〔4〕附子粳米汤：本方有温中散寒、降逆止呕的作用。《金匮正义》：
"用附子温通三焦，以散阴寒，半夏降逆以止呕吐，粳米、甘（草）、枣以
扶持胃气，犹大建中之意也。然寒气充塞，治贵温通，无取人参、胶饴之
守也。"

〔5〕本条论述寒气上逆的腹满病的证治。

【译文】

腹中寒气充塞，出现剧烈的肠鸣及腹痛，整个腹部胀满、呕
吐，当用附子粳米汤治疗。

附子粳米汤方：

附子一枚，炮　　　半夏半升　　　甘草一两　　　大枣十枚　　　粳米
半升

以上五味药，用八升水同煮，待粳米煮熟，汤药即成，去掉药
渣。每次温服一升，每日服三次。

[11]痛而闭[1]者，厚朴三物汤[2]主之[3]。

厚朴三物汤方：

厚朴八两　　　大黄四两　　　枳实五枚

右三味，以水一斗二升，先煮二味，取五升，内大黄，煮取三升。温服^{〔4〕}一升，以利为度。

【注释】

〔1〕痛而闭：指腹部胀满疼痛而大便秘结不通之症。此指实热性腹满，腑气闭结的证候。闭，腑气闭结而不行。不仅大便秘结，且也不矢气，是实热内结、腑气不行所致。

〔2〕厚朴三物汤：本方与小承气汤（见《伤寒论》208条）药味相同，但君药与剂量不同，作用也随之而异。小承气汤，君大黄，重在攻下里实；厚朴三物汤，君厚朴，重在行气除满。

〔3〕本条论述实热性腹满腑气闭结的证治。

〔4〕服：底本原作"分"，现据俞本、徐本、赵本改。

【译文】

腹部（胀满）疼痛而大便秘结不通的腹满病，当用厚朴三物汤来治疗。

厚朴三物汤方：

厚朴八两　　　大黄四两　　　枳实五枚

以上三味药，用水一斗二升，先煮二味药，取五升，再放入大黄，煮到三升（去掉药渣）。每次温服一升，到大便畅通即停服。

[12]按之心下满痛^{〔1〕}者，此为实也，当下之，宜大柴胡汤^{〔2〕}。

大柴胡汤方：

柴胡半斤　　　黄芩三两　　　芍药三两　　　半夏半升，洗　　　枳实四枚，炙　　　大黄二两　　　大枣十二枚　　　生姜五两

右八味，以水一斗二升，煮取六升，去滓，再煎^{〔3〕}。

温服一升，日三服。

【注释】

〔1〕按之心下满痛：指医生用手按其上腹部感到饱满，且有压痛，这也是现代外科常用的腹诊法之一。《金匮要略心典》："按之而满者，为有形之实邪，实则可下，而心下满痛，则结处尚高，与腹中满痛不同，故不宜大承气而宜大柴胡。"

〔2〕大柴胡汤：本方有清解邪热、通里攻下的作用。现代多用于急性胆囊炎、胆结石、胰腺炎等疾病。本条论述实热性腹满热结心下的证治。

〔3〕再煎：《玉函经》下有"取三升"三字。

【译文】

（用手按病人腹部）感到上腹部饱满，且有压痛，这是实热内结引起的腹满病（可兼有发热、呕吐以及黄疸等症），当用下法（下其实热），宜用大柴胡汤。

大柴胡汤方：

柴胡半斤　黄芩三两　芍药三两　半夏半升，洗　枳实四枚，炙　大黄二两　大枣十二枚　生姜五两

以上八味药，用一斗二升水同煮，煮到六升，去掉药渣，再煎（煎到三升）。每次温服一升，每日三次。

〔13〕腹满不减，减不足言〔1〕，当须〔2〕下之，宜大承气汤〔3〕。

大承气汤方〔4〕：

大黄四两，酒洗　厚朴半斤，去皮炙　枳实五枚，炙　芒硝三合

右四味，以水一斗，先煮二物，取五升，去滓，内大黄，煮取二升，内芒硝，更上火微〔5〕一二沸。分温再服。得下，余勿服。

【注释】

〔1〕腹满不减，减不足言：此是实热性腹满里实内结的证候。腹满不减，指腹部大实大满，没有减轻之时，是持续性腹满。此条热结在下，病在肠，当有大便秘结不通之症。减不足言，是强调腹满即使稍有好转，也谈不上是减轻。《医宗金鉴》："腹满时减时满，虚满也。腹满常常而满，实满也。腹满不减，减不足言，谓腹满不减，虽减不过稍减，不足言减也。"又："虚满当温，实满当下，故宜大承气汤下之，此治实满之法也。"

〔2〕须：《伤寒论》、《玉函经》、《脉经》均无此字。

〔3〕大承气汤：参见本书《痉湿暍病脉证治第二》篇[13]条，《玉函经》作"大柴胡汤承气汤"。本条论述实热性腹满里实内结的证治。亦见《伤寒论》255条。

〔4〕大承气汤方：徐本作"见前痉病中"无以下方药。

〔5〕火微：《玉函经》作"微火"。

【译文】

患腹满病（持续而）没有减轻的时候，即使稍有好转也谈不上是减轻（此为实热性腹满里实内结之证，兼有大便秘结不通）。治疗当用下法（下其里实），宜用大承气汤。

大承气汤方：

大黄四两，酒洗　　　厚朴半斤，去皮炙　　　枳实五枚，炙　　　芒硝三合

以上四味药，用一斗水，先煮厚朴、枳实二味药，煮到五升，去掉药渣，放入大黄，煮到二升，（去掉药渣）放入芒硝，再放在火上，稍微煮一二沸。分两次温服，大便一通就停服余下的药汁。

[14]心胸中大寒痛[1]，呕不能饮食[2]，腹中寒，上冲皮起，出见有头足[3]，上下痛而不可触近[4]。大建中汤[5]主之[6]。

大建中汤方：

蜀椒二合，去汗[7]　　　干姜四两　　　人参二两

右三味，以水四升，煮取二升，去滓，内胶饴一升，微火煎取一升半。分温再服。如一炊顷，可饮粥二

升，后更服，当一日食糜[8]，温覆之。

【注释】

　　[1] 心胸中大寒痛：是指腹满而痛的范围广、程度重，是由于寒积中焦所引起。

　　[2] 呕不能饮食：言呕吐十分频繁，不能进食。因寒气阻格于胃中。此证类似今之"肠梗阻"。

　　[3] 腹中寒，上冲皮起，出见有头足：这是腹部望诊。见到病人腹壁皮肤有如头足样的块状物隆起，即今在急腹症中看到的"肠形"。

　　[4] 上下痛而不可触近：这是腹部触诊。按其全腹有明显的触痛，痛不可碰。《金匮要略心典》："上冲皮起，出见有头足，上下痛而不可触近者，阴凝成象，腹中虫物乘之而动也。"

　　[5] 大建中汤：本方有温中散寒、大建中气的作用。方中蜀椒、干姜大散寒邪，人参、胶饴大建中气。因作用比小建中汤效力大，故名。据《本草纲目》载，蜀椒能"通三焦"，"杀蛔虫"，可见本方可治疗蛔虫性肠梗阻。

　　[6] 本条论述寒气性腹满寒积中焦的证治。

　　[7] 去汗：即去油。底本无"去"字。现据俞本、赵本加。汗，俞本误作"汁"。

　　[8] 如一炊顷……当一日食糜：这是药后的饮食调养，并强调一天之内只能进食糜粥（即半流质饮食）。糜，粥也。

【译文】

　　（由于寒积中焦引起）整个腹部剧烈疼痛，且呕吐频繁，不能进食，腹中寒气上冲至腹壁皮肤，腹部出现犹如头足那样的隆起，腹痛得连手也不可触近。当用大建中汤治疗。

　　大建中汤方：

　　蜀椒二合，去油　　　干姜四两　　　人参二两

　　以上三味药，用四升水同煮，煮到二升，去掉药渣，加入胶饴一升，用小火煎到一升半。分两次温服。相隔约烧一顿饭的时间，可以吃粥二升，以后再吃，一天之内都只能吃粥，并注意盖被保暖。

　　[15] 胁下偏痛[1]、发热[2]，其脉紧弦，此寒也[3]。

以温药下之，宜大黄附子汤[4]。

大黄附子汤方：

大黄三两　　附子三枚，炮　　细辛二两

右三味，以水五升，煮取二升。分温三服。若强人煮取二升半[5]。分温三服。服后如人行四五里，进一服。

【注释】

〔1〕胁下偏痛：指胁痛偏于一侧，当偏于右胁下。

〔2〕发热：《脉经》无此二字。

〔3〕脉紧弦，此寒也：指寒实内结在胁下。

〔4〕大黄附子汤：俞本作"宜用后汤"。本方寒温并用。方中大黄下其实，附子、细辛散其寒，全方有攻下里实、散寒止痛的作用。为温下的代表方。本条论述寒气性腹满寒积胁下的证治。

〔5〕强人煮取二升半：因煮药二升半较煮药二升时间短，发挥大黄较强的泻下作用。强人，体质强壮的人。

【译文】

右胁下偏痛，且有发热（可兼恶寒、呕吐、大便不通等症），按其脉紧弦，这是寒实内结于胁下的缘故。当用温下的方法治疗，宜大黄附子汤。

大黄附子汤方：

大黄三两　　附子三枚，炮　　细辛二两

以上三味药，用五升水同煮，煮到二升（去掉药渣）。分三次温服。如果是体质强壮的人（煮药时间稍短些），煮到二升半（去掉药渣）。分三次温服。服药后，每隔如人行走四五里路的时间，再进一服药。

[16]寒气厥逆[1]，赤丸[2]主之。[3]

赤丸方：

茯苓四两　　半夏四两洗，一方用桂[4]　　乌头二两，

炮　　细辛—两,《千金》作人参

右六味[5],末之,内真朱[6]为色,炼蜜丸,如麻子大[7]。先食酒饮下三丸,日再夜一服。不知,稍增之,以知为度。

【注释】

〔1〕寒气厥逆:此指寒气挟水饮上逆,可见腹痛呕吐、手足厥冷等症。《金匮要略心典》:"寒气厥逆,下焦阴寒之气,厥而上逆也。"

〔2〕赤丸:本方有散寒止痛、化饮降逆的作用。

〔3〕本条论述寒疝挟水饮的治法。

〔4〕桂:底本误作"佳"字,现据俞本、徐本、赵本改。

〔5〕六味:俞本、赵本作"四味",当是。

〔6〕真朱:又名朱砂、丹砂、辰砂,为天然辰砂矿石。有安神定惊的功效。有毒,不宜过量或持续服用。

〔7〕如麻子大:像火麻仁大小。

【译文】

寒气挟水饮上逆,(出现腹痛呕吐、手足逆冷等症)可用赤丸治疗。

赤丸方:

茯苓四两　　半夏四两洗,一方用桂　　乌头二两,炮　　细辛—两,《千金要方》作人参(补气的人参不能替代散寒的细辛)

以上四味药,研末,加入真朱为赤色,与熬过的蜂蜜制成丸药,像火麻仁那样大小。每次饭前用酒吞服三丸,白天服两次,晚上服一次。若不见效,逐渐增加药量,以有效为限度。

[17]腹痛[1],脉弦而紧。弦则卫气不行,即[2]恶寒,紧则不欲食。邪正相搏,即[3]为寒疝[4]。寒疝[5]绕脐痛,若发则白汗出,手足厥冷[6],其脉沉弦[7]者。大乌头煎[8]主之。[9]

乌头煎方：

乌头大者五枚，熬，去皮，不㕮咀

右以水三升，煮取一升，去滓，内蜜二升，煎令水气尽，取二升。强人服七合，弱人服五合。不差，明日更服，不可一日再服[10]。

【注释】

〔1〕腹痛：《脉经》作"寸口"。

〔2〕即：《脉经》作"卫气不行，则"。

〔3〕邪正相搏，即：《脉经》作"弦紧相搏，则"。

〔4〕寒疝：中医病名，因寒气结聚引起的发作性剧烈腹痛的病证。《说文解字》："疝，腹痛也。"《黄帝内经·素问·反刺节论》："病在小腹，腹痛不得大小便，病名曰疝，得之寒。"王冰注《素问·大奇论》："疝者，寒气结聚之所为也。"

〔5〕寒疝：《脉经》无此二字。

〔6〕若发则白汗出，手足厥冷：表明寒疝发作时腹痛十分剧烈。若，俞本、徐本作"苦"。白汗，徐本作"白津"，皆指冷汗。由于寒气结聚，阳气阻遏之甚。厥冷，《脉经》作"厥寒"。

〔7〕沉弦：徐本作"沉紧"。

〔8〕大乌头煎：本方取单味乌头，力专而效捷。有散寒、破结、止痛的功效。因乌头有毒性，煮服时要谨慎。乌头不切碎，并与蜜同煮，以减少毒性。服药剂量也要因人而异。

〔9〕本条论述寒疝的病机及证治。

〔10〕不可一日再服：强调超过一天的极量会中毒。俞本、赵本无"一"字。

【译文】

腹痛而脉弦紧（是寒性腹痛）。由于阳气不行出现恶寒、不欲食之症。寒气结聚，阳气痹阻形成寒疝。寒疝的腹痛在下腹部肚脐周围，发作时腹痛剧烈，可出冷汗，手足冷，脉沉弦之症。当用大乌头煎治疗。

乌头煎方：

乌头大者五枚，熬，去皮，不㕮咀

以上药，用三升水煮，煮到一升，去掉药渣，放入蜂蜜二升，再煎，待水分收干，得二升蜜煎。体质强盛的人服七合，瘦弱的人服五合。如果没见效，明日再服，不可在一天内服第二次药。

[18]寒疝腹中痛，及胁痛里急〔1〕者，当归生姜羊肉汤〔2〕主之〔3〕。

当归生姜羊肉汤方：

当归三两　　生姜五两　　羊肉〔4〕一斤

右三味，以水八升，煮取三升。温服七合，日三服。若寒多者，加生姜成一斤；痛多而呕者，加橘皮二两，白术一两。加生姜者，亦加水五升，煮取三升二合。服之。

【注释】

〔1〕及胁痛里急：寒疝腹痛本是绕脐痛，如果是胁腹里急疼痛，这是血虚里急，筋脉失养所致，是寒疝之轻证。及，若也。

〔2〕当归生姜羊肉汤：本方有活血散寒、补虚止痛的作用。方中当归活血，生姜散寒，羊肉补虚。本方实是一首养血补虚的食疗方，对产后血虚腹痛也可使用，参见本书《妇人产后病脉证治第二十一》篇［04］条。《医宗金鉴》："此治寒疝之和剂也，服乌头煎病势退者，亦当与之。"

〔3〕本条论述寒疝兼血虚的治法。

〔4〕羊肉：为牛科动物山羊或绵羊的肉。有补虚养血的功效。

【译文】

寒疝（本是绕脐）腹痛，如果是胁腹里急疼痛（病势轻缓），当用当归生姜羊肉汤治疗。

当归生姜羊肉汤方：

当归三两　　生姜五两　　羊肉一斤

以上三味药，用八升水同煮，煮到三升。每次温服七合，每日服三次。若寒重的加生姜至一斤；胁痛明显而兼呕吐的，加橘皮二两、白术一两。加生姜的，还要加水五升，煮到三升二合。再依上法饮服。

　　[19]寒疝腹中痛，逆冷，手足不仁。若身疼痛，灸刺诸药不能治[1]，抵当乌头桂枝汤[2]主之。[3]

　　乌头桂枝汤方：

　　乌头

　　右一味，以蜜二斤，煎减半，去滓，以桂枝汤五合解之[4]，令[5]得一升后。初服二合。不知，即服三合。又不知，复加至五合。其知者，如醉状，得吐者，为中病[6]。

　　桂枝汤方：

　　桂枝三两去皮　　　芍药三两　　　甘草二两，炙　　　生姜三两　　大枣十二枚

　　右五味，锉，以水七升，微火煮取三升，去滓。

【注释】

　　[1] 灸刺诸药不能治：指单用针灸治疗或用温里、解表等药物不能奏效的。

　　[2] 抵当乌头桂枝汤："抵当"为衍文，当删。本方能双解表里寒邪。方中以乌头散里寒，合桂枝汤解表邪。

　　[3] 本条论述寒疝兼血虚的治法。

　　[4] 以桂枝汤五合解之：用桂枝汤五合溶化乌头所煎的蜜。《医宗金鉴》："以桂枝汤五合解之者，溶化也。"

　　[5] 令：俞本、赵本无此字。

　　[6] 其知者……为中病：本方采用少量递增的服法。药后如醉状或呕吐，已接近中毒，当慎用。

【译文】

寒疝腹中痛（是寒在里），手足逆冷而麻木不仁（是寒在表），若兼有身疼痛等表证，就不能单纯用针刺或药物（温里解表）方法治疗，只能用乌头桂枝汤治疗。

乌头桂枝汤方：

乌头

上一味药，用蜂蜜二斤同煎，煎到还有一半剂量时，去掉药渣，再用桂枝汤五合溶化乌头所煎的蜜，取得一升药汁后（才完成）。开始时一次服二合。未见效，就服三合。还没效，再加到五合。如出现像酒醉状态，有呕吐，是此药切中病情（已见效）。

桂枝汤方：

桂枝三两，去皮　　　芍药三两　　　甘草二两，炙　　　生姜三两　　　大枣十二枚

以上五味药，锉碎，用七升水，小火煮到三升，去掉药渣。

[20]其脉数而紧乃弦，状如弓弦，按之不移[1]。脉数弦者，当下其寒[2]；脉紧大而迟者，必心下坚；脉大而紧者，阳中有阴[3]，可下之。[4]

【注释】

〔1〕脉数而紧乃弦，状如弓弦，按之不移：此以脉象述证候。脉数而紧是弦脉，弦脉犹如弓弦那样坚硬有力。"按之不移"当指下文"心下坚"，是心下坚硬而按之不移之症。

〔2〕脉数弦者，当下其寒：此以脉象论治法。

〔3〕阳中有阴：脉数，大为阳脉；弦紧、迟为阴脉。脉数弦，紧大而迟，大而紧皆是阳脉中兼有阴脉，故曰阳中有阴。脉紧大，《脉经》作"双脉经"。阳脉表示邪盛，是实证，阴脉表示里证、寒证，结合"心下坚"、"按之不移"，当指寒实内结之证。

〔4〕本条论述寒疝寒实内结的脉证及治法。

【译文】

　　脉数而紧是弦脉，弦脉犹如弓弦那样坚硬有力（出现心下坚硬），按之也不移动。脉数弦（是胃有寒实），当用下法，下其寒实；脉紧大而迟以及脉大而紧，皆是阳脉中兼有阴脉，都可用下法治疗。

　　附方[1]

　　《外台》乌头汤[2]：治寒疝腹中绞痛，贼风入攻五脏[3]，拘急不得转侧，发作有时，使人阴缩，手足厥逆[4]。方见上。

【注释】

　　[1]底本无"方"字。现据俞本、徐本、赵本加。

　　[2]《外台》乌头汤：本方是寒疝急腹痛的治方。源出《千金要方·贼风门》，《外台》亦引此方。本方药味类似乌头桂枝汤，但其分量不同，亦有散寒止痛、调和营卫的功效。《金匮要略札记》："其方则用乌头十五枚、芍药四两、甘草二两、大枣十枚、老姜一斤、桂心六两，《外台》同，分量与乌头桂枝汤绝不同，知是类方而非同方。宋臣言：'方见上'者，可谓粗略矣。"

　　[3]寒疝腹中绞痛，贼风入攻五脏：此指乌头汤主治寒疝发作，腹中绞急而痛，犹如邪风侵入脏腑。

　　[4]拘急不得转侧……手足厥逆：此皆形容其腹痛之剧。由于腹部肌肉拘急，犹如今人称"肌紧张"，身体不能转动。发作有时，即休作有时，特点是阵发性发作。发作时疼痛十分剧烈，可出现"阴缩"即前阴上缩。手足厥逆，是手足冷，甚至出冷汗。此症类似今之"肾绞痛"。本条论述寒疝急腹痛的治方。

【译文】

　　《外台秘要》乌头汤：主治寒疝发作，腹中绞急而痛，犹如邪风侵入脏腑。腹壁肌肉拘急，身体不能随意转动，是阵发性的腹痛，发作时疼痛剧烈，甚至前阴上缩，手足逆冷（出冷汗）等症。见本篇[19]。

　　《外台》柴胡桂枝汤[1]方：治心腹卒中痛者[2]。

柴胡四两　　黄芩　　人参　　芍药　　桂枝　　生姜各一两半　　甘草一两〔3〕　　半夏二合半〔4〕　　大枣六枚

右九味，以水六升，煮取三升。温服一升，日三服。

【注释】

〔1〕《外台》柴胡桂枝汤：本方出自《伤寒论》146条。药味及剂量相同，但主治证候不同。《伤寒论》用本方主治"伤寒六七日，发热，微恶寒，肢节烦痛，微呕，心下支结，外证未去者"。在此则用于治疗外感急腹痛。方中以小柴胡汤和解清里热，合桂枝汤疏表调营卫。《金匮要略方论本义》："有表邪而挟内寒者，乌头桂枝汤证也，有表邪尚挟内热者，柴胡桂枝汤证也。"

〔2〕本条论述外感引起急性腹痛的治方。

〔3〕甘草一两：《伤寒论》下有"炙"字。

〔4〕二合半：俞本作"二合"。

【译文】

《外台》柴胡桂枝汤方：主治急性心腹痛。

柴胡四两　　黄芩　　人参　　芍药　　桂枝　　生姜各一两半
甘草一两　　半夏二合半　　大枣六枚

以上九味药，用六升水，煮取二升。每次温服一升，一日服三次。

《外台》走马汤〔1〕：治中恶〔2〕心痛腹胀，大便不通。〔3〕

巴豆二枚，去皮、心，熬　　杏仁二枚

右二味，以绵缠，搥令碎，热汤二合，捻取白汁。饮之。当下。老少量之。通治飞尸鬼击病〔4〕。

【注释】

〔1〕《外台》走马汤：本方在《外台秘要》称"张仲景疗飞尸走马汤"。取名为走马汤，是言其效果迅速，势如奔马。本方以峻烈温通的巴豆破积攻坚为主，佐杏仁宣通气机，使邪气从下而泄。

〔2〕中恶：中医病名。突然感受非常之气以致壅塞肠胃，而引起心腹胀痛的病证。《金匮要略编注》："中恶之证，俗谓绞肠乌痧，即臭秽恶毒

之气直从口鼻入于心胸肠胃，脏腑壅塞，正气不行，故心痛腹胀，大便不通，是为实证。"

〔3〕本条论述中恶引起急腹痛的治方。

〔4〕飞尸鬼击病：古代中医病名，指感受非常之气引起的急性病。《诸病源候论·飞尸候》："飞尸者，发无由渐，忽然而至，若飞走之急疾，故谓之飞尸。其状心腹刺痛，气息喘急，腹满上冲心胸者是也。"又《诸病源候论·鬼击候》："鬼击者，谓鬼厉之气击着于人也。得之无渐。"故飞尸、鬼击与中恶皆指感受非常之气而致的急性病。

【译文】

《外台》走马汤，主治感受非常之气引起的腹痛、腹胀、大便不通之症。

巴豆二枚，去皮、心，熬　　杏仁二枚

以上二味药，用丝绵包裹，再用棒槌捣碎，放在二合热水中，用手捻搓，挤出白色的药汁。饮服。药后大便当通下。老人、小儿服药要适量（酌减）。此方通治一切感受非常之气引起的急腹痛、大便秘结不通之症。

[21] 问曰：人病有宿食〔1〕，何以别之？师曰：寸口脉浮而大，按之反涩，尺中亦微而涩〔2〕，故知有宿食。大承气汤主之〔3〕。

【注释】

〔1〕宿食：中医病名。又名伤食、食积。由于饮食不节，食物经宿不消，停积于胃肠引起的以腹胀、腹满、腹痛为主症的病证。

〔2〕"寸口脉浮"等句：脉中见涩为气滞不行，可见于宿食停积已久。反涩，俞本误作"及涩"。

〔3〕大承气汤主之：《玉函经》作"当下之，宜大承气汤"。本条论述宿食病的病机及治法。

【译文】

问道：病人患有宿食病，如何去识别呢？老师说：寸口脉浮大而有力，重按则有涩象，尺中脉也微而涩，故知体内有宿食停积已久，胃肠气滞（当见腹胀、腹满、腹痛，大便秘结不通等症）。治疗当用大承气汤（下其宿食）。

[22] 脉数而滑者，实也，此有宿食[1]。下之愈，宜大承气汤[2]。

【注释】

〔1〕脉数而滑者，实也，此有宿食：此再以脉象论宿食病的病机。本条与上条当相互对照。上条脉涩主宿食，本条脉滑亦主宿食，区别在于：上条食积已久，胃肠气机不通，故脉涩不流利；此条宿食新停，胃肠有实热，故脉数而滑利。上条病深，当急下，故以大承气汤主之；此条病浅，可用下法，但未必峻泻，故曰"宜大承气汤"。脉数而滑，《玉函经》、《脉经》皆作"脉滑而数"。俞本"实"下无"也"字

〔2〕本条再论宿食病的病机及治法。

【译文】

脉数而滑利，是胃家实之证，此是宿食新停（可出现腹胀、噫气、吞酸、大便不通等症）。治疗可用下法，宿食下后，病就痊愈，宜用大承气汤。

[23] 下利[1]不饮食[2]者，有宿食也，当[3]下之。宜大承气汤[4]。

大承气汤方见前痉病中。

【注释】

〔1〕下利：此指食积下利。由于宿食在肠，大便旁流溏泄所致。

〔2〕不饮食：俞本、徐本、《脉经》、《玉函经》"饮"作"欲"，当是。虽有下利而宿食未除，故不欲饮食，且可兼胃脘痞闷、嗳腐食臭、吞酸等症。

〔3〕当：俞本无此字。

〔4〕本条论述食积下利的治法。

【译文】

食积下利，不欲饮食是宿食未消（可见脘腹胀闷、嗳腐吞酸等症），治疗当用下法（下其食积，不能止其利），宜用大承气汤。

大承气汤方见前《痉湿暍病脉证治第二》〔13〕。

〔24〕宿食在上脘，当吐之〔1〕，宜瓜蒂散〔2〕。

瓜蒂散方：

瓜蒂一分，熬黄　　赤小豆一分，煮

右二味，杵为散，以香豉〔3〕七合煮取汁。和散一钱匕。温服之。不吐者，少加之，以快吐为度而止。亡血及虚者，不可与之。

【注释】

〔1〕宿食在上脘，当吐之：此指宿食在上脘的治法。即宿食在胃，当有脘胀、泛恶、欲吐等症。治疗当因势利导，用吐法。《脉经》误作"宿食在上管"。

〔2〕瓜蒂散：本方为涌吐剂。方中瓜蒂、赤小豆能涌吐胃中实邪，香豉汁调中和胃。《医宗金鉴》："瓜蒂味苦，赤豆味酸，相须相益，能除胸胃中实邪，为吐剂中第一品也。"本条论述宿食在胃的治法。

〔3〕香豉：即豆豉。为豆科植物大豆黑色的成熟种子（即黑大豆），经蒸煮、发酵加工而成。豆豉炒微焦而香者，称香豉。有调中除烦的功效。

【译文】

宿食停积在胃，应当吐出其食积，宜用瓜蒂散治疗。

瓜蒂散方：

瓜蒂一分，熬黄　　赤小豆一分，煮

以上两味药，研成末，用七合香豉加水煮汁。调和上述药末一钱匕。趁热服下。服后不吐，稍加量再服，见呕吐就停服。失血和体虚病人禁服。

[25] 脉紧如转索无常者[1]，有宿食也。[2]

【注释】

[1] 脉紧如转索无常者：此再以脉象论宿食的病机。紧脉兼滑如转索（即犹如绳索之转动），是由于宿食停积，气机失调所致。《金匮要略方论本义》："转索，宿食中阻，气道艰于顺行，曲屈傍行之象。""脉紧"上《脉经》有"寸口"二字，"无常"上有"左右"二字。

[2] 本条再论宿食的脉诊。

【译文】

脉紧中兼有滑象，犹如绳索之转动无常的，是因宿食停积的缘故。

[26] 脉紧，头痛，风寒；腹中有宿食[1]不化也。[2] 一云寸口脉紧。

【注释】

[1] 脉紧……腹中有宿食：此承上条以脉证合参区别外感风寒与内停宿食。脉紧见有头痛则是外感风寒的表证；脉紧见有宿食下利，不欲食、腹满、腹痛则是内停宿食的里证。《医宗金鉴》："脉紧头痛，是外感风寒病也，脉紧腹痛是内伤宿食病也。""脉紧"上《脉经》有"寸口"二字，"头痛"上有"即"字，"腹中"上有"或"字。

[2] 本条承上条论述宿食与外感风寒的鉴别。

【译文】

脉紧，若见有头痛，则为外感风寒的表证；若见有腹痛、腹满（大便秘结或下利），则为内停宿食的里证。（诊病必须脉证合参。）

卷　中

五脏风寒积聚病脉证并治第十一

论二首　　脉证十七条　　方二首

【按语】

　　本篇论述五脏风寒病、积聚病及五脏死脉。《金匮玉函要略述义》云："本篇所谓中风、中寒，与伤寒中之中风、中寒不同，亦与半身不遂之中风自异。"外感风寒病是风寒中经络之证。本篇五脏风寒病是风寒中脏之证。《高注金匮要略》曰："此篇就风寒之邪中于本脏而言其轻重之不同，以补《伤寒论》中之未备也。"因五脏风寒病是外邪入侵脏腑的疑难病证，故与五脏积聚及五脏死脉合篇论述。但篇中五脏风寒未全备，缺肾中风、肾中寒及脾中寒。

　　积聚病，不是后世之症瘕积聚。《金匮要略论注》云："此积非症瘕之类，亦非必有形停积。"所谓"积"有积蓄之意，是由于气、血、痰、食、水等日积月累逐渐形成的。《金匮要略正义》曰："凡阴寒凝结，由渐而成者，俱谓之积……积在胸中，如胸痹之类是也。……积在喉中，如痰气相搏，咽中如有炙脔等是也。……积在脐旁，如绕脐腹痛之类是也。……积在心下，如胃脘寒痛之类是也。……积在少腹，如少腹寒痛之类是也。……积在气冲，如阴寒疝瘕之类是也。"篇中所论肝着、脾约、肾着三种病，既是五脏风寒病，又是积聚病。风寒是其因，积聚是其果。

　　五脏死脉，即《黄帝内经》中的"真脏脉"，如《金匮》的"肺死脏"即《内经》的"真肺脉"等等。《素问·玉机真脏论》："诸真脏脉见者，皆死不治也。"可见，五脏死脉皆是五脏病的危象，反映脏气已绝，故皆主死。文中所谓"浮之"即轻按，"按之"即重按。

[01]肺中风[1]者，口燥而喘，身运[2]而重，冒而肿胀。[3]

【注释】

〔1〕肺中风：病证名，风邪中于肺脏引起的以气喘、头眩、身体肿胀为主症的病证。类似今之肺心病、肺脑综合征、呼吸循环衰竭。

〔2〕身运：此指头晕。

〔3〕本条论述肺中风的证候。

【译文】

肺中风的病人可出现口燥而气喘，头晕而眩冒，身肿而沉重等症。

[02]肺中寒[1]，吐浊涕[2]。

【注释】

〔1〕肺中寒：病证名，寒邪中于肺脏引起的以咳吐黏稠浊痰为主症的病证。类似肺痈，即今之肺脓疡，支气管扩张继发感染。

〔2〕本条论述肺中寒的证候。浊涕，即浊痰。《金匮玉函要略述义》："古无痰字，云唾出如涕，谓吐黏痰也。据此则浊涕即是黏痰，非鼻涕之谓也。"

【译文】

肺中寒，可出现（咳）吐黏痰之症。

[03]肺死脏[1]，浮之虚，按之弱如葱叶下无根者[2]，死。[3]

【注释】

〔1〕肺死脏：即肺死脉。

〔2〕浮之虚，按之弱如葱叶下无根者：指脉象轻虚如无根之葱叶。浮之虚，即浮取（轻按）虚而无力。按之弱如葱叶，即沉取（重按）弱如葱叶之中空。《金匮今释》："五脏之死脉，皆云浮之按之，明是轻按重按之谓。"

〔3〕本条论述肺死脏的脉象。

【译文】

肺死脉是轻按虚而无力，重按则弱如葱叶（外薄中空），其下无根的脉象，此时病已危重，

[04]肝中风[1]者，头目䀮、两胁痛，行常伛[2]，令人嗜甘。[3]

【注释】

〔1〕肝中风：病证名，风邪中于肝脏引起的以头部䀮动、胁痛、腰背弯曲为主症的病证。

〔2〕行常伛：行走弯腰曲背的症状。伛，即曲背。

〔3〕本条论述肝中风的证候。

【译文】

肝中风的病人，可出现头部不自主的䀮动，两胁疼痛，行走时常弯腰曲背，喜食甘味食物。

[05]肝中寒[1]者，两臂不举，舌本燥，喜太息[2]，胸中痛，不得转侧，食则吐而汗出也。[3]《脉经》、《千金》云：时盗汗，咳，食已吐其汁。

【注释】

〔1〕肝中寒：病证名，寒邪中于肝脏引起的以两臂不举、口舌干燥、

呼吸深长、胸胁疼痛不可转侧、食后呕吐等主症的病证。

〔2〕喜太息：即"善太息"。太息，指深长的呼吸。

〔3〕本条论述肝中寒的证候。

【译文】

患肝中寒的病人，可出现两手臂抬不起，口舌干燥，经常作深长的呼吸，胸胁疼痛，身体不能转动，进食后则呕吐兼有汗出。《脉经》、《千金》说：经常盗汗，咳嗽，食后吐其汁。

[06]肝死脏〔1〕，浮之弱，按之如索不来，或曲如蛇行〔2〕者，死〔3〕。

【注释】

〔1〕肝死脏：即肝死脉。

〔2〕浮之弱，按之如索不来，或曲如蛇行：指轻按则弱而无力，重按如绳索，时而中止不来，或弯曲如蛇行，此都是无胃气之象，是肝的真气已绝。《金匮发微》："此云浮之弱，谓浮取之无力，重按之则如绳索之弦急，忽而中止，则弦而见代脉也。"此即心律不齐的脉象。今属于房性或室性早搏。

〔3〕本条论述肝死脏的脉象。

【译文】

肝死脉是轻按弱而无力，重按则如绳索，中止不来，或弯曲如蛇行（此脉为无胃气，肝之真气已绝），故病危。

[07]肝着〔1〕，其人常欲蹈其胸上〔2〕，先未苦时，但欲饮热〔3〕，旋复花汤〔4〕主之。〔5〕臣亿等校诸本旋复花汤方皆同〔6〕。

【注释】

〔1〕肝着：中医病名。肝脏受邪，气血郁滞，着而不行引起的病证。

以胸胁痞闷不舒为主症。《金匮要略心典》："肝脏气血郁滞，着而不行，故名肝着。"

〔2〕常欲蹈其胸上：经常用手叩击其胸，以减轻胸闷不舒的症状。蹈，当读作"搯（tāo)"。《国语·鲁语下》"无搯膺"，韦注"搯"，叩也。

〔3〕先未苦时，但欲饮热：病初尚未感到胸闷不舒时，喜喝热水。

〔4〕旋复花汤：本条原文未见方，方见本书《妇人杂病脉证并治第二十二》篇［11］条。本方在此有行气活血、通阳散结的作用。本方除治肝着外，尚可治妇人半产漏下。

〔5〕本条论述肝着病的证治。

〔6〕方皆同：同，底本原作"向"，现据徐本、赵本、俞本改。

【译文】

　　患肝着病的病人经常以手叩击其胸部，以减轻其胸闷症状。病初尚未感到胸闷不舒时，喜喝热饮。这种病可用旋复花汤治疗。林亿等人校对各种版本，所载旋复花汤的方药都相同。

　　［08］心中风〔1〕者，翕翕发热〔2〕，不能起，心中饥〔3〕，食即呕吐。〔4〕

【注释】

〔1〕心中风：病证名，风邪中于心（胃）引起的以发热、嘈杂、食即呕吐为主症的病证。类似今之急性胃炎。

〔2〕翕翕发热：形容发热炽盛。翕，《说文解字》云："盛也。"《方言》："炽也。"

〔3〕心中饥：当是胃中饥。胃热则消谷善饥。《金匮要略论注》："饥者，火嘈也。"由于胃中有热，故食即呕吐。《金匮要略今释》："此条颇似半夏泻心汤之证，当是胃病。……古人多误胃病为心病，仲景亦称胃为心下，是也。"

〔4〕本条论述心中风的证候。

【译文】

　　心（胃）中于风，可出现高热，不能起床，胃中（嘈杂而）

饥，食后即见呕吐。

[09]心中寒[1]者，其人苦病，心如啖蒜状[2]。剧者心痛彻背，背痛彻心，譬如蛊注[3]。其脉浮[4]者，自吐乃愈。[5]

【注释】

〔1〕心中寒：病证名，寒邪中于心（胃）引起的以心中懊憹而疼痛为主症的病证。

〔2〕苦病心如啖蒜状：胃中犹如吃大蒜那样辛辣的感觉。《金匮玉函经二注》："其苦病心如啖蒜者，正形容心中懊憹不得舒也。"

〔3〕蛊注：中医病名。腹中有虫引起的以心腹疼痛为主症的病证。《说文解字》："蛊，腹中虫也。"类似今之胆道蛔虫症。

〔4〕脉浮：在此表明病邪在上。

〔5〕本条论述心中寒的脉证。

【译文】

心中寒的病人，心中懊憹不舒如吃大蒜那样。剧痛发作时，胸背牵引疼痛，好像腹中有虫作怪。如果病邪在上，病人呕吐后腹中疼痛稍有减轻。

[10]心伤[1]者，其人劳倦，即头面赤而下重，心中痛而自烦，发热，当脐跳[2]，其脉弦，此为心藏伤所致也。[3]

【注释】

〔1〕心伤：中医病名。由于劳倦过度引起的以心中热痛、面赤而下半身重着为主症的病证。

〔2〕脐跳：自觉下腹内有跳动。类似今之腹主动脉搏动。

〔3〕本条论述心伤的脉证。

【译文】

心伤的病人，由于劳倦内伤，出现面赤而身体下部重着，心中痛而自觉灼热，脐腹部可出现跳动。按其脉弦，这是心脏伤所引起的。

[11]心死脏[1]，浮之实如麻豆，按之益躁疾者[2]，死。[3]

【注释】

〔1〕心死脏：即心死脉。

〔2〕浮之实如麻豆，按之益躁疾：轻按坚实如麻豆。麻豆，徐本作"丸豆"，即如弹丸及大豆那样坚硬。重按更见急疾不宁，类似今之心房颤动的脉象。《金匮发微》："此云浮之实如麻豆，即以坚实言之；按之益躁疾，即以数急不见柔和言之也。"

〔3〕本条论述心死脏的脉象。

【译文】

心死脉是轻按坚实如麻豆，重按更觉躁疾不宁的搏动（是心气已绝），故病危。

[12]邪哭[1]使魂魄不安者，血气少也。血气少者属于心[2]，心气虚者，其人则畏，合目欲眠，梦远行而精神离散，魂魄妄行[3]。阴气衰者为癫，阳气衰者为狂[4]。

【注释】

〔1〕邪哭：中医病证名，以精神失常、无故哭泣为主症的病证。《研经言》："考古之邪，即今之'痴'。"

〔2〕血气少者属于心：指血气虚少在脑部，犹如今之脑供血不足。

〔3〕魂魄妄行：精神失常而手足妄动。

〔4〕本条论述邪哭的证治。阴气衰者为癫，阳气衰者为狂，互见

阴阳衰少则为癫、为狂。阴阳，即上述"血气"。癫狂，病名，为精神失常一类病证，类似今之痴呆症、精神分裂症等。

【译文】

　　邪哭，是精神不安的人，由于血气衰少。血气衰少是在心（脑），心（脑）血气虚少的人出现恐惧，闭目欲眠，梦中远行而精神失常，以致手足妄动。又由于阴阳气血衰少而出现癫狂的症状。

　　〔13〕脾中风[1]者，翕翕发热，形如醉人，腹中烦重[2]，皮目[3]瞤瞤而短气。[4]

【注释】

　　〔1〕脾中风：病证名，由于风邪中于脾脏而引起的以高热、腹满而重为主症的病证。

　　〔2〕腹中烦重：腹满而剧重。中，训为满。烦，释为剧。

　　〔3〕皮目：《脉经》、《千金要方》作"皮肉"。

　　〔4〕本条论述脾中风的证候。

【译文】

　　脾中风的病人，出现高热，（面赤）犹如醉酒状，腹部胀满，感觉很重，皮肉瞤动而呼吸短促。

　　〔14〕脾死脏[1]，浮之大坚，按之如覆杯洁洁，状如摇[2]者，死。[3]臣亿等详[4]五脏各有中风、中寒，今脾只载中风，肾中风、中寒俱不载者，以古文简乱极多，去古既远，无文可以补缀也。

【注释】

　　〔1〕脾死脏：即脾死脉。

　　〔2〕浮之大坚，按之如复杯洁洁，状如摇：《医宗金鉴》引李彣："脉

弱以滑，是有胃气。浮之大坚，则胃气绝，真藏脉见矣。复杯则内空，洁洁者，空而无有之象也。状如摇者，脉躁疾不宁，气将散也，故死。"

　〔3〕本条论述脾死脏的脉象。

　〔4〕详：徐本作"计"。

【译文】

　　脾死脉的脉象是轻按大而坚，重按如倒扣的杯，外表坚硬而中空，其状动摇不定（躁急不宁，脾气已绝），故病危。林亿等分析五脏各有中风、中寒，而此脾只载中风，肾中风、中寒都不记载，因古文简乱太多，年代距今太远，没有内容可以补全。

　　[15]跗阳脉浮而涩，浮则胃气强，涩则小便数，浮涩相搏，大便则坚〔1〕，其脾为约〔2〕，麻子仁丸〔3〕主之〔4〕。

　　麻子仁丸方：

　　麻子仁二升　　芍药半斤　　枳实一斤〔5〕　　大黄一斤〔6〕厚朴一尺〔7〕　　杏仁一升〔8〕

　　右六味，末之，炼蜜和丸，梧子大。饮服十丸，日三〔9〕。以知为度。

【注释】

　〔1〕浮则胃气强，涩则小便数……大便则坚：胃气强，是胃热气盛，由于小便数导致脾阴不足，胃强脾弱，水分偏渗膀胱，肠道失润以致出现大便坚硬。坚，《伤寒论》247条作"硬"。

　〔2〕其脾为约：指脾液衰少。脾约，病名，由于脾液衰少引起大便坚硬难解的病证。《国语·楚语》："'不为丰约举'。韦注：'丰，盛也；约，衰也。'"

　〔3〕麻子仁丸：本方有滋阴润燥、泄热导滞的作用。

　〔4〕本条论述脾约的证治。亦见《伤寒论》247条。

　〔5〕一斤：《伤寒论》作"半斤"，下有"炙"字。

　〔6〕大黄一斤：《伤寒论》下有"去皮"二字。

〔7〕厚朴—尺:《伤寒论》下有"炙,去皮"三字。
〔8〕杏仁—升:《伤寒论》下有"去皮尖,熬,别作脂"。
〔9〕日三:《伤寒论》下有"服,渐加"三字。

【译文】

跌阳脉(候中焦脾胃)浮而涩,脉浮是胃热气盛,脉涩是(脾阴不足)小便数,两者相并为病,则出现大便坚硬之症,这种脾液衰少的病(就是脾约),可用麻子仁丸治疗。

麻子仁丸方:

麻子仁二升　　　芍药半斤　　　枳实一斤(炙)　　　大黄一斤(去皮)
厚朴一尺(炙,去皮)　　　杏仁一升(去皮尖,熬,别作脂)

以上六味药,研成末,加入熬过的蜂蜜混合制成丸药,像梧桐子大。每次饮服十丸,每日三次(可渐加量),以见效为限度。

[16]肾着[1]之病,其人身体重[2],腰中冷[3],如坐水中,形如水状,反不渴,小便自利,饮食如故[4],病属下焦。身劳汗出,衣一作表里冷湿,久久得之,腰以下冷痛,腹重[5]如带五千钱。甘姜苓术汤[6]主之。[7]

甘草干姜茯苓白术汤方:

甘草　　　白术各二两　　　干姜　　　茯苓各四两

右四味,以水五升,煮取三升。分温三服。腰中即温。

【注释】

〔1〕肾着:中医病名,由于寒湿痹着腰部引起的以腰以下冷、痛、重为主症的病证。
〔2〕身体重:指腰部重着。
〔3〕腰中冷:指腰以下冷。中,训为"下"。
〔4〕小便自利,饮食如故:为阴性症状。饮食如故表明病不在中焦,小便自利表明不是水气病。

　　〔5〕腹重：即腰重。腹，俞本、《脉经》作"腰"。
　　〔6〕甘姜苓术汤：本方有温经散寒、健脾除湿的功效。《金匮玉函要略方论疏义》："此方理中汤去人参、加茯苓，盖病在下焦，而不在胃，故不用参也。方中苓术驱湿以渗利，甘姜温经以散寒，不须一味肾家之药。乃知肾着之称，非有邪真犯肾脏之谓也。"
　　〔7〕本条论述肾着病的病因及证治。

【译文】
　　肾着病，患这种病的人感觉腰以下重而冷，如水气病那样沉重，如坐冷水中那样寒冷。但不口渴，小便通利，饮食亦像原来那样正常，此病在身体的下部。由于劳动后出汗，穿着冷湿的衣服，时间长了，就会得病，出现腰部以下冷、痛、重，腰重如携带了五千钱那样。可用甘姜苓术汤治疗。
　　甘草干姜茯苓白术汤方：
　　甘草　　白术各二两　　干姜　　茯苓各四两
　　以上四味药，用五升水同煮，煮到三升。分三次温服。腰部即可暖和。

　　〔17〕肾死脏[1]，浮之坚，按之乱如转丸，益下入尺中[2]者，死。[3]

【注释】
　　〔1〕肾死脏：即肾死脉。
　　〔2〕浮之坚，按之乱如转丸，益下入尺中：轻按坚实，重按则乱如展转的弹丸，躁动无常，直到尺脉亦是躁疾。《金匮发微》："浮之坚，坚者实也，曰按之乱如转丸；益下入尺中，是躁疾坚硬，动至尺后，而无柔和之象也。"
　　〔3〕本条论述肾死脏的脉象。

【译文】
　　肾死脉，轻按坚实，重按则乱如辗转的弹丸，躁动无常，到尺中脉也如此（这是肾气已绝），故病危。

〔18〕问曰：三焦竭[1]部，上焦竭，善噫[2]，何谓也？师曰：上焦受中焦气未和，不能消谷[3]，故能噫耳。下焦竭，即遗溺失便[4]，其气不和，不能自禁制，不须治[5]，久则愈。[6]

【注释】
〔1〕三焦竭：指上、中、下三焦各部的机能衰竭。
〔2〕噫（āi）：症状名，即嗳气。胃气上逆，多见于饮食之后。
〔3〕消谷：引申为消化各种食物。
〔4〕遗溺失便：即失尿、失便。遗，失也，指大小便失禁。
〔5〕不须治：是指不须治上、下焦，当从中焦着手治疗。《金匮要略正义》："不须治下焦，但润理脾胃，久当自愈，明示后人以补中之旨矣。"
〔6〕本条论述三焦各部机能衰竭的证候及治则。

【译文】
问道：上、中、下三焦各部机能衰竭，上焦机能衰竭出现的是多噫气，这是什么原因？老师说：这是上焦受中焦的影响。由于中焦胃气不和，不能消化食物，所以出现多噫气。下焦机能衰竭出现的是大小便失禁，这是由于胃气不和，不能制约二便所引起。但不须治疗上焦、下焦（当从中焦治疗着手），慢慢地这些症状就会消失。

〔19〕师曰：热在上焦者，因咳为肺痿；热在中焦者，则为坚[1]；热在下焦者，则尿血，亦令淋秘不通[2]。大肠有寒者，多鹜溏；有热者，便肠垢。小肠有寒[3]者，其人下重便血；有热者，必痔。[4]

【注释】
〔1〕坚：指大便坚硬。
〔2〕淋秘不通：指小便淋沥涩痛及尿闭。
〔3〕大肠有寒……小肠有寒：《金匮要略述义》："疑此条大肠小肠系于

传写互错。……注家顺文解释，意不免强凑，今大小易置，其义始瞭。"

〔4〕本条论述三焦病证。

【译文】

老师说：热在上焦（肺），由于咳嗽而成肺痿；热在中焦（胃），则出现大便坚硬（而为脾约）；热在下焦则出现尿血，亦可出现小便淋沥或尿闭不通。小肠有寒，多表现大便溏薄，犹如鸭粪那样；小肠有热则肠中排出黏液垢腻。大肠有寒，病人可出现脱肛、便血；有热则肛门结为痔疮。

[20]问曰：病有积，有聚，有谷气[1]，何谓也？师曰：积者，藏病也，终不移[2]。聚者，府病也，发作有时，展转痛移[3]，为可治。谷气者，胁下痛，按之则愈，复发为谷气[4]。诸积大法，脉来细而附骨[5]者，乃积也。寸口，积在胸中；微出寸口，积在喉中。关上，积在脐傍；上关上，积在心下；微下关，积在少腹。尺中，积在气冲[6]。脉出左，积在左；脉出右，积在右。脉两出，积在中央。各以其部处之。[7]

【注释】

〔1〕病有积，有聚，有谷气：《金匮玉函要略方论疏义》："此言腹中痛疾，大概有三：曰积，曰聚，曰谷气也。"积是久积不行，是脏病，表明病位深，病程长，病情重；聚是暂聚未散，是腑病，表明病位浅、病程短、病情轻；谷气是脾胃气滞引起的胁腹疼痛。

〔2〕终不移：是积病的特征，包括两方面：一指部位，腹痛有定处（固定的部位）；二指时间，是持续性的疼痛。《难经·五十五难》："积者，阴气也，其始发有常处，其痛不离其部，上下有所终始，左右有所穷处。"

〔3〕发作有时，展转痛移：是聚病的特征。在时间上是阵发性疼痛，在部位上是痛无定处（没有固定的部位）。《难经·五十五难》："聚者，阳气也。其始发无根本，上下无所留止，其痛无常处。"

〔4〕按之则愈，复发为谷气：按痛处则疼痛减轻，不按则疼痛复现。复发，非指病的复发，而是症状的复现。《高注金匮要略》："复发者，指按、起而言。"

〔5〕脉来细而附骨：即细小而沉伏的脉象。

〔6〕气冲：穴位名。属足阳明胃经，腹股沟经脉搏动处。在此泛指少腹下面。

〔7〕本条论述腹痛的辨证及积病的诊断。

【译文】

问道：（腹痛）病有积、聚、谷气三种原因引起，怎样鉴别呢？老师说：积病，是脏病，腹痛的部位是固定的，疼痛是持续性的。聚病，是腑病，腹痛是阵发性的，没有固定的部位，这种腹痛易治。谷气引起的胁腹疼痛，用手按痛处，疼痛会减轻，手放开则疼痛又出现。

诊断各种积病的重要方法为，脉象细小而沉伏，是积病的表现。如果这种脉象出现在寸口，积在胸中；出现在寸口稍微上面，则积在喉中。出现在关上，积在脐傍；出现在关上上面，积在心下；出现在关上稍下，积在少腹。出现在尺中，积在少腹下面。出现在左侧，积在左侧；出现在右侧，积在右侧；出现在左右两侧，积在中间。各以其部位而确诊。

痰饮咳嗽病脉证并治第十二

论一首　　脉证二十一条　　方十八首

【按语】

　　本篇论述痰饮病。痰饮是病名，咳嗽是痰饮病的一个证候。篇中所论并不包括其他原因引起的咳嗽，故本篇是以病、证相合为篇名。痰饮，《脉经》称"淡饮"。淡，通"澹"。《说文解字》："'澹'，水摇也。"即水饮流行澹荡的意思。饮者，水也。《金匮讲义》："仲景之以饮字命名，大有深意，饮入为水，水停为饮。"故痰饮病即水饮病。通篇不离于水，水走肠间，水流胁下，水归四肢，水停心下，又有水在肺，水在脾等等，无一不从水言。痰饮病与水气病皆是水饮停聚的疾病。所不同的是痰饮为水液停留于局部；水气病是水液泛滥于全身。《金匮要略今释》："痰饮与水气皆为体液过剩之病。停潴于脏腑间者为痰饮，浸润于组织中者为水气。"

　　[01]问曰：夫饮有四[1]，何谓也？师曰：有痰饮[2]，有悬饮[3]，有溢饮[4]，有支饮[5]。

　　[02]问曰：四饮何以为异？师曰：其人素盛今瘦，水走肠间，沥沥有声，谓之痰饮；饮后水流在胁下，咳唾引痛，谓之悬饮；饮水流行，归于四肢，当汗出而不汗出，身体疼重，谓之溢饮；咳逆倚息，短气不得卧，其形如肿，谓

之支饮。[6]

【注释】

〔1〕夫饮有四：指出痰饮病的分类有四种，即痰饮、悬饮、溢饮、支饮。痰饮，有广义与狭义之分：广义是痰饮病的总称，狭义是四饮之一的痰饮。四饮的划分是根据水饮停留的部位。痰饮是水饮澹荡于肠间（下流）；悬饮是水饮悬挂在胸胁（旁注）；溢饮是水饮溢出于肌表（外溢）；支饮是水饮支乘于肺部（上逆）。

〔2〕痰饮：中医病名，此指狭义的痰饮病，为水饮病之一。是由于肺脾肾功能失调引起的以素盛今瘦、水走肠间、沥沥有声为主症的病证。因中阳不运，水谷不能变化精微，故形体消瘦，因水液澹荡于腹中引起腹中有水，故腹大，转侧时沥沥有声，类似今之"移动性浊音"。水走肠间之肠，泛指腹，即水流腹中。痰饮，在《诸病源候论》及《千金翼方》中皆称"流饮"。《研经言》："淡饮之淡，当为流字之误，走于肠间，正谓其流，与溢字、悬字、支字皆是状其水行以为别。"《脉经》作"淡饮"。

〔3〕悬饮：中医病名，痰饮（水饮）病之一。由于水饮停聚在胁下，以咳嗽吐痰、胸胁牵引疼痛为主症的病证。

〔4〕溢饮：中医病名，痰饮病之一。由于水饮停留在体内而溢于四肢肌表，以身体疼重、无汗为主症的病证。

〔5〕支饮：中医病名，痰饮病之一。由于水饮支散于心肺，以咳嗽气急、倚息而不能平卧、形体浮肿为主症的病证。

〔6〕此两条论述痰饮病的分类及其鉴别，为痰饮病的总纲。

【译文】

问道：饮病有四种，（分别）叫什么名称？老师说：痰饮、悬饮、溢饮、支饮。

问道：四种饮病有什么不同？老师说：病人既往身体壮实而现在消瘦，水饮流注腹中，沥沥有声，称为痰饮；水饮流至胁下，出现咳嗽唾痰、胸胁牵引疼痛，称为悬饮；水饮流行，泛溢到四肢，出现无汗、身体疼痛而沉重，称为溢饮；咳嗽气逆，倚息而坐，短气不能平卧，形体浮肿，称为支饮。

[03]水在心[1]，心下坚筑[2]，短气，恶水不欲饮。

［04］水在肺[3]，吐涎沫，欲饮水。

［05］水在脾[4]，少气身重。

［06］水在肝[5]，胁下支满，嚏而痛[6]。

［07］水在肾[7]，心下悸。[8]

【注释】

〔1〕水在心：此指水饮凌心出现的证候，即痰饮之证。

〔2〕心下坚筑：即心下坚实。《金匮要略浅注补正》："心下坚筑，即坚实凝结之谓，解为动而有力，非也。"

〔3〕水在肺：此指水饮射肺出现的证候，即支饮之证。

〔4〕水在脾：此指水饮乘脾出现的证候，即溢饮之证。

〔5〕水在肝：此指水饮侵肝出现的证候，即悬饮之证。

〔6〕嚏而痛：即咳唾引痛，指胸胁牵引疼痛。嚏，通"掣"，与牵同义。

〔7〕水在肾：此指水饮犯肾出现的证候。心下悸，当为"脐下悸"。

〔8〕以上五条论述水饮侵犯五脏所出现的证候。

【译文】

水饮在心，心下坚实，呼吸短促，不欲饮水；水饮在肺，咳嗽吐稀痰，渴欲饮水；水饮在脾，倦怠少气，身体沉重而肿；水饮在肝，胸胁胀满，牵引疼痛；水饮在肾，脐下悸动。

［08］夫心下有留饮[1]，其人背寒冷如水大[2]。

［09］留饮者，胁下痛引缺盆[3]，咳嗽则辄已[4]一作转甚。

［10］胸中有留饮，其人短气而渴，四肢历节痛。脉沉[5]者，有留饮。[6]

【注释】

〔1〕留饮：指水饮留而不去，为水饮始留初起之证。若留在心下，即是痰饮；留在胁下，即是悬饮；留在胸中，即是支饮；水饮泛溢于四肢，

即是溢饮。故留饮仍属四饮的范围，是四饮欲发之证。《金匮要略论注》云此"乃痰饮之不甚者"。

〔2〕如水大：俞本、赵本皆作"如手大"，吴本、《脉经》作"大如手"，即如手掌大小，是。

〔3〕缺盆：部位名，肩部凹陷处，即锁骨上窝中点处。

〔4〕咳嗽则辄已：指咳嗽因疼痛加剧即停止。《金匮发微》："咳嗽则痛不可忍，故欲咳则辄已。"辄，犹即也。已，中止。此句《脉经》作"咳嗽转甚"。

〔5〕脉沉：主里主水，因水饮停留，阳气阻遏之故，不仅四饮皆见沉脉，水气病亦见沉脉。《水气病脉证并治第十四》篇〔11〕条有："脉得诸沉，当责有水。"

〔6〕此三条论述留饮的证候。

【译文】

心下有水饮停留，此人在背部相应部位感觉冷，有手掌那样大小。有水饮停留的人，胸胁疼痛牵引至缺盆，咳嗽时疼痛加剧即停止咳嗽。胸中有水饮停留，此人呼吸短促而口渴，四肢关节疼痛。脉象皆沉，这都是有留饮。

[11]膈上〔1〕病痰〔2〕，满喘咳吐。发则寒热，背痛腰疼，目泣自出〔3〕，其人振振身瞤剧〔4〕，必有伏饮。〔5〕

【注释】

〔1〕膈上：即胸膈中。上，训为"中"。

〔2〕病痰：《脉经》作"之病"。

〔3〕目泣自出：形容咳之甚。《脉经》下有小字注文"一作目眩"。

〔4〕振振身瞤（shùn）剧：形容喘之剧，指哮喘发作时，不仅两肩上抬而且全身上下动摇。瞤，掣动。

〔5〕本条论述膈上伏饮发作时的证候。伏饮，是伏而难攻的意思，是久伏的饮病。四饮是依部位而分，而留饮、伏饮则是依时间的新久而分，故亦不出四饮的范围。《医宗金鉴》："伏饮者乃饮留膈上，伏而不出，发作有时者也。……世俗所谓吼喘病也。"即今之哮喘性支气管炎、支气管哮喘。

【译文】

胸中有痰饮，胸满，气喘，咳嗽，咯痰。发作时出现发热恶寒、腰背疼痛等表症，咳喘加剧，咳得眼泪流出，喘得全身动摇。这是潜伏的支饮病（正在发作）。

[12]夫病人饮水多，必暴喘满[1]。凡食少饮多，水停心下。甚者则悸，微者短气[2]。脉双弦者寒也，皆大下后虚[3]；脉偏弦者饮也[4]。

【注释】

〔1〕病人饮水多，必暴喘满：此论暴发性饮病的病因及证候。病人饮水骤多（指在短时间内饮入大量水分），可暴发饮病，出现气喘、胸满等证。《金匮正义》："'饮水多'二句，是言饮之骤致者，若溢饮之类是也。"此证类似今之肺水肿。

〔2〕食少饮多，水停心下。甚者则悸，微者短气：此论渐发性饮病的病因及证候。病人平素脾胃虚弱而进食少，又饮水过多，以致不能运化，水饮停于心下，甚则水气凌心，出现心悸之症；轻则阻碍气机出现短气之症。《金匮正义》："'食少饮多'四句，是言饮之积渐者，为悸，为短气，据症则痰饮有之，而悬饮亦有之。"

〔3〕虚：俞本、徐本、《脉经》作"喜虚"，赵本作"善虚"。

〔4〕上句"脉双弦者，寒也"，是全身虚寒证；此句"脉偏弦者，饮也"，是痰饮病。因脉弦偏于一侧，当指悬饮。《金匮玉函要略述义》引稻叶元熙曰："'脉双弦者，寒也'二句，是客；'脉偏弦者，饮也'句，是主。主客对举，为脉断病之法。"本条论述痰饮病的病因、病机及脉证。

【译文】

病人饮水骤多，则会突发呼吸急促、胸膈满闷之症。若（病人平素脾胃功能衰弱）进食少，又饮水过多，则水饮就会停于心下。重的出现心动悸，轻的出现呼吸短促。若左右两侧见有弦脉，这是下利过甚引起的全身虚寒证（不是饮病）；弦脉偏于一侧，是属于饮病（偏注一侧，可见于悬饮）。

[13] 肺饮[1]不弦，但苦[2]喘短气。

[14] 支饮亦喘而不能卧，加短气，其脉平也[3]。

【注释】

〔1〕肺饮：中医病名，当属水饮犯肺的支饮之类。《金匮要略方论本义》："肺饮，即心肺间之支饮也。"

〔2〕苦：《脉经》作"喜"。

〔3〕脉平：表示脉不弦，但并非常人之脉。《金匮要略正义》："脉不弦而平平者，如后条所云沉紧或沉微之象，非果六脉调和也。"此二条论述饮病的辨证。

【译文】

肺饮，脉是不弦的，仅表现严重的气喘及短气的症状。支饮亦气喘，甚至不得平卧，而且有短气，但依然如平常饮病的脉象。

[15] 病痰饮者，当以温药[1]和之。[2]

【注释】

〔1〕温药：治法。指温运、温化，并非温补。在温药中要结合行消开导之品，以行其气，消其饮、开其阳、导其水。因为饮为阴邪，得阳始运，得温始行，若饮邪停留，一定要以温药振奋阳气，运化水饮。

〔2〕本条论述痰饮病的治疗原则。

【译文】

患痰饮病的人，治疗当用温阳药化饮利水。

[16] 心下有痰饮[1]，胸胁支满，目眩，苓桂术甘汤[2]主之。[3]

茯苓桂枝白术甘草汤方：

茯苓四两　　桂枝　　白术各三两　　甘草二两

右四味，以水六升，煮取三升。分温三服。小便则利。

【注释】

〔1〕心下有痰饮：指心下有澹荡的水饮。《金匮玉函要略疏义》："痰饮停滞于中，故胸胁支满；胸胁支满，则阻遏清阳，不得上通于头目，故目眩也。"

〔2〕苓桂术甘汤：本方是狭义痰饮的主方，也是广义痰饮病的基础方，是温药和之的具体应用。有温阳化饮、健脾利水的作用。方中茯苓淡渗利水为君，桂枝温阳化气为臣，两药合用能温阳化饮。白术健脾燥湿为佐，甘草益气调中为使，两药合用能健脾利水。本方作用重点在于脾土，其特点是标本兼顾，既治虚（健脾）；又治水（化饮），使水饮徐徐渗下。本方亦用于热病后心下逆满、头眩。参见《伤寒论》67条。《脉经》误作"甘草草一作"遂"汤"。

〔3〕本条论述痰饮的证治。

【译文】

心下有水饮停滞，胸胁胀满，头眩（当有短气，小便不利）之症，可用苓桂术甘汤治疗。

茯苓桂枝白术甘草汤方：

茯苓四两　　桂枝　　白术各三两　　甘草二两

以上四味药，用六升水同煮，煮到三升（去掉药渣）。一天分三次温服。药后小便就通利。

〔17〕夫短气有微饮〔1〕，当从小便去之，苓桂术甘汤主之方见上。肾气丸亦主之。〔2〕方见脚气中〔3〕。

【注释】

〔1〕微饮：即痰饮之轻微者，亦指饮病无明显发作时。《金匮要略浅注》："微者，不显之谓也。"即本篇［12〕条"凡食少饮多，水停心下……微则短气"之证。

〔2〕本条论述痰饮的辨证与两种治法。

〔3〕方见脚气中：参见《中风历节病脉证并治第五》崔氏八味丸。俞

本、徐本作"方见妇人杂病中",参见《妇人杂病脉证并治第二十二》篇〔19〕条肾气丸。崔氏八味丸与肾气丸,名异实同。

【译文】

出现呼吸短促的轻微的痰饮病(当有小便不利之证),治疗原则是利小便(但需区分在脾在肾之不同)。(病在脾)可用苓桂术甘汤治疗,(病在肾)可用肾气丸治疗。其方参阅《妇人杂病脉证并治第二十二》〔19〕肾气丸。

〔18〕病者脉伏〔1〕,其人欲自利,利反快〔2〕,虽利,心下续坚满,此为留饮欲去故也,甘遂半夏汤〔3〕主之。〔4〕

甘遂半夏汤方:

甘遂〔5〕大者三枚　　半夏十二枚,以水一升,煮取半升,去滓。　　芍药五枚　　甘草如指大,一枚,炙,一本作无。

右四味,以水二升,煮取半升,去滓,以蜜半升,和药汁,煎取八合。顿服之。

【注释】

〔1〕脉伏:即脉沉之甚。《金匮正义》:"夫脉得诸沉,当责有水,伏即沉之主也。病者至于脉伏,饮邪壅闭何等,于是小便不利,傍溢大肠而反自利。"

〔2〕利反快:《脉经》作"利者反快"。

〔3〕甘遂半夏汤:本方有破结逐水的作用。方中甘遂攻逐水饮为君。《药性论》载:甘遂"能泻十二种水疾,治心腹坚满"。半夏,散结除痰为臣;芍药、甘草、白蜜,酸收甘缓以安中为佐使。甘遂与甘草为十八反之一,此方合用是取其相反相成的作用。因单用甘遂泻水力虽强,但有腹痛的副作用,与甘草合用则泻水作用稍有减弱,其副作用也轻微。

〔4〕本条论述痰饮病饮邪壅闭的证治。

〔5〕甘遂:为大戟科植物甘遂的块根。能泻水逐饮、消肿散结,为峻下逐水药。药性峻烈、有毒,非体壮邪实者禁用。

【译文】

　　病人脉沉伏（心下坚硬胀满，当见小便不利），此人大便自行下利。下利后，腹满稍觉轻松，这是停留的水饮自行从大便排出的缘故。虽见大便下利，但心下仍然硬满，当用甘遂半夏汤治疗。

　　甘遂半夏汤方：

　　甘遂_{大者三枚}　　　半夏_{十二枚，以水一升，煮取半升，去滓}　　　芍药_{五枚}甘草_{如手指大一枚，炙，一本作无。}

　　以上四味药，用二升水同煮，煮到半升，去掉药渣，用半升白蜜混合于药汁中，再煎到八合。一次顿服。

　　[19]脉浮而细滑，伤饮[1]。

　　[20]脉弦数，有寒饮[2]，冬夏难治。[3]

【注释】

　　[1]脉浮而细滑，伤饮：饮病当见沉脉，此"脉浮而细滑"非痰饮病，是一时性外饮骤伤所致。《金匮要略论注》："不曰有饮，而曰伤饮，见为外饮所骤伤，而非停积之水也。"

　　[2]脉弦数，有寒饮：有寒饮而脉弦数，脉证不相应，故为难治。《金匮玉函经二注》："在夏用热药治饮，则数脉愈增；在冬用寒药治热，则寒饮愈盛，皆伐天和，所以在冬夏难也。"

　　[3]此两条从脉象论饮证的辨证及预后。

【译文】

　　脉浮而细滑，可见于一时性外饮骤伤；脉弦数而有寒饮（脉证不相应），故冬夏难治。

　　[21]脉沉而弦者，悬饮内痛[1]。

　　[22]病悬饮者，十枣汤[2]主之。[3]

　　十枣汤方：

　　芫花[4]_熬　　甘遂　　大戟_{各等分}

右三味，捣筛[5]，以水一升五合，先煮肥大枣十枚，取八合[6]，去滓，内药末。强人服一钱匕，羸人服半钱，平旦温服之[7]。不下者，明日更加半钱，得快下后，糜粥自养。

【注释】

〔1〕脉沉而弦者，悬饮内痛：此论悬饮的脉证。脉沉主饮，脉弦主痛。脉沉而弦，当指悬饮之脉。内痛，即胸胁内牵引疼痛，由于饮邪悬挂在胸胁之故。此条当与本篇〔02〕条"饮后水流在胁下，咳唾引痛，谓之悬饮"、〔06〕条"水在肝，胁下支满，嚏而痛"、〔09〕条"留饮者，胁下痛引缺盆，咳嗽则辄已"互参。

〔2〕十枣汤：本方为逐水峻剂，有逐水蠲饮的作用。方中集中了芫花、甘遂、大戟三味峻下逐水药，并以十枚大枣为君药，取名"十枣汤"。因峻下每易伤正，用大枣调其脾胃，缓其峻毒，使峻下而不伤正。本方亦见《伤寒论》152条。

〔3〕此两条论述悬饮的脉证及治法。

〔4〕芫花：为瑞香科植物芫花的花蕾。有泻水逐饮的作用。

〔5〕捣筛：《伤寒论》作"各别捣为散"。

〔6〕八合：俞本、赵本作"九合"。

〔7〕平旦温服之：指服药时间需在清晨4—5时，使泻下在白天出现。

【译文】

脉沉而弦是饮邪悬挂在胸胁，出现胸胁内牵引疼痛。患悬饮病的人，当用十枣汤治疗。

十枣汤方：

芫花熬　　甘遂　　大戟各等分

以上三味药，分别捣碎为细末。用一升五合水先煮肥大的枣子十枚，煮到八合，去滓，放入药末。身体强壮的人吞服一钱匕（约2克），虚弱的人服半钱（约1克）。服药时间需在清晨（4—5点钟），用温热的枣汤调服药末。当天不见泻下，第二天可加药末半钱，见到水分迅速排出，就可吃粥，及时补充营养。

〔23〕病溢饮者，当发其汗[1]，大青龙汤[2]主之，小青

龙汤〔3〕亦主之。〔4〕

　　大青龙汤方：

　　麻黄六两，去节　　　桂枝二两，去皮　　　甘草二两，炙

　　杏仁四十个，去皮、尖　　生姜三两〔5〕　　　大枣十二枚

石膏如鸡子大碎

　　右七味，以水九升，先煮麻黄，减二升，去上沫，内诸药，煮取三升，去滓。温服一升，取微似汗。汗多者，温粉粉之〔6〕。

　　小青龙汤方：

　　麻黄三两，去节　　　芍药三两　　　五味子半升　　　干姜三两　　甘草三两，炙　　　细辛三两　　　桂枝三两，去皮　　半夏半升，汤洗

　　右八味，以水一斗，先煮麻黄，减二升，去上沫，内诸药，煮取三升，去滓。温服一升。

【注释】

　　〔1〕病溢饮者，当发其汗：此论溢饮的治则。溢饮，由于饮停于里，复感外邪，肺气闭塞，水溢肌表所致。其症除浮肿、身重外，可见发热、无汗等表症。治疗当用发汗法。《医宗金鉴》："溢饮病属经表，虽当发汗，然不无寒热之别也。热者以辛凉发其汗，大青龙汤；寒者以辛温发其汗，小青龙汤。故曰：大青龙汤主之，小青龙汤亦主之也。"

　　〔2〕大青龙汤：本方用于表邪重而里有热的溢饮病。有发汗散水兼清里热的作用。本方亦见《伤寒论》38条。

　　〔3〕小青龙汤：本方用于表寒里饮俱盛的溢饮病。有发汗解表、温化里饮的作用。本方亦见《伤寒论》40条。

　　〔4〕本条论述溢饮的治法。

　　〔5〕三两：赵本、《伤寒论》下有"切"字。

　　〔6〕温粉粉之：用温粉扑在身上。《三因极一病证方论》："止汗温粉，用川芎、白芷、藁本为末，各一分，入米粉三分，绵裹扑体上。"

【译文】

患溢饮的病人，应当用发汗方法治疗。（除身疼无汗及寒热等表症外，若里热重而烦躁者）用大青龙汤发汗；（若里饮重而咳喘者）用小青龙汤发汗。

大青龙汤方：

麻黄六两，去节　　桂枝二两，去皮　　甘草二两，炙　　杏仁四十个，去皮、尖　　生姜三两　　大枣十二枚　　石膏如鸡蛋大，捣碎

以上七味药，用九升水，先煮麻黄，减二升，去掉上面泡沫，再放其他药，煮到三升，去掉药渣。每次温服一升，使病人微微持续出汗。若汗太多，可用温粉扑在身上。

小青龙汤方：

麻黄三两，去节　　芍药三两　　五味子半升　　干姜三两　　甘草三两，炙　　细辛三两　　桂枝三两，去皮　　半夏半升，汤洗

以上八味药，用一斗水，先煮麻黄，减少二升，去掉上面的泡沫，放入其他药，煮到三升，去掉药渣。每次温服一升。

[24] 膈间支饮[1]，其人喘满，心下痞坚，面色黧墨，其脉沉紧，得之数十日，医吐下之不愈[2]，木防己汤[3]主之。虚者即愈，实者三日复发。复与不愈者[4]，宜木防己汤去石膏加茯苓芒硝汤[5]主之。[6]

木防己汤方：

木防己三两　　石膏十二枚，如鸡子大　　桂枝二两　　人参四两

右四味，以水六升，煮取二升。分温再服。

木防己加茯苓芒硝汤方：

木防己　　桂枝各二两　　人参四两[7]　　芒硝三合　　茯苓各[8]四两

右五味，以水六升，煮取二升，去滓，内芒硝，再微煎。分温再服。微利则愈。

【注释】

〔1〕膈间支饮：指胸膈间有支散的饮邪。

〔2〕医吐下之不愈：医生误用吐法、下法治疗没有效果。

〔3〕木防己汤：有行水散结、补虚降逆的作用。方中木防己行水化饮为君，桂枝通阳散结，人参扶正补虚，石膏镇逆平喘。

〔4〕虚者即愈，实者三日复发，复与不愈者：虚、实，指水邪的微盛：虚指邪气微，即水邪虚结，病轻，故服药后饮除而愈；实指邪气盛，即水邪结实，病重，药后饮邪除之不尽，三日后又聚则复发。原方药力不胜，故复与不愈者。《金匮方论衍义》："若邪客之浅，在气分多而虚者，服之则愈；若邪客之深，在血分多而实者，则愈后必再发。"

〔5〕木防己汤去石膏加茯苓芒硝汤：本方为木防己汤的加减方。加茯苓以利水化饮，加芒硝以软坚散结。两药可加强利水破结的功效。因石膏是气分药，故去之，改用血分药芒硝。《金匮方论衍义》："佐芒硝则行水之力益倍，故加之。"

〔6〕本条论述痰饮兼膈间支饮的证治。

〔7〕四两：底本无"四两"，据俞本、徐本、赵本加。

〔8〕各：赵本无此字。

【译文】

（原有痰饮病）胸膈间又有支散的饮邪，症见气喘胸满，心下痞满坚硬，面色黑而晦暗，其脉沉而紧，水饮停留已久，病程已有数十日，医生误用吐法或下法治疗，水饮未见消退，当用木防己汤（利水散饮）。若饮邪少、病情轻微，则药后就可治愈；如果饮邪多而病情较重，治疗后饮邪消退不尽，三日后水饮积聚，病又复发，再用原方又无效，当用木防己汤去石膏加茯苓、芒硝汤治疗（以加强利水破结的功效）。

木防己汤方：

木防己三两　　石膏十二枚，如鸡蛋大　　桂枝二两　　人参四两

以上四味药，用六升水同煮，煮到二升。分二次温服。

木防己加茯苓芒硝汤方：

木防己　桂枝各二两　人参四两　芒硝三合　茯苓各四两

以上五味药，用六升水，先煮木防己、桂枝、人参、茯苓，煮到二升，去掉药渣，加入芒硝，再稍微煮一下。分两次温服。药

后，二便通利就见效。

[25]心下有支饮，其人苦冒眩[1]，泽泻汤[2]主之。[3]

泽泻汤方：

泽泻五两　　白术二两

右二味，以水二升，煮取一升。分温再服。

【注释】

〔1〕心下有支饮，其人苦冒眩：此论水饮引起的眩晕症。苦冒眩，指严重的眩晕。《类聚方广义》："支饮冒眩证，其剧者，昏昏摇摇，如居暗室，如坐舟中，如步雾里，如升空中，居室床蓐，如回转而走。虽瞑目敛神，亦复然。非此方不能治。"可伴有呕吐，故认为是中焦水饮所致。《金匮要略今释》："此水在胃中而证见于脑者。"此证今称为眩晕综合征。

〔2〕泽泻汤：本方有利水化饮的作用。方中重用泽泻利水，合白术健脾。药味单纯，药力专一。

〔3〕本条论述痰饮冒眩的证治。

【译文】

心下有支散的饮邪停留，病人出现严重的眩晕症状，当用泽泻汤治疗。

泽泻汤方：

泽泻五两　　白术二两

以上二味药，用二升水同煮，煮到一升。分两次温服。

[26]支饮胸满[1]者，厚朴大黄汤[2]主之[3]。

厚朴大黄汤方：

厚朴一尺　　大黄六两　　枳实四枚

右三味，以水五升，煮取二升。分温再服。

【注释】

〔1〕支饮胸满：此指支饮兼腹满的证候。胸满，此指腹满。仲景言"胸"，多概括"腹"。腹满是因胃家有实热，当有腹痛、大便秘结等症。《金匮要略心典》："'胸满'疑作'腹满'。支饮多胸满，此何以独用下法？……设非腹中痛而闭者，未可以此轻试也。"

〔2〕厚朴大黄汤：本方药味组成同小承气汤（参见《呕吐哕下利病脉证治第十七》篇）及厚朴三物汤（参见《腹满寒疝宿食病脉证治第十》篇）。本方以厚朴为君，重在行气除满，亦兼泄热通腑。

〔3〕本条论述支饮兼实热腹满的证治。

【译文】

支饮兼有（实热）腹满的病人（当有大便不通之症），可用厚朴大黄汤治疗。

厚朴大黄汤方：

厚朴一尺　　大黄六两　　枳实四枚

以上三味药，用五升水同煮，煮到二升。分两次温服。

[27]支饮不得息〔1〕，葶苈大枣泻肺汤〔2〕主之。〔3〕方见肺痈中。

【注释】

〔1〕支饮不得息：指水饮壅肺引起短气不得平卧的症状。《医宗金鉴》："喘咳不得卧，短气不得息，皆水在肺之急症也。故以葶苈大枣汤直泻肺水也。"

〔2〕葶苈大枣泻肺汤：参见《肺痿肺痈咳嗽上气病脉证治第七》篇[11]条。

〔3〕本条论述支饮而水饮壅肺的证治。

【译文】

由于水饮支散于心肺，短气不得平卧，（咳喘不足以呼吸）当用葶苈大枣泻肺汤治疗。方见《肺痿肺痈咳嗽上气病脉证治第七》中。

〔28〕呕家本渴，渴者为欲解〔1〕。今反不渴，心下有支饮故也〔2〕，小半夏汤〔3〕主之。〔4〕《千金》云：小半夏加茯苓汤。

小半夏汤方：

半夏一升　　生姜半斤

右二味，以水七升，煮取一升半。分温再服。

【注释】

〔1〕呕家本渴，渴者为欲解：呕家，指一般呕吐的病人。呕吐后，由于津液损伤，应当出现口渴症状，见口渴可知呕吐将止。

〔2〕今反不渴，心下有支饮故也：此是痰饮呕吐的证候。今，此也。在此承上文指"呕吐"。若呕吐而不口渴，表明胃中还有水饮停留，故呕而不渴是痰饮呕吐的诊断要点。

〔3〕小半夏汤：本方有蠲饮止呕的作用。方中生半夏蠲饮、生姜降逆。《金匮要略今释》称此二味药为"治呕圣药也"。

〔4〕本条论述痰饮呕吐的证治。

【译文】

一般呕吐的病人，呕吐后出现口渴症状，那呕吐即将停止。此痰饮呕吐是呕而不渴，由于心下水饮停留的缘故，治疗当（从饮病着手）用小半夏汤《千金要方》说：小半夏加茯苓汤。

小半夏汤方：

半夏一升　　生姜半斤

以上二味药，用七升水同煮，煮到一升半。分两次温服。

〔29〕腹满，口舌〔1〕干燥，此肠间有水气〔2〕，己椒苈黄丸〔3〕主之。〔4〕

防己椒目葶苈大黄丸方：

防己　　椒目〔5〕　　葶苈熬　　大黄各一两

右四味，末之，蜜丸如梧子大。先食饮服一丸，日三服。稍增，口中有津液。渴者加芒硝半两。

【注释】

〔1〕舌：《脉经》作"苦"。

〔2〕肠间有水气：指腹中有水气，故见腹满，当有小便不利之症。

〔3〕己椒苈黄丸：本方有前后分消水饮的功效。方中防己、椒目、葶苈利水从小便而出，大黄逐水从大便而出。

〔4〕本条论述痰饮病腹中有水的证治。

〔5〕椒目：为芸香科植物花椒的种子。有行水平喘的作用。

【译文】

腹部胀满（腹中沥沥有声，小便不利），口舌干燥，这是腹中有水，当用己椒苈黄丸治疗。

防己椒目葶苈大黄丸方：

防己　　椒目　　葶苈熬　　大黄各一两

以上四味药，研成细末，加入蜂蜜制成丸药，如梧桐子大小。每次饭前用水吞服一丸，每日三次。渐渐增加剂量，直到口中有津液为度。如果药后仍有口渴，则需加芒硝半两（软坚散结，以助腹水的消散）。

[30]卒呕吐[1]，心下痞，膈间有水，眩悸[2]者，半夏加茯苓汤[3]主之。[4]

小半夏加茯苓汤方：

半夏一升　　生姜半斤　　茯苓三两，一法四两

右三味，以水七升，煮取一升五合。分温再服。

【注释】

〔1〕卒呕吐：指突然呕吐。原因是膈间有水饮。

〔2〕眩悸：《金匮要略本义》："此饮邪淊浸于上下之证也。气逆则

呕吐，气塞则心下痞，上阳不宣则眩，中阳不振，悸也。此胃肠间有支饮之水邪也。"

〔3〕半夏加茯苓汤：本方有行水化饮、和胃降逆的作用。

〔4〕本条论述痰饮呕吐兼眩悸的证治。

【译文】

突然呕吐，心下痞闷，此是中焦有水饮，兼有眩晕、心悸之症。（此条较小半夏汤证为重）故治疗用小半夏加茯苓汤。

小半夏加茯苓汤方：

半夏一升　　生姜半斤　　茯苓三两，另一说法为四两

以上三味药，用水七升同煮，煮到一升五合。分两次温服。

[31] 假令瘦人[1]脐下有悸[2]，吐涎沫而癫眩[3]，此水也。五苓散[4]主之。[5]

五苓散方：

泽泻一两一分　　猪苓三分，去皮　　茯苓三分　　白术三分　　桂二分，去皮

右五味，为末。白饮服方寸匕，日三服。多饮暖水，汗出愈。

【注释】

〔1〕瘦人：指原先无水肿的人。

〔2〕脐下有悸：水饮停积在下焦，膀胱气化不行，当有小便不利之症。《医宗金鉴》："上条，心下有悸是水停心下为病也；此条，脐下有悸是水停脐下为病也。"

〔3〕癫眩：即头眩。癫，通"颠"，头顶也。

〔4〕五苓散：本方有化气利水的作用。方中泽泻、猪苓、茯苓淡渗利水，白术健脾利水，桂枝通阳降逆。《金匮要略浅注补正》："此言水之犯上中下之治法也。"本方亦见《伤寒论》。参见《伤寒论》71、141、186诸条。

〔5〕本条论述下焦水饮而致眩悸的证治。

【译文】

　　如果平素没有水湿停留而瘦小的人，出现脐下悸动，呕吐涎沫，且有头眩，这是体内水邪停留的缘故。可用五苓散治疗。

　　五苓散方：

　　泽泻一两一分　　猪苓三分，去皮　　　茯苓三分　　白术三分　　桂枝二分，去皮

　　以上五味药，研成细末。用白开水吞服一方寸匕，每日服三次。药后多饮热开水，有汗出病就会好。

附方

　　《外台》茯苓饮[1]：治心胸中有停痰宿水[2]，自吐出水后，心胸间虚、气满不能食，清痰气，令能食。[3]

　　茯苓　　人参　　白术各三两　　枳实二两　　橘皮二两半　　生姜四两

　　右六味，水六升，煮取一升八合。分温三服。如人行八九里进之。

【注释】

　　〔1〕《外台》茯苓饮：此为痰饮病善后调理的治方。用于水饮大部已去，稍有余邪未尽而脾胃虚弱者，有补中健脾、理气化痰的功效。本方是标本兼治而偏重于本。《金匮要略论注》："此为治痰饮善后最稳当之方。"

　　〔2〕心胸中有停痰宿水：表明饮停的部位在心腹中，即中焦脘腹部，病程较长。

　　〔3〕本条论述痰饮病善后调理的治法。

【译文】

　　《外台》茯苓饮，可治脘腹间原有痰饮停留，治疗后水饮吐出（但中焦脾胃虚弱），脘腹胀满，不欲饮食，此时治疗还应消痰理气，使能正常进食。

　　茯苓　　人参　　白术各三两　　枳实二两　　橘皮二两半

生姜四两

以上六味药，用六升水同煮，煮到一升八合。分三次温服，每次服药间隔，如人走八九里路的时间进一服。

[32]咳家[1]其脉弦[2]，为有水，十枣汤主之。[3]

【注释】

〔1〕咳家：指有慢性咳嗽的人。

〔2〕脉弦：泛指悬饮的证候，如咳唾引痛等症。

〔3〕本条论述久咳并悬饮的治法。

【译文】

慢性咳嗽的病人，若出现悬饮（咳唾引痛）的证候，是有水饮停留，（当按悬饮论治），可用十枣汤治疗。方见本篇［22］条。

[33]夫有支饮家[1]，咳烦胸中痛[2]者，不卒死，至一百日或一岁[3]，宜十枣汤。[4]方见上。

【注释】

〔1〕支饮家：指久患支饮的人。类似今之患"老慢支"的病人。

〔2〕咳烦胸中痛：即咳嗽频繁，胸胁牵引疼痛的悬饮证候。

〔3〕不猝死，至一百日或一岁：表明本病的预后，病程较长，提示要及早医治。虽不会马上有生命危险，但若不及时医治，病可迁延数月或一年。《金匮要略方论本义》："仲景之意，宜早治，以十枣汤……宜于百日，一岁之前也。"

〔4〕"十枣汤"为倒文，当在"咳烦胸中痛"下。本条论述支饮并悬饮的治法。

【译文】

久患支饮的病人，如果出现频频咳嗽，胸痛等悬饮的证候（是支饮并发悬饮，也当从悬饮论治），宜用十枣汤。方见本篇［22］。

[34]久咳数岁，其脉弱者可治，实大数者死[1]。其脉虚[2]者必苦冒，其人本有支饮在胸中故也。治属饮家。[3]

【注释】

〔1〕久咳数岁……实大数者死：此论痰饮咳嗽病的预后。久咳多年的病人，如果见脉弱，此是正气虚而邪气不盛，病较单纯，故易治。若久咳而见实大数的脉象，表明正虚邪盛，病情虚实夹杂，故难治。

〔2〕脉虚：与上文"脉弱"同义。

〔3〕本条论述痰饮咳嗽的预后及治则。

【译文】

久咳多年的病人，若见脉弱（正气虽虚，但邪气不盛），病较易治。如果见脉实或洪大，或滑数（是正虚而邪盛），则为难治。（久咳的病人）脉象虚弱，又有明显的头晕目眩（千万别误为虚证），此病的根本原因是水饮在胸中的缘故，治疗当从痰饮病着手。

[35]咳逆倚息[1]不得卧，小青龙汤[2]主之。[3]方见上及肺痈中。

【注释】

〔1〕倚息：《金匮要略心典》："倚息，倚几而息，能俯而不能仰也。"类似今称之"端坐呼吸"，是肺功能差的表现。

〔2〕小青龙汤：本方有解表寒、散内饮的作用。方中有麻黄、细辛等辛温发散的热药，对久病肾阳虚的支饮病人并非适宜，若误用则耗散肾阳而产生一系列的变化。《金匮要略方论疏义》："此一章为论小青龙证的总纲，下文乃明服后之节目也。"

〔3〕本条及以下各条论述支饮咳喘应用小青龙汤的经过。

【译文】

咳嗽气急，靠几而坐，不能平卧，用小青龙汤治疗。

〔36〕青龙汤下已，多唾口燥，寸脉沉，尺脉微〔1〕，手足厥逆，气从小腹上冲胸咽，手足痹，其面翕热如醉状〔2〕，因复下流阴股〔3〕，小便难，时复冒者，与茯苓桂枝五味子甘草汤〔4〕，治其气冲。〔5〕

桂苓五味甘草汤方：

桂枝四两，去皮　　茯苓四两　　甘草三两，炙　　五味子半斤

右四味，以水八升，煮取三升，去滓。分三温服〔6〕。

【注释】

〔1〕寸脉沉，尺脉微：此是服小青龙汤前的脉象。寸脉候上焦肺，沉主饮邪停留；尺脉候下焦肾，微指肾阳衰微，表明病人在服药前本是上盛下虚（即上焦饮邪盛，下焦肾阳虚）证。

〔2〕面翕热如醉状：指面部聚热，犹如酒醉时面色潮红的状况。

〔3〕阴股：大腿内侧，在此泛指下焦。

〔4〕茯苓桂枝五味子甘草汤：本方有扶阳敛阴、补中化饮的作用。

〔5〕本条论述支饮服小青龙汤后的变证及治法。

〔6〕分三温服：徐本作"分温三服"。

【译文】

服小青龙汤后，咯痰增多，但口干舌燥。由于此人原本寸脉沉（上焦肺有饮邪），尺脉微（下焦肾阳衰微），四肢厥冷，药后邪气从下向上冲击，出现手足麻木，面部升火而潮红如酒醉样，病气还流向下焦，出现小便（不利）难于解出，又头部常眩冒，可用茯苓桂枝五味子甘草汤，治疗邪气冲击导致的变证。

桂苓五味甘草汤方：

桂枝四两，去皮　　茯苓四两　　甘草三两，炙　　五味子半升

以上四味药，用八升水同煮，煮到三升，去掉药渣。分三次温服。

〔37〕冲气即低〔1〕，而反更咳，胸满者，用桂苓五味甘草

汤去桂加干姜、细辛〔2〕，以治其咳满。〔3〕

苓甘五味姜辛汤方：

茯苓四两　　甘草　　干姜　　细辛各三两　　五味子半升

右五味，以水八升，煮取三升，去滓。温服半升，日三〔4〕。

【注释】

〔1〕冲气即低：指病气上冲的症状即平复。

〔2〕桂苓五味甘草汤去桂加干姜、细辛：本方续上方去桂枝之通阳降逆，加干姜、细辛，化饮止咳。

〔3〕本条承上条论述冲气平复后出现咳嗽胸满的证治。

〔4〕日三：徐本作"日三服"。

【译文】

服药后病邪冲逆得以平复，但出现咳嗽加剧，胸膈满闷。治疗当用前方去桂枝加干姜、细辛，以止咳除满。

苓甘五味姜辛汤方：

茯苓四两　　甘草　　干姜　　细辛各三两　　五味子半升

以上五味药，用八升水同煮，煮到三升，去掉药渣。每次温服半升，一日服三次。

[38]咳满即止，而更复渴，冲气复发者，以细辛、干姜为热药也。服之当遂渴，而渴反止者，为支饮也。支饮者，法当冒，冒者必呕，呕者复内半夏以去其水。〔1〕

桂苓五味甘草去桂加干姜细辛半夏汤〔2〕方：

茯苓四两　　甘草　　细辛　　干姜各二两　　五味子半夏各半升

右六味，以水八升，煮取三升，去滓。温服半升，日三。

【注释】
〔1〕本条论述药后饮邪内停的治法。
〔2〕桂苓五味甘草去桂加干姜细辛半夏汤：本方即上方酌减干姜、细辛剂量，加入半夏，化去水饮。

【译文】
（服药后）咳嗽胸满减轻，但又出现口渴及冲气复发的证候，这是因为细辛、干姜是热药的缘故。服药后当有口渴，而今反不口渴，这是饮邪内停的缘故。饮邪内停当出现眩冒、呕吐之症。有呕吐的可在前方中放入半夏以化其水饮。
桂苓五味甘草去桂加干姜细辛半夏汤方：
茯苓_{四两}　甘草　细辛　干姜_{各二两}　五味子　半夏_{各半升}
以上六味药，用八升水同煮，煮到三升，去掉药渣。每次温服半升，一日服三次。

[39]水去呕止，其人形肿者，加杏仁主之。其证应内麻黄，以其人遂痹，故不内之。若逆而内之者，必厥。所以然者，以其人血虚，麻黄发其阳故也。〔1〕

苓甘五味加姜辛半夏杏仁汤〔2〕方：
茯苓_{四两}　甘草_{三两}　五味子_{半升}　干姜_{三两}
细辛_{三两}　半夏_{半升}　杏仁_{半升，去皮、尖}
右七味，以水一斗，煮取三升，去滓。温服半升，日三〔3〕。

【注释】
〔1〕本条承上条论述水饮外溢的证治。

〔2〕苓甘五味加姜辛半夏杏仁汤：本方即苓甘五味姜辛汤加半夏、杏仁，以宣肺化饮。

〔3〕日三：俞本作"日三服"。

【译文】

（服上药后）水饮去除，呕吐亦止，但病人出现身体浮肿，治疗当在原方中加入杏仁即可。此证本可加麻黄，因病人有手足痹等肾阳衰微之证，所以不可加麻黄。若误用而加入，则会导致四肢厥逆。之所以会这样，是因为病人（肾阳不足）阴血亏损，麻黄会发越阳气的缘故。

苓甘五味加姜辛半夏杏仁汤方：

茯苓四两　　甘草三两　　五味子半升　　干姜三两　　细辛三两　　半夏半升　　杏仁半升，去皮、尖

以上七味药，用水一斗同煮，煮到三升，去掉药渣。每次温服半升，一日三次。

［40］若面热如醉，此为胃热上冲熏其面，加大黄以利之。〔1〕

茯甘五味加姜辛半杏大黄汤〔2〕方：

茯苓四两　　甘草三两　　五味子半升　　干姜三两　　细辛三两　　半夏半升　　杏仁半升　　大黄三两

右八味，以水一斗，煮取三升，去滓。温服半升，日三〔3〕。

【注释】

〔1〕本条承上条论述支饮挟胃热上冲的治法。

〔2〕茯甘五味加姜辛半杏大黄汤：本方即上方加大黄，以清泄胃热。

〔3〕日三：俞本作"日三服"。

【译文】

（除了上条身体浮肿等症外）如果面热如醉状，这是胃热上冲，熏蒸其面部。治疗当在前方中加大黄以通利腑气而泄热。

茯甘五味加姜辛半杏大黄汤方：

茯苓四两　甘草三两　　五味子半升　　干姜三两　　细辛三两　半夏半升　　杏仁半升　　大黄三两

以上八味药，用一斗水同煮，煮到三升，去掉药渣。每次温服半升，一日服三次。

[41]先渴后〔1〕呕，为水停心下，此属饮家，小半夏茯苓汤主之〔2〕。方见上。

【注释】

〔1〕后：《脉经》作"却"。

〔2〕本条论述痰饮呕吐的证治。《金匮要略五十家注》："此于咳嗽后忽又言及水饮者，以水饮为咳嗽之根，治咳以治饮为本，故言此以结之。"

【译文】

（原本不呕吐）先因口渴而饮水过多，而后发生呕吐，这是由于水饮内停心下，也属于痰饮病。治疗当用小半夏茯苓汤（化饮去水，和胃降逆）。方见本篇[30]。

消渴小便利淋病脉证并治第十三

脉证九条　　方六首

【按语】

　　本篇论述消渴、小便不利、淋病三种病证。消渴，是口渴引饮、饮水即消的意思，既是病名，又是证名；小便利，按内容当是小便不利，小便不利是证候，可见于多种疾病的过程中，不论外感热病或内伤杂病皆可出现；淋，是小便淋沥涩痛的意思，为小便不利的一种。由于此三种病证皆以小便异常为主症，病变部位多与肾和膀胱有关，故合篇论述。

　　[01]厥阴[1]之为病，消渴，气上冲心[2]，心中疼热，饥而不欲食，食即吐[3]，下之不肯止[4]。

【注释】

　　[1]厥阴：指厥阴病。《伤寒论》六经病之一。

　　[2]气上冲心：指邪热上冲到胃。冲，《伤寒论》326条、《玉函经》作"撞"。心，此指胃。

　　[3]吐：徐本、《伤寒论》326条、《玉函经》下有"蚘"字。

　　[4]不肯止：《伤寒论》作"利不止"。本条论述厥阴病热盛时的消渴证。亦见《伤寒论》326条。

【译文】

（伤寒热病中）厥阴这种病，见有严重的口渴引饮的症状，邪热上冲到胃，胃中热痛，虽感到饥饿，但不能进食，食即呕吐（且可吐出蛔虫），如果误用下法治疗，就会出现下利不止的症状。

〔02〕寸口脉浮而迟，浮即为虚，迟即为劳〔1〕，虚则卫气不足，劳则荣气竭〔2〕。

跌阳脉浮而数，浮则为气〔3〕，数即消谷而大坚〔4〕一作紧，气盛则溲数〔5〕，溲数即坚，坚数〔6〕相搏，即为消渴〔7〕。

【注释】

〔1〕浮即为虚，迟即为劳：互指浮而迟的脉象，是全身虚劳证。

〔2〕虚则卫气不足，劳则荣气竭：也为互文，进一步表明虚劳是由于营卫俱虚。这是消渴病的病源。劳，《脉经》作"迟"。

〔3〕跌阳脉浮而数，浮则为气：跌阳脉主中焦（脾胃）。浮则为气，指胃热气盛。《金匮要略正义》："此言消渴之脉，当从寸口、跌阳合诊之也。盖寸口主脏阴，于消渴之所由来；跌阳主脾胃，于消渴之所由着。脏，藏气血者也。……营卫俱伤，脏未所藏，此病消渴之源也。"

〔4〕大坚：指大便坚硬。《脉经》作"紧"。坚指大便坚之症状，紧指脉象为紧，当以症为是。

〔5〕溲数：即小便多。

〔6〕坚数：《脉经》作"紧数"。

〔7〕消渴：后世称为"中消"。《金匮要略心典》："胃中有热，消谷引饮，后世所谓消谷善饥，为中消者是也。"此证类似今之糖尿病。本条论述胃热气盛的消渴病的脉证。

【译文】

寸口脉出现浮而迟，原因是全身虚劳，这种虚劳反映的是营卫气血的不足。

跌阳脉出现浮而数，浮是胃气盛，数是胃热，故出现消谷引食而大便坚硬的症状—说"坚"为"紧"。由于胃气盛，小便就多，小便多引起大便坚硬。大便坚硬，小便又多（消谷多食），于是导致消渴病。

　　[03]男子[1]消渴[2]，小便反多，以饮一斗，小便一斗[3]，肾气丸主之。[4]方见脚气中。

【注释】

　　[1]男子：此处包括女子。

　　[2]消渴：中医病名。以饮水多、食谷多、小便多为主症的一类病证。今之糖尿病、尿崩症属于消渴范围。

　　[3]饮一斗，小便一斗：即饮水多、小便多是本条消渴病的主症。病因是肾虚。后世称之为"下消"，今之尿崩症属此类。《医宗金鉴》："饮水多而小便少者，水消于上，故名上消也；食谷多而大便坚者，食消于中，故名中消也；饮水多而小便反多者，水消于下，故名下消也。"

　　[4]本条论述肾气衰微的消渴病的证治。

【译文】

　　患消渴病的人，小便多，表现为饮多少，尿多少，当用肾气丸治疗。方见《中风历节病脉证并治第五》篇中"崔氏八味丸"。

　　[04]脉浮，小便不利，微热消渴[1]者，宜利小便、发汗，五苓散主之。

　　[05]渴欲饮水，水入则吐[2]者，名曰水逆，五苓散主之。[3]方见上。

【注释】

　　[1]脉浮……微热消渴：《金匮要略论注》："脉浮、微热，是表未清也；消渴、小便不利，是里有热也。"此由外邪导致膀胱气化失常而出现的小便不利。

〔2〕渴欲饮水，水入则吐：较上条水邪内蓄之甚，不仅下焦膀胱气化失常，而且中焦胃气也失和降，故格拒饮水而上逆。

〔3〕此两条论述小便不利的证治。

【译文】

脉浮而见小便不利、微热、口渴引饮，治疗宜利小便而发汗，当用五苓散（化气利水，从表里分消其水）。

渴欲饮水，但饮水即吐，称为水逆，治疗仍宜用五苓散方见《痰饮咳嗽病脉证并治第十二》[31]。

[06] 渴欲饮水不止者[1]，文蛤散[2]主之。[3]

文蛤散方：

文蛤[4]五两[5]

右一味，杵为散，以沸汤五合，和服方寸匕。

【注释】

〔1〕渴欲饮水不止者：口渴而不发热是外无热邪，不呕吐是无停饮，此由于津液少而渴不止。

〔2〕文蛤散：本方有清肺养阴生津的功效。

〔3〕本条论述热病引起消渴证的治法。

〔4〕文蛤：有多种说法。一说是海蛤壳，为帘蛤科动物文蛤的贝壳。有清肺化痰、生津止渴的作用。又说是五倍子。《三因极一病证方论》认为"文蛤即五倍子"。五倍子，为倍蚜科昆虫寄生在盐肤木、青麸杨等树叶上的虫瘿。又据《医宗金鉴》云："文蛤即今吴人所食花蛤，性寒味咸，利水胜热，然屡试而不效。尝考五味子，亦名文蛤，按法制之，名百药煎，大能生津止渴，故尝用之，屡试屡验也。"五味子，为木兰科植物五味子的果实。有滋肾生津的作用。

〔5〕五两：俞本作"四两"。

【译文】

口渴引饮，饮水不止，可以用文蛤散治疗。

文蛤散方：

又蛤五两

以上一味药，研成细末，用开水五合，调和药末，每次服方
寸匕。

[07]淋[1]之为病，小便如粟状[2]，小[3]腹弦急，痛引
脐中。[4]

【注释】

〔1〕淋：病证名。以小便淋沥涩痛为主症的一类病证。《医宗金鉴》：
"小便不利者，水道涩少而不痛；淋则溲数，水道涩少而痛，有不同也。"

〔2〕小便如粟状：形容小便不畅如粟米状，点滴涩少，是排尿障碍的
表现。

〔3〕小:《脉经》作"少"。

〔4〕本条论述淋病的证候。

【译文】

淋这种病，其症状是小便淋沥如粟米状（点滴涩少），且有少
腹弦急疼痛，疼痛牵引至脐中。

[08]趺阳脉数，胃中有热，即消谷引食，大便必坚，
小便即数。[1]

【注释】

〔1〕本条论述胃热气盛的消渴但病的证候。

【译文】

趺阳脉数，是胃中有热，其证是容易消化谷食而欲食，大便坚
硬，小便增多。

〔09〕淋家不可发汗^{〔1〕}，发汗则必便血^{〔2〕}。

【注释】

〔1〕淋家不可发汗：淋病，由于下焦有热，阴液已不足，即使有发热也不可用汗法。

〔2〕本条论述淋病的治禁及误汗后的变证。《金匮正义》："便血，谓小便尿血也。"本条亦见《伤寒论》84条。

【译文】

患淋病的人，不可用发汗法治疗。误汗后可出现尿血。

〔10〕小便不利者，有水气^{〔1〕}，其人若渴^{〔2〕}，栝蒌瞿麦丸^{〔3〕}主之^{〔4〕}。

栝蒌瞿麦丸方：

栝蒌根二两　　茯苓　　薯预各三两　　附子一枚，炮

瞿麦一两

右五味，末之，炼蜜丸梧子大。饮服三丸，日三服。不知，增至七八丸，以小便利、腹中温为知。

【注释】

〔1〕小便不利者，有水气：小便不利而不发热，表明非外感热病所致。有水气是由于肾阳不足，水气内停引起。

〔2〕若渴：俞本、徐本作"苦渴"。

〔3〕栝蒌瞿麦丸：本方有温阳化气、利水润燥的作用，是肾气丸之变方。

〔4〕本条论述水气内停引起小便不利的证候。主之，底本误作"主人"，据俞本、徐本、赵本改。

【译文】

出现小便不利的症状，由于有水气停留体内，病人感到十分口

渴，当用栝蒌瞿麦丸治疗。

栝蒌瞿麦丸方：

栝蒌根二两　　茯苓　　山药各三两　　附子一枚，炮　　瞿麦
一两

以上五味药，研成细末，与熬过的蜂蜜制成丸药，如梧桐子大。每次用水吞服三丸，每日三次。不见效，增加至每次七八丸，以小便通利、少腹暖和为见效。

[11]小便不利[1]，蒲灰散[2]主之；滑石白鱼散[3]，茯苓戎盐汤[4]并主之。[5]

蒲灰散方：

蒲灰[6]七分　　滑石三分

右二味，杵为散。饮服方寸匕，日三服。

滑石白鱼散方：

滑石二分　　乱发[7]二分，烧　　白鱼[8]二分

右三味，杵为散。饮服半钱匕[9]，日三服。

茯苓戎盐汤方：

茯苓半斤　　白术二两　　戎盐[10]弹丸大一枚

右三味[11]。

【注释】
〔1〕小便不利：此指淋病出现小便不利的症状。
〔2〕蒲灰散：本方有凉血消瘀利水的功效。适用于小便淋沥涩痛的热淋。
〔3〕滑石白鱼散：本方有止血行瘀通淋的作用。适用于尿血、少腹弦急疼痛的血淋。
〔4〕茯苓戎盐汤：本方有健脾利水、益肾降火的作用。适用于小便混浊，色白如米泔汁或兼红色血丝的砂淋、膏淋（即乳糜尿）、血淋。《金匮发微》："茯苓戎盐汤为膏淋、血淋，阻塞水道通治之方也。"

〔5〕本条论述淋病而致小便不利的三种治法。

〔6〕蒲灰：为香蒲科植物狭叶香蒲、宽叶香蒲和长苞香蒲的花粉。有消瘀血、利小便的功效。

〔7〕乱发：今称为"血余"，为健康人的头发，经加工煅成的炭化物。有消瘀止血利水的功效。

〔8〕白鱼：即衣鱼，又称衣中白鱼、壁鱼、蠹鱼。为衣鱼科昆虫衣鱼的全虫。有消瘀利水的作用。

〔9〕半钱匕：赵本作"方寸匕"。

〔10〕戎盐：又称石盐、青盐、岩盐。为卤化物类矿物石盐的结晶。有益肾利水的作用。《金匮要略新义》："滑石、戎盐诸品，实治淋之要药也。"又："能溶解尿酸结石也。"

〔11〕右三味：俞本下有"先将茯苓、白术煎成，入盐再煎，分温三服"，吴本有"咬咀，以水七升，煮取三升，去滓。分温两服"。

【译文】

治疗小便不利（有三首方剂），（若兼淋沥涩痛）当用蒲灰散；（若见尿血）可用滑石白鱼散；（若小便混浊不清而见血丝）则可用茯苓戎盐汤。

蒲灰散方：

蒲灰七分　　滑石三分

以上两味药，研细末为散剂。用水饮服方寸匕，每日三次。

滑石白鱼散：

滑石二分　　乱发二分，煅烧　　白鱼二分

以上三味药，研细末为散剂。用水饮服方寸匕，每日服三次。

茯苓戎盐汤方：

茯苓半斤　　白术二两　　戎盐弹丸大一枚

以上三味药（先用水将茯苓、白术同煮，然后放入戎盐再煮。每日服三次）。

〔12〕渴欲饮水，口干舌燥者[1]，白虎加人参汤主之。[2]方见中暍中。

【注释】

〔1〕渴欲饮水，口干舌燥者：渴欲饮水，且饮水后仍感口干舌燥，是口渴极为严重，是由于肺胃热盛、津气两伤所致。此病在上焦肺，后世称之为"上消"。《金匮要略心典》："此肺胃热盛伤津，故以白虎清热，人参生津止渴，盖所谓上消、膈消之证。"今之Ⅰ型糖尿病多见此证。

〔2〕本条论述热盛伤津的消渴病的证治。亦见《伤寒论》222条。

【译文】

（外感热病后）出现渴欲饮水，而大量饮水后口舌仍干燥。治疗当用白虎加人参汤。方见《痉湿暍病脉证治第二》[26]。

[13]脉浮发热，渴欲饮水，小便不利者[1]，猪苓汤[2]主之[3]。

猪苓汤方：

猪苓[4]去皮　　茯苓　　阿胶　　滑石[5]　　泽泻各一两

右五味，以水四升，先煮四味，取二升，去滓，内胶[6]烊消[7]。温服七合，日三服。

【注释】

〔1〕脉浮发热，渴欲饮水，小便不利者：此证与前五苓散所治之证相似，都有脉浮发热、口渴、小便不利，且都由外感热病引起。但证候轻重程度不同，彼则"微热"，此则"发热"；彼则"消渴"，此则"渴欲饮水"。可见本条热甚、渴甚。又证候出现的先后亦不同，彼则先小便不利，续发热，最后口渴；此则先发热，续口渴，最后小便不利。故五苓散证是由于膀胱气化不行所致，属于泌尿障碍；而此猪苓汤证是膀胱蓄热伤阴所致，属于排尿障碍。

〔2〕猪苓汤：本方有滋阴清热利水的作用。亦见《伤寒论》223条。

〔3〕本条论述膀胱蓄热伤阴而致小便不利的证治。

〔4〕猪苓：为多孔菌科猪苓的干燥菌核。能利水渗湿，其功效胜过茯苓，但无补益作用。

〔5〕滑石:《伤寒论》、《玉函经》下有"碎"字。

〔6〕胶:《伤寒论》作"阿胶"。

〔7〕烊消:《玉函经》作"消尽"。

【译文】

（外感热病）证见脉浮发热、口渴引饮（膀胱蓄热而致），小便不通。治疗当用猪苓汤。

猪苓汤方:

猪苓去皮　　茯苓　　阿胶　　滑石　　泽泻各一两

以上五味药，用四升水先煮四味，（除阿胶外）煮到二升，去掉药渣，加入阿胶烊消。每次温服七合，每日服三次。

水气病脉证并治第十四

论七首　　脉证五条　　方八首

【按语】

　　本篇论述水气病。水气，犹言"水邪"。水气病即水邪之病，后世称为水肿病。水气病是以水肿为主症的一类病证，由于肺、脾、肾功能失调引起的体内水液的潴留。篇中将水气病分为风水、皮水、正水、石水，并提出与黄汗的鉴别。俞本作"方十首"，徐本作"方九首"。

　　[01]师曰：病有风水，有皮水，有正水，有石水，有黄汗。风水[1]其脉自浮，外证骨节疼痛，恶风。皮水[2]其脉亦浮，外证胕肿，按之没指[3]，不恶风，其腹如鼓[4]，不渴，当发其汗。正水[5]其脉沉迟，外证自喘。石水[6]其脉自沉，外证腹满不喘。黄汗[7]其脉沉迟，身发热，胸满，四肢头面肿，久不愈，必致痈脓。[8]

【注释】

　　〔1〕风水：中医病名，为水气病之一。由于风邪袭肺，肺不能调节水液代谢的功能，引起面目浮肿，小便不利，兼有发热恶寒，骨节疼痛，脉浮数等表症的水气病。其特点是发病快，水肿从头面部开始。类似今之急

性肾小球性肾炎。

〔2〕皮水：中医病名，为水气病之一。由于肺脾功能失调，引起全身严重水肿，甚至有腹水的水气病。

〔3〕胕（fú）肿，按之没指：指有凹陷性的浮肿。胕，通"浮"。《五音集韵》云："肿也。"故胕肿即浮肿，不是跗肿。《黄帝内经·素问·水热穴论》："上下溢于皮肤，故为胕肿。胕肿者，聚水而生病也。"

〔4〕如鼓：《脉经》下有"一作如故，不满"。

〔5〕正水：中医病名，水气病之一。由于脾肾阳虚不能制水引起的以气喘、腹满为主症的水气病。

〔6〕石水：中医病名，为水气病之一。由于肾阳衰微不能化水引起的以少腹硬满为主症的水气病。《金匮要略直解》："正水与石水相类，属里……正水自喘，石水不喘为异耳。"

〔7〕黄汗：中医病名，与水气病相类似。由于水湿郁滞化热引起的以发热、头面及四肢浮肿，出黄汗，小便不利，日久皮肤痈脓为主症的病证。

〔8〕本条论述水气病的分类及其鉴别。

【译文】

老师说：水气病分为风水、皮水、正水、石水、黄汗。风水，按其脉浮（其病在表），表现有骨节疼痛、恶风（发热）等表症（且有面目浮肿、小便不利）。皮水，脉象亦浮（水气在表），表现有全身严重的浮肿，用手按其皮肤凹陷不起，没有恶风等表症，腹部胀满犹如鼓那样隆起，没有口渴。（风水与皮水）治疗都应用发汗的方法。正水，脉沉迟（其病在里），表现为（腹满）气喘（小便不利）。石水，脉象亦沉，表现为少腹胀满但不气喘。黄汗，脉象沉迟，身体发热，出黄汗，胸腹胀满，头面及四肢都肿胀，若不治愈，日久皮肤会痈脓。

[02]脉浮而洪，浮则为风，洪则为气。风气相搏，风强则为隐疹[1]，身体为痒，痒为泄风[2]，久为痂癞。气强则为水，难以俯仰[3]，风气相击，身体洪肿，汗出乃愈。恶风则虚，此为风水[4]。不恶风者，小便通利，上焦有寒，

其口多涎[5]，此为黄汗。[6]

【注释】

〔1〕隐疹：中医病名，即瘾疹。参见《中风历节病脉证并治第五》[3]注释[5]。

〔2〕泄风：中医病名，由于风邪客于皮肤所致的一种皮肤病，日久化脓结痂。

〔3〕难以俛（fǔ）仰：即难以呼吸。俛，通"俯"，指俯首、低头，见于深呼气时。仰，是抬头，见于深吸气时。俛仰，在此表示呼吸困难的症状。

〔4〕风气相击……此为风水："风气相击"与上述"风气相搏"同义。指风邪与水气相并感受，则形成全身浮肿的风水病。《医宗金鉴》："若风气两相强击为病，则为风水，故通身浮肿也。"《金匮玉函要略述义》："此条风强、气强二证是客，风气相击证是主，宜分别看，汗出乃愈，专属风水而言，不统前二证。"

〔5〕上焦有寒，其口多涎：此文似言"肺中冷"之证，参见《肺痿肺痈咳嗽上气病脉证治第七》篇[5]条。与下文"此为黄汗"（黄汗主症是身发热、胸满、四肢头面肿）截然不同。

〔6〕本条论述风水与瘾疹、黄汗在病因上的鉴别。

【译文】

脉浮而洪，浮脉为风邪盛，洪脉为水气盛。风邪与水气相并感受，风邪盛则出现瘾疹，皮肤瘙痒，由于瘙痒而发为泄风，时间长了就会结痂。水气盛则引起水液停聚，出现呼吸困难。风邪与水气相并感受，身体出现严重的水肿，并兼有恶风（发热）等表虚证候，这就是风水。用发汗方法可治愈。若不恶风者，小便通利，上焦有寒，其口多涎，此为黄汗（疑为肺中冷之证）。

[03]寸口脉沉滑者，中有水气，面目肿大，有热，名曰风水。视人之目裹上微拥，如蚕新卧起状[1]，其颈脉动，时时咳[2]，按其手足上，陷而不起者，风水。[3]

【注释】

〔1〕目裹上微拥,如蚕新卧起状:指眼胞微肿,状似蚕冬眠后将吐丝时那样皮色光亮透明。目裹,即眼胞。《类经》:"目裹者,目下之胞也。"拥,通"臃",肿也。此文源于《黄帝内经》。《素问·平人气象论》:"目裹微肿,如卧蚕起之状,曰水。"

〔2〕颈脉动,时时咳:颈脉,即人迎脉。颈部结喉旁的动脉。今谓之颈外动脉,这是古人诊脉部位之一。此句源于《黄帝内经·素问·平人气象论》:"颈脉动喘,疾咳,曰水。"指颈外动脉搏动快而显露。频频咳嗽,这是水气。

〔3〕本条论述风水的脉证。

【译文】

寸口脉沉而滑,是体内有水邪停留。面目肿胀,且有发热(恶风)等症,这叫风水病。望病人眼胞微肿,好像蚕冬眠将起时皮色光亮透明。检查其颈部动脉跳动急促,听到频繁咳嗽的声音,再用手按其足跗有凹陷不起的水肿,这是风水病。

[04]太阳病,脉浮而紧,法当骨节疼痛。反不疼,身体反重而酸,其人不渴,汗出即愈,此为风水〔1〕。恶寒者,此为极虚发汗得之。渴而不恶寒者,此为皮水,身肿而冷,状如周痹〔2〕。胸中窒,不能食,反聚痛,暮躁不得眠,此为黄汗,痛在骨节〔3〕。咳而喘,不渴者,此为脾胀。其状如肿〔4〕,发汗即愈。然诸病此者,渴而下利,小便数者,皆不可发汗。〔5〕

【注释】

〔1〕太阳病……此为风水:此段论太阳病与风水的鉴别。太阳病为外感热病,本有发热恶风、骨节疼痛等表症。风水虽有表证,但骨节不疼痛,而以身体浮肿沉重为主症。"汗出即愈"是倒文,当在"此为风水"之下。《金匮正义》:"此言风水、皮水、黄汗及肺胀四证,邪俱从表入,故以太阳总揭其病发之所以,而从浮紧总括其初形之脉象,非独指

风水言也。"

〔2〕渴而不恶寒者……状如周痹：此段论风水与皮水的鉴别。风水与皮水相类，都有身肿，但风水有表证，皮水"不恶寒"，表明无表证。"身肿而冷，状如周痹"是倒文，当在"此为皮水"之前，皮水身肿较风水为重，故阳气痹阻而身冷。状如周痹，是指皮水如同周痹那样痹阻阳气。周痹，中医病名，因寒湿痹阻阳气，以周身游走性疼痛为主症。

〔3〕胸中窒……痛在骨节：此段论风水与黄汗的鉴别。黄汗有身体肿、发热、汗出（参见本篇［01］条）、骨节疼痛等症，与风水相似；但又有"汗沾衣，色正黄如柏汁"的特征（参见本篇［28］条），更有胸中窒塞而痛、不能食、躁不得眠之症。"此为黄汗"亦为倒文，当在"病在骨节"之下。

〔4〕咳而喘……其状如肿：此段论风水与肺胀的鉴别。脾胀，当是"肺胀"。风水与肺胀也有相似之处，均有浮肿、咳嗽，但肺胀主症是咳而喘，而风水主症是水肿。"此为肺胀"也是倒文，当在"其状如肿"之下。

〔5〕本条论述风水与太阳病、皮水、黄汗、肺胀的鉴别以及治法与治禁。

【译文】

出现太阳病（发热、恶寒等）症状，脉亦浮而紧，按理还有骨节疼痛的症状。但若身体不痛，反感到沉重（浮肿）而酸，（小便不利）病人没有口渴（里证），用发汗法就可治愈，这是风水病。如果出现恶寒，这是体虚发汗引起的。如果有口渴而没有恶寒等表症，这是皮水病，只是全身浮肿，（小便不利）皮肤冷，犹如周痹阳气痹阻引起的。如果（发热、口渴、身体浮肿）脘腹窒塞而疼痛，不能进食，夜暮躁扰，不能入眠，这是黄汗病，骨节疼痛（汗出色黄如黄柏汁）。如果咳嗽气喘，没有口渴，这是肺胀病，身体亦有浮肿，可用发汗法治疗。但是上述诸病，若有口渴而下利或小便数的病人，则不可发汗。

［05］里水〔1〕者，一身面目黄肿〔2〕，其脉沉，小便不利，故令病水。假如小便自利，此亡津液，故令渴也。越婢加术汤〔3〕主之。〔4〕方见下〔5〕。

【注释】

〔1〕里水：即皮水。风水在表，皮水在里，两者相对而言，故皮水又称里水。

〔2〕黄肿：《脉经》作"洪肿"。

〔3〕越婢加术汤：当在"故令病水"之下。本方有发汗利水、兼清里热的作用。

〔4〕主之：《脉经》下有"一云皮水，其脉沉，头面浮肿，小便不利，故令病水，假令小便自利，亡津液，故令渴也"。本条论述皮水挟热的证治。

〔5〕方见下：徐本作"方见中风"。

【译文】

患皮水的人，全身严重浮肿，按其脉沉，小便不利，所以引起水液停聚。如果小便自利而口渴（就不是水气病），而是体内津液不足引起的口渴。水气病当用越婢加术汤治疗。方见《中风历节病脉证并治第五》[20]。

[06]趺阳脉当伏，今反紧，本自有寒，疝瘕[1]，腹中痛，医反下之，下之即胸满短气。

[07]趺阳脉当伏，今反数，本自有热，消谷[2]小便数，今反不利，此欲作水。[3]

【注释】

〔1〕疝瘕（jiǎ）：中医病名，由于寒凝气滞引起的少腹疼痛，且有结块的病证。疝与瘕又有区别，疝是寒凝，瘕为气滞。疝瘕在此指寒疝。参见《腹满寒疝宿食病脉证治第十》篇[17]条。

〔2〕消谷：在此指消谷善饥的消渴病。《脉经》下有小字注文"一作消渴"。

〔3〕此二条论述中焦病变引起的水气病与寒疝、消渴在病因上的鉴别。《金匮玉函要略述义》："此二条，前条是客，不过举其有寒者，以为照对，实无干水病；后条是主，示水之因热生者。"

【译文】

　　趺阳脉当见沉伏，此又见紧脉，这原本是有寒气结聚引起疝瘕而腹中疼痛。若医生误用攻下法治疗，下后就会出现脘腹痞闷而短气的症状。

　　趺阳脉当见沉伏，此又出现数脉，这本是胃中有热，当见消谷善饥，小便多的消渴病。如果小便不利，胃热也可引起水气病。

　　[08] 寸口脉浮而迟，浮脉则热，迟脉则潜，热潜相搏，名曰沉[1]。趺阳脉浮而数，浮脉即热，数脉即止，热止相搏，名曰伏[2]。沉伏相搏，名曰水。沉则脉络虚，伏则小便难，虚难相搏，水走皮肤，即为水矣。[3]

【注释】

　　〔1〕寸口脉浮而迟……名曰沉：指上焦（肺）有郁热，沉着不去，即肺有热伏。

　　〔2〕趺阳脉浮而数……名曰伏：指中焦（胃）有蕴热，留止不行，即胃有热伏。

　　〔3〕本条论述肺胃郁热导致水气病的机理。

【译文】

　　寸口脉浮而迟，反映上焦肺有热潜伏，且沉着不去。趺阳脉浮而数，表现出中焦胃有热留止，且伏而不行。由于肺胃郁热导致水液内停，更由于络脉空虚，小便难以排出，水液外溢皮肤，于是形成水气病。

　　[09] 寸口脉弦而紧，弦则卫气不行，即恶寒，水不沾流，走于肠间[1]。

　　[10] 少阴脉紧而沉，紧则为痛，沉则为水[2]，小便即难。[3]

【注释】

〔1〕寸口脉弦而紧……走于肠间：此论上焦肺有寒导致腹中有水，即恶寒，《脉经》作："卫气不行则恶寒"。肠间，即腹中。

〔2〕少阴脉紧而沉，紧则为痛，沉则为水：此论下焦肾有寒导致水气病。《金匮要略编注》："此肾病独受寒邪内郁，而为正水也。"

〔3〕此二条论述肺肾有寒导致水气的证候及机理。

【译文】

寸口脉弦而紧，由于（上焦肺受寒邪）卫阳阻遏不通，出现恶寒，（肺失通调水道的功能）水不能下输膀胱而流至腹中（出现腹水）。

少阴脉紧而沉，出现身体疼痛、水肿、小便不利。

[11]脉得诸沉〔1〕，当责有水，身体肿重。水病脉出〔2〕者，死。〔3〕

【注释】

〔1〕脉得诸沉：《金匮要略释义》："水为阴邪，故脉多沉。水行皮肤，营卫被遏，则脉亦沉，故曰'脉得诸沉，当责有水'。然凡属阴寒内盛之病，其脉多沉，不可率断为水，必其身体肿重，始克断为水证。"

〔2〕水病脉出：指水气病肿势未消而脉象暴出，即从沉脉变为浮而无根的脉象，这是正气外脱、虚阳浮越的危象。

〔3〕本条论述水气病的诊断及预后。

【译文】

脉象为沉，当考虑水气病，还必须结合身体有浮肿而沉重之症。如果水气病水肿未消时，出现脉象暴出（由沉变为浮脉），这是病情危重的现象。

[12]夫水病人，目下有卧蚕，面目鲜泽〔1〕，脉伏〔2〕，其人消渴〔3〕，病水腹大，小便不利，其脉沉绝〔4〕者，有水，

可下之。〔5〕

【注释】

〔1〕面目鲜泽：面目，着重在目。鲜泽，形容眼胞肿胀，皮色鲜明有光泽。

〔2〕脉伏：为脉沉之甚，表明水肿严重。

〔3〕消渴：指口渴多饮之症。

〔4〕脉沉绝：指脉伏沉至极，表明体内有大量水液停聚。

〔5〕本条论述水气病严重时可用攻下逐水法治疗。

【译文】

患水气病的人，初起眼胞浮肿，犹如卧蚕新起时，皮色鲜明有光泽。进而脉沉伏，出现口渴多饮，小便不利，腹部胀大有水，再则发展至脉沉伏至极，体内有大量水液停留，可用峻下逐水法治疗。

[13]问曰：病下利后，渴饮水，小便不利，腹满因肿者，何也？答曰：此法当病水。若小便自利及汗出者，自当愈。〔1〕

【注释】

〔1〕本条论述病后肺脾肾功能失调引起的水气病。

【译文】

问道：患下利病后（脾土虚弱），若饮水过多，又小便不利，于是出现腹部胀满，身体浮肿，这是什么病证？回答说：按理会引起水气病。如果小便能通利（肾气蒸腾，气化功能正常），并能汗出（肺气通调水道功能正常），那就会病愈（不会得水气病）。

[14]心水者，其身重而少气，不得卧，烦而躁，其人

阴肿[1]。

[15]肝水者，其腹大，不能自转侧，胁下腹痛，时时津液[2]微生，小便续通。

[16]肺水者，其身肿，小便难，时时鸭溏[3]。

[17]脾水者，其腹大，四肢苦重，津液不生，但苦少气，小便难。

[18]肾水者，其腹大，脐肿[4]腰痛，不得溺，阴下湿如牛鼻上汗[5]，其足逆冷，面反瘦[6]。

【注释】

〔1〕阴肿：即前阴水肿。水肿严重时可出现。女性为阴唇水肿，男性为阴囊水肿。

〔2〕津液：指尿液。《黄帝内经·素问·灵兰秘典论》："膀胱者，州都之官，津液藏焉，气化则能出焉。"可见膀胱藏津液，实指尿液。

〔3〕鸭溏：大便稀薄犹如鸭粪那样水粪俱下。

〔4〕脐肿：指腹部正中的脐部突出，今称"脐疝"，由于大量腹水使腹腔内压力增高引起。

〔5〕阴下湿如牛鼻上汗：指阴囊皮肤潮湿，有水液渗出，犹如牛鼻上的汗液。《金匮要略直解》："以其不得溺，则水气不得泄，浸渍于睾囊，而为阴汗。"

〔6〕面反瘦：《脉经》作"面又瘦"，下有"一云大便反坚"小字注文。此五条论述五脏水肿的证候。五脏水肿并非五脏本身有水，而是水气泛滥到五脏所出现的证候。

【译文】

患心水者，全身浮肿，短气，不得平卧，烦躁，前阴水肿。患肝水者，腹中有水而胀满，难以转身，胁下疼痛，尿液减少，小便断断续续（有时通，有时不通）。患肺水者，全身浮肿，小便不利，经常大便溏薄犹如鸭粪。患脾水者，腹中有水而腹满，呼吸困难，四肢浮肿沉重，小便不利。患肾水者，腹中有水而胀满，肚脐突出，腰痛，解不出小便，阴囊皮肤潮湿有汗，似牛鼻子出汗那样，手足肿胀而冰冷，但形体十分消瘦。

[19]师曰：诸有水者，腰以下肿，当利小便；腰以上肿，当发汗乃愈。[1]

【注释】

[1]本条论述水气病的治疗大法。治疗水气病要根据水肿的部位，采用因势利导的方法。

【译文】

老师说：各种水气病，腰部以下浮肿明显的，治疗当用利小便法；腰部以上浮肿明显的，则用发汗法就可治愈。

[20]师曰：寸口脉沉而迟，沉则为水，迟则为寒，寒水相搏[1]。趺阳脉伏，水谷不化，脾气衰则鹜溏，胃气衰则身肿[2]。少阳脉卑，少阴脉细，男子则小便不利，妇人则经水不通[3]。经为血，血不利则为水，名曰血分[4]。

【注释】

[1]寸口脉沉而迟……寒水相搏：寸口脉主上焦（肺），脉沉而迟是寒、是水，寒水泛于上焦，即指风寒袭肺引起水气病，属气分，如风水之类。

[2]趺阳脉伏……胃气衰则身肿：此亦论气分引起的水气病。趺阳脉主中焦（脾胃），脉伏是虚，是水，此指脾胃气衰引起的水气病。表现为食不消化而大便溏薄，犹如鸭粪，又身体浮肿，如正水之类。《金匮要略浅注补正》："此分三节，寸口属肺，肺脉沉迟，则为寒水泛于上焦，遂发水肿病，为第一段。趺阳脉伏，趺阳是足上胃脉，诊脾胃者也。脾主化谷，胃主化水，脾胃气虚则水谷不化也。……脾气衰则谷不化而鹜溏，不在水肿之例，惟胃气衰则水不化而身肿，此等水肿与上段又不同也，此为

第二段。然此两段皆属气分，非血分也。注家不明章句，牵搭下文，以上两段皆归血分解，则不通矣。"

〔3〕少阳脉卑……妇人则经水不通：少阳脉为足少阳胆经的丘墟穴，而肝与胆相为表里；少阴脉为足少阴肾经的太谿穴。脉卑，即脉微，脉微而细，在此表明肝肾不足引起的水气病。"男子则小便不利，妇人则经水不通"，互见妇女经水不通而小便不利。经水是血，故是血分引起的水气病，如石水之类，男子不在此例。《金匮要略浅注补正》："少阳脉卑陷，则知病在血海，其血不行也。少阴脉诊于太谿……今其脉细，亦是血少……胞室血涩则壅水……虽在水，实发于血，故名曰血分，知血分之能致水，则气血之理明矣。"

〔4〕本条论述血分引起的水气病。前二段论气分为客词，第三段论血分为主词。

【译文】

老师说：寸口脉沉而迟是寒水侵袭上焦（肺），（此是气分引起的水气病）。趺阳脉状是脾胃气衰，表现为食谷不化，大便溏薄如鸭粪，又可出现身体浮肿（此也是气分引起的水气病）。少阳、少阴脉微而细（是肝肾不足），在男子可出现小便不利；在妇女则出现经水不通。而经水是血，经血不通则可引起水液停聚，此为血分引起的水气病。

[21]问曰：病者苦水，面目身体四肢皆肿，小便不利。脉之，不言水，反言胸中痛，气上冲咽，状如炙肉〔1〕，当微咳喘，审如师言，其脉何类？

师曰：寸口脉沉而紧，沉为水，紧为寒，沉紧相搏，结在关元〔2〕。始时当微，年盛不觉。阳衰之后〔3〕，荣卫相干，阳损阴盛〔4〕，结寒微动。肾气上冲〔5〕，喉咽塞噎，胁下急痛。医以为留饮，而大下之〔6〕，气击不去，其病不除〔7〕。后重吐之，胃家虚烦〔8〕，咽燥欲饮水，小便不利，水谷不化，面目手足浮肿。又与葶苈丸下水，当时如小差，食饮过度，肿复如前，胸胁苦痛，象若奔豚[9]，其水扬溢，则浮咳喘逆[10]，当先攻击冲气[11]，令止，乃治咳。咳止，其喘自差。先治新病，病当在后。[12]

【注释】

〔1〕气上冲咽，状如炙肉：指病势向上，出现咽喉梗塞的症状，犹如烤肉块阻塞在喉中。

〔2〕关元：穴位名，属任脉，在脐正中线当脐下三寸。《黄帝内经·灵枢·寒热病》："脐下三寸，关元也。"在此泛指"下焦"。

〔3〕阳衰之后：在此指中年以后。

〔4〕荣卫相干，阳损阴盛：指气血荣卫之相继不足，阳气日渐衰减，阴气天天加重。

〔5〕结寒微动，肾气上冲：结聚在下焦的寒水开始微微欲动，肾中的寒气上冲。

〔6〕医以为留饮，而大下之：表明医生误认为水饮内停，而用攻下逐水法治疗。

〔7〕气击不去，其病不除：指出寒气没有去除，反而正气受损，病情没有减轻。

〔8〕后重吐之，胃家虚烦：以后医生又再误用催吐法治疗，导致胃气受损，出现虚热的症状。

〔9〕胸胁苦痛，象若奔豚：形容胁腹疼痛犹如奔豚气病。参见本书《奔豚气病脉证治第八》篇〔2〕条。

〔10〕其水扬溢，则浮咳喘逆：由于水气泛溢至肺，出现咳嗽气喘之症。

〔11〕冲气：徐本误作"卫气"。

〔12〕本条举水气病的病案，论述误治经过及正确的治法。

【译文】

一个患有严重水气病的人，面目四肢都有水肿，小便不通利。医生诊察后，不说是水气病，而说是胸中疼痛，病势上冲至咽喉，出现咽喉梗塞症状，犹如有块烤肉阻塞在喉中，还有轻微的咳嗽气喘，经过详细的问诊后，病情果然像老师说的那样，其病变过程是怎样的呢?

老师回答说:寸口脉沉而紧,起病时上焦有寒水相搏,以后寒水逐渐结聚在下焦。开始时病情很轻微,年壮体盛时没有自觉症状。后来到了中年以后,荣卫气血相继不足,阳气日渐衰弱,阴寒之气日渐加重,结聚在下焦的寒水开始微微欲动。由于肾中寒气上冲,出现咽喉梗塞的症状,并有胁腹拘急疼痛。此时医生误以为是水饮内停引起的,就用攻下逐水法治疗,结果寒气非但没有去除,而且(正气受损)病情没有减轻。以后医生又误用催吐法治疗,胃中津液耗伤,出现虚热、咽干舌燥、渴欲饮水、小便不利,饮水及食谷均不消化,以致面目四肢都出现浮肿之症。医生又给病人服葶苈丸攻下逐水,一时浮肿稍见减轻,但饮水过多后,水肿又像以前那样严重,而且胁腹剧烈疼痛,像患奔豚气病那样。以后水气泛溢至肺,出现咳嗽气喘之症。(此病正确的治疗步骤)应当先治寒气上冲之证,待症状控制后,再治咳嗽,咳嗽好了,气喘也就会减轻。应当先治新病,后治痼疾(也就是先其治冲气,后治其水气)。

[22]风水,脉浮,身重,汗出,恶风者,防己黄芪汤[1]主之。腹痛加芍药。[2]

防己黄芪汤方[3]:

防己一两[4]　　黄芪一两一分　　白术三分　　甘草半两,炙

右锉。每服五钱匕,生姜四片、枣一枚,水盏半,煎取八分,去滓。温服,良久再服。

【注释】

〔1〕防己黄芪汤:本方有益气固表、利水渗湿作用。本方在《痉湿暍病脉证治第二》篇[22]条,亦治风湿表虚证。方中白术剂量略有不同,方后加减法及调摄法也不同。

〔2〕本条论述风水兼表虚的证治。

〔3〕防己黄芪汤方:徐本作"方见湿病中"。

〔4〕一两：俞本作"二两"。

【译文】

风水病，脉浮，身体沉重（而浮肿），汗出，恶风，当用防己黄芪汤治疗，若有腹痛则再加入芍药。

防己黄芪汤方：

防己—两　　黄芪—两—分　　白术三分　　甘草半两，炙

以上药物，研末。每次服五钱匕，用生姜四片、大枣一枚，加一杯半水，煮到八分，去掉药渣。温服，隔一段时间再服。

[23]风水，恶风，一身悉肿，脉浮，不渴，续自汗出，无大热〔1〕，越婢汤〔2〕主之。〔3〕

越婢汤方：

麻黄六两　　　石膏半斤　　　生姜三两　　　大枣十五枚

甘草二两

右五味，以水六升，先煮麻黄，去上沫，内诸药，煮取三升。分温三服。恶风〔4〕者加附子一枚炮。风水〔5〕加术四两《古今录验》。

【注释】

〔1〕不渴，续自汗出，无大热：不渴，当是口渴，口渴而持续汗出是里热盛，无大热，因体表汗出，故身无大热。《脉经》作"而无大热"。

〔2〕越婢汤：本方有发越水气兼清里热的作用。若表阳虚而兼恶寒，可加附子温经固表。若是皮水可加白术，以加强除湿的功效。

〔3〕本条论述风水挟里热的证治。

〔4〕恶风：当是"恶寒"。

〔5〕风水：当是"皮水"。

【译文】

风水病，恶风，全身浮肿，脉浮，口渴，持续出汗，虽体表无

大热（但里热熏蒸），当用越婢汤治疗。

越婢汤方：

麻黄六两　　石膏半斤　　生姜三两　　大枣十五枚　　甘草二两

以上五味药，用六升水，先煮麻黄，去掉上面的泡沫，再放入其余药物，煮到三升。分三次温服。若兼有恶寒者，加附子一枚炮。用于皮水患者加白术四两《古今录验》。

〔24〕皮水为病，四肢肿，水气在皮肤中，四肢聂聂动[1]者防己茯苓汤[2]主之。[3]

防己茯苓汤方：

防己三两　　黄芪三两　　桂枝三两　　茯苓六两　　甘草二两

右五味，以水六升，煮取二升。分温三服。

【注释】

〔1〕四肢聂聂动：即四肢瞤动。由于四肢肿胀明显，水在皮肤中，阳气痹阻，故有手足肌肉掣动之症。

〔2〕防己茯苓汤：本方有益气利水、通阳行痹的作用。本方与防己黄芪汤类似，但因水肿严重，故方中防己、黄芪、茯苓用量特重，以加强利水的功效。《医宗金鉴》："皮水之病，是水气相搏在皮肤之中，故四肢聂聂瞤动也，以防己茯苓汤补卫通荣、祛散皮水也。"

〔3〕本条论述皮水兼四肢瞤动的治法。

【译文】

皮水这种病，全身四肢明显肿胀，水气在皮肤中，兼有手足瞤动症状，当用防己茯苓汤治疗。

防己茯苓汤方：

防己三两　　黄芪三两　　桂枝三两　　茯苓六两　　甘草二两

以上五味药，用六升水同煮，煮到二升。每天分三次温服。

〔25〕里水，越婢加术汤[1]主之；甘草麻黄汤[2]亦

主之。〔3〕

越婢加术汤方见上，于内加白术四两，又见脚气中〔4〕。

甘草麻黄汤方：

甘草二两　　麻黄四两

右二味。以水五升，先煮麻黄，去上沫，内甘草，煮取三升。温服一升，重复汗出。不汗，再服，慎风寒。

【注释】

〔1〕越婢加术汤：参见本篇〔23〕条注释〔2〕，用于皮水挟里热之症。

〔2〕甘草麻黄汤：本方有发汗利水的功效，作用较轻，用于皮水轻症而无里热者。

〔3〕本条论述皮水的两种治法。以皮水无里热的治法为主。

〔4〕脚气中：徐本作"中风中"。

【译文】

皮水（有里热）的病人，可用越婢加术汤治疗；（无里热，仅有轻度浮肿，无汗，小便不利者）可用甘草麻黄汤治疗。

越婢加术汤方方见本篇〔23〕条，越婢汤中加入白术四两，又见《中风历节病脉证并治第五》篇中。

甘草麻黄汤方：

甘草二两　　麻黄四两

以上两味药。用五升水，先煮麻黄，去掉上面的泡沫，放入甘草，煮到三升。每次温服一升，服后应会多次汗出。若不出汗，再服药保暖，当心别受风寒。

[26]水之为病〔1〕，其脉沉小，属少阴〔2〕；浮者为风〔3〕。无水虚胀者为气〔4〕。水，发其汗即已〔5〕。脉沉者宜麻黄附子汤〔6〕；浮者宜杏子汤〔7〕。

麻黄附子汤方：

麻黄三两　　甘草二两　　附子一枚，炮

右三味，以水七升，先煮麻黄，去上沫，内诸药，煮取二升半。温服八分[8]，日三服。

杏子汤方未见，恐是麻黄杏仁甘草石膏汤。

【注释】

〔1〕水之为病：在此概括正水与风水。

〔2〕脉沉小，属少阴：脉沉小，表明病位在里。少阴，指足少阴肾，在此指肾阳不足引起的正水。

〔3〕浮者为风：脉浮表明病位在表。此指外感风邪引起的风水。

〔4〕无水虚胀者为气：无水，指无腹水的腹满，是由气滞引起的虚胀、虚满，以此与正水（由腹水引起）的腹满相区别。

〔5〕水，发其汗即已：水，承上文在此指风水与正水，可用发汗法治疗。提示气滞引起的腹满绝不能用汗法。

〔6〕麻黄附子汤：本方有温经发汗的作用，宜用于正水。

〔7〕杏子汤：方未见。推测是麻黄杏仁甘草石膏汤。参见《伤寒论》63条、162条。此方有宣肺发汗的功效，宜用于风水。《金匮要略方论本义》："杏子汤之方，内水湿而外风寒，其挟热者，可以用麻杏甘石也，如不挟热者，莫妙于前言甘草麻黄汤加杏子，今谓之三拗汤矣。"本条论述正水与风水的不同治法。

〔8〕八分：当是"八合"。

【译文】

水气这种病，其脉沉小的，是肾阳不足引起的正水；脉浮的是外感风邪引起的风水。没有腹水的腹满是虚胀，由于气滞引起的（不可用发汗法）。正水与风水，当用发汗法治疗，即可痊愈。脉沉（为正水），宜用麻黄附子汤；脉浮（为风水），宜用杏子汤。

麻黄附子汤方：

麻黄三两　　甘草二两　　附子一枚，炮

以上三味药，用七升水，先煮麻黄，去掉上面的泡沫，放入其余药，煮到二升半。每次温服八合，每日服三次。

杏子汤方_{方未见，推测是麻黄杏仁甘草石膏汤。}

[27]厥而皮水[1]者，蒲灰散[2]主之。[3]方见消渴中。

【注释】

〔1〕厥而皮水：指皮水而兼四肢厥冷的症状，是由水邪外溢、阳气痹阻所致。《金匮要略心典》："厥而皮水者，水邪外盛，隔其身中之阳，不行于四肢也。"

〔2〕蒲灰散：本方有利水通阳的作用。参见《消渴小便不利淋病脉证并治第十三》篇[11]条。

〔3〕本条论述皮水兼四肢厥冷的治法。

【译文】

皮水（全身浮肿，小便不利，脉沉）兼有四肢厥冷者，当用蒲灰散治疗。方见《消渴小便利淋病脉证并治第十三》[11]。

[28]问曰：黄汗[1]之为病，身体肿[2]_{一作重}，发热，汗出而渴，状如风水，汗沾衣，色正黄如蘖汁[3]，脉自沉，何从得之？师曰：以汗出入水中浴，水从汗孔入[4]得之，宜芪芍桂酒汤[5]主之[6]。

黄芪芍药桂枝苦酒汤方：

黄芪_{五两}　　芍药_{三两}　　桂枝_{三两}

右三味，以苦酒[7]一升，水七升，相和，煮取三升。温服一升，当心烦，服至六七日乃解。若心烦不止者，以苦酒阻故也。_{一方用美酒醯[8]代苦酒。}

【注释】

〔1〕黄汗：中医病名，由于湿热郁于肌表引起的病证。参见本篇

〔01〕条。

〔2〕肿：《脉经》作"洪肿"。

〔3〕蘖汁：《脉经》作"蘗汁"，当是。即黄柏汁。黄柏，中药名。徐本作"药汁"。

〔4〕汗出入水中浴，水从汗孔入：这是黄汗病的成因。由于出汗时用冷水洗浴，水湿从汗孔进入肌表，湿郁化热而形成。

〔5〕芪芍桂酒汤：本方有益气祛湿、调和营卫的作用。

〔6〕本条论述黄汗病的脉证及成因。

〔7〕苦酒：即米醋。《金匮要略方论本义》："古人称醋曰苦酒，非另有所谓苦酒也。"

〔8〕美酒醯（xī）：《金匮要略方论本义》："即人家家制社醋是也，亦即镇江红醋……总以社醋入药。"

【译文】

问道：黄汗这种病，身体浮肿—说身体沉重，发热、出汗而口渴，症状类似风水，所出的汗沾染衣服，颜色纯黄，犹如黄柏煎出的药汁。脉沉这种病是怎样引起的呢？老师说：因为出汗后用冷水洗浴，水湿从汗孔进入肌表（湿郁化热）所致。宜用芪芍桂酒汤治疗。

黄芪芍药桂枝苦酒汤方：

黄芪五两　　　芍药三两　　　桂枝三两

以上三味药，用一升苦酒，七升水混合同煮，煮到三升。每天温服一升。服后感觉胃中烦热，服至六七日后就不烦了。如果烦热不除，这是因为苦酒阻滞的缘故。另一方用美酒醯（即红醋）代苦酒（米醋）。

［29］黄汗之病，两胫自冷；假令发热，此属历节〔1〕。食已汗出，又身常暮盗汗出者，此劳气也。若汗出已，反发热者，久久其身必甲错。发热不止者，必生恶疮〔2〕。

若身重，汗出已，辄轻者，久久必身瞤，瞤即胸中痛，又从腰以上必汗出，下无汗，腰髋弛痛，如有物在皮中状。

剧者不能食，身疼重，烦躁，小便不利，此为黄汗。桂枝加黄芪汤[3]主之。[4]

桂枝加黄芪汤方：

桂枝　　芍药各三两[5]　　甘草二两　　生姜三两
大枣十二枚　　黄芪二两

右六味，以水八升，煮取三升。温服一升。须臾，饮热稀粥一升余，以助药力，温服，取微汗。若不汗，更服。

【注释】

〔1〕黄汗之病……此属历节：此段论黄汗病与历节病的区别。黄汗病本有"痛在骨节"（参见本篇［04］条）之症，历节病则以历节疼痛、不可屈伸为主症，且在局部痛处发热。《中风历节病脉证并治第五》也提出："假令发热，此属历节。"黄汗与历节均有骨节疼痛，但历节有局部发热，而黄汗则为"两胫自冷"。

〔2〕食已汗出……必生恶疮：此段论虚劳病与黄汗病的区别。黄汗以汗出（色黄）、发热为主症，而虚劳病也有盗汗低热之症，但虚劳病皮肤干枯犹如鳞甲错出，而黄汗"发热不止者，必生恶疮"。即本篇［01］条"久不愈，必致痈脓"。"暮"字下，徐本、《脉经》有"卧"字。劳气，徐本作"荣气"。

〔3〕桂枝加黄芪汤：本方有调和营卫、通阳行湿的功效。本方与芪芍桂酒汤虽都主治黄汗，但有区别。后者以黄芪为君，重在益气；而本方则以桂枝为主，重在解表，行湿通阳。

〔4〕本条论述黄汗病的证治及其与历节、劳气的区别。

〔5〕三两：徐本作"二两"。

【译文】

黄汗病（虽有骨节疼痛）但两腿局部是冷的，如果（疼痛处）发热，这是历节病。若饭后出汗，还经常夜卧时盗汗，汗出后依然身有热，日久会出现皮肤干枯粗糙，犹如鳞甲错出，这是虚劳病。黄汗病发热，日久不退，皮肤会有恶疮、痈脓（这与虚劳病不同）。黄汗还有身肿而沉重，出汗后稍有减轻，日久不愈，出现肌肉瞤痛，胸中窒痛。汗出只是上半身，下半身无汗，腰髋部缓痛，犹如有物阻在皮肤中。症状严重时全身疼痛，不能进食，烦躁，小便不利，这些都是黄汗病的症状。当用桂枝加黄芪汤治疗。

桂枝加黄芪汤方：

桂枝　　芍药各三两　　　　甘草二两　　　生姜三两　　　大枣十二枚
黄芪二两

以上六味药，用八升水同煮，煮到三升。温服一升，过一会儿吃一升多热粥，以帮助药力，温服是为了促使微微出汗。如果不出汗，再服。

[30]师曰：寸口脉迟而涩，迟则为寒，涩为血不足。趺阳脉微而迟，微则为气，迟则为寒[1]。寒气不足，则手足逆冷。手足逆冷，则荣卫不利。荣卫不利，则腹满胁鸣相逐。气转膀胱，荣卫俱劳。阳气不通即身冷，阴气不通即骨疼。阳前通则恶寒，阴前通则痹不仁[2]。阴阳相得，其气乃行，大气一转，其气乃散。实则失气，虚则遗尿[3]，名曰气分。[4]

【注释】

〔1〕寸口脉迟而涩……迟则为寒：此论气分病（即阳气不行引起的水气病）的病机。脉迟为寒气，脉涩为气血不足。气血俱虚，寒气内客为气分病的病因。

〔2〕寒气不足……则痹不仁：此论气分病的证候。寒气不足，即阳气不足导致手足逆冷。荣卫不通引起腹满肠鸣相继出现。胁，俞本作"肠"，当是。气转膀胱，指邪气侵入膀胱影响气化功能。转，入也。荣卫俱劳，即荣卫俱病。劳，病也。阳气不通，即身冷；阴气不通，即骨疼，互为阴阳不通，出现身冷骨疼。阳前通则恶寒，阴前通则痹不仁，互见阴阳阻断不通，出现恶寒、麻木不仁的症状。前，《说文解字》："齐断也。"是阻断不通的意思。"名曰气分"当在"痹不仁"之下。阳气，俞本作"阳"；阴气，俞本作"气"。

〔3〕阴阳相得……虚则遗尿：此论气分病的治疗原则。治疗气分病就是使阴阳协调，这样气机才能畅通流行。一旦大气运转，则水气就会消散。大气，即积于胸中的宗气，有推动肺脏呼吸、促进血液运行的功能。实则失气，是邪从大便而泄；虚则遗尿，是邪从小便而出。

〔4〕本条论述气分病的病机和证治。

【译文】

老师说：寸口脉迟而涩，迟为寒气，涩为血不足。趺阳脉微而迟，微为气不足，迟为寒气。阳气不足，营卫不通，则手足逆冷，腹满肠鸣相继出现。邪气入侵膀胱，影响气化功能，营卫皆病。阴阳不通出现身冷骨疼，进而可见恶寒、麻木不仁。治疗就要使阴阳协调平衡，气机才能通行畅达，大气运转则水气就会消散，使实邪从大便而泄，虚邪（水邪）从小便而出，这就是气分（引起的水气）病。

[31] 气分，心下坚，大如盘，边如旋杯〔1〕，水饮所作〔2〕，桂枝去芍加麻辛附子汤〔3〕主之。〔4〕

桂枝去芍药加麻黄细辛附子汤方〔5〕：

桂枝三两〔6〕　　生姜三两　　甘草二两　　大枣十二枚
麻黄　细辛各二两〔7〕　　附子一枚，炮

右七味，以水七升，煮麻黄，去上沫，内诸药，煮取二升。分温三服。当汗出，如虫行皮中，即愈。

【注释】

〔1〕心下坚，大如盘，边如旋杯：心下坚，即心中坚硬；大如盘，取义在大；边如旋杯，取义在圆。旋杯，又称"复杯"，在此形容心下坚而中高边低之状。

〔2〕水饮所作：表明水饮结聚不散所引起。作，起也。

〔3〕桂枝去芍加麻辛附子汤：本方有温阳利水的功效。方中桂枝汤去芍药能振奋卫阳，麻辛附子汤能温发里阳，促使阳气运行周身，水气就能

消散。《金匮要略本义》：本方"即转大气之方也"。

〔4〕本条论述气分所致水饮病的证治。

〔5〕桂枝去芍药加麻黄细辛附子汤方：赵本作"桂姜草枣黄辛附子汤方"。

〔6〕三两：底本缺，据俞本、徐本、赵本加。

〔7〕各二两：俞本作"各三两"。

【译文】

气分所致的水饮病，（除上述所列证候外）其体征是心中坚硬如大盘样，边圆如杯，这是水饮结聚所引起的，当用桂枝去芍药加麻辛附子汤治疗。

桂枝去芍药加麻黄细辛附子汤方：

桂枝 三两　　　生姜 三两　　　甘草 二两　　　大枣 十二枚　　　麻黄 细辛 各二两　　　附子 一枚，炮

以上七味药，用七升水，先煮麻黄，去掉上面泡沫，放入其余药，煮到二升。分三次温服。服后当有出汗，如感到虫行皮肤中，病即痊愈。

〔32〕心下坚，大如盘，边如旋盘〔1〕，水饮所作，枳术汤〔2〕主之。〔3〕

枳术汤方：

枳实七枚　　　白术二两

右二味，以水五升，煮取三升。分温三服。腹中软即当散也。

【注释】

〔1〕边如旋盘："旋盘"与上条"旋杯"不同在于盘大杯小，盘浅杯深，皆因水饮结聚所起。上条气虚致水，本条气实致水。

〔2〕枳术汤：方有行气散结、健脾利水的作用。服后腹中软是心下由坚转软，是水饮消散的征象。《脉经》作"枳实术汤"。

〔3〕本条再论气分所致的水饮病的证治。

【译文】

（气分所致的水饮病）其体征是心中坚硬，如盘之大，边如圆盘那样圆，这是水饮结聚所引起，当用枳术汤治疗。

枳术汤方：

枳实七枚　　　白术二两

以上两味药，用五升水同煮，煮到三升。分三次温服，服后心中坚转软，是水气消散的征象。

附方

《外台》防己黄芪汤，治风水，脉浮为在表，其人或头汗出，表无他病[1]。病者但下重[2]，从腰以上为和，腰以下当肿及阴[3]，难以屈伸。[4]方见风湿中。

【注释】

〔1〕表无他病：表明无发热、恶寒等表证。

〔2〕但下重：指出仅仅是下半身浮肿而沉重。

〔3〕肿及阴：表明连及前阴也水肿。

〔4〕本条论述风水表虚证的治方。

【译文】

《外台秘要》防己黄芪汤，可治风水病（表虚证），脉浮，水气在表，有的病人可有头部出汗，但无（发热等）表证。病人仅是腰以下浮肿而沉重，难以屈伸。甚至前阴也有水肿，但上半身不肿。本方参见《痉湿暍病脉证治第二》[22]。

黄疸病脉证并治第十五

论二首　　脉证十四条　　方七首

【按语】

　　本篇专论黄疸病。"疸",《说文解字》:"黄病也。"黄疸病是以一身面目发黄、小便黄赤为主症的一类病证。篇中首创黄疸病的分类,有谷疸、酒疸、女劳疸及黑疸。

　　[01]寸口脉浮而缓,浮则为风,缓则为痹。痹非中风,四肢苦烦[1],脾色必黄,瘀热以行。[2]

【注释】

　　[1]痹非中风,四肢苦烦:黄疸病是外感风邪、内蕴湿热引起的皮色发黄的病证,并非是四肢关节疼痛的痹证。《金匮要略浅注补正》:"痹非中风,四肢苦烦相连续。盖脉缓者本主风痹,乃今之痹非中风,四肢烦痛之痹。是既无四肢烦痛证,而又见缓脉,其应当在脾经……必见脾湿合热之色而发黄。"

　　[2]本条论述黄疸病的病因及主要脉证。

【译文】

　　寸口脉浮而缓,浮是外感风邪,缓是湿邪痹阻。但痹阻的湿邪并不与感受的风邪引起骨节烦痛(的历节病),而是因湿热闭阻在脾，出现皮色发黄，随血挟瘀运行至全身（引起黄疸病）。

[02] 趺阳脉紧而数，数则为热，热则消谷，紧则为寒，食即为满。尺脉浮为伤肾，趺阳脉紧为伤脾[1]。风寒相搏，食谷即眩，谷气不消，胃中苦浊，浊气下流，小便不通[2]，阴被其寒，热流膀胱，身体尽黄[3]，名曰谷疸[4]。额上黑[5]，微汗出，手足中热，薄暮即发，膀胱急[6]，小便自利，名曰女劳疸[7]；腹如水状不治[8]。心中懊憹而热[9]，不能食，时欲吐，名曰酒疸[10]。

【注释】

〔1〕尺脉浮为伤肾，趺阳脉紧为伤脾：尺脉浮是肾虚，为女劳疸的病因；趺阳脉紧是脾湿，为谷疸的病因。此二句指出女劳疸与谷疸在病因及病位上的区别。

〔2〕小便不通：底本原作"不便不通"，现据俞本、徐本、赵本改。

〔3〕阴被其寒……身体尽黄：指出脾受寒湿，郁而化热，湿热流注膀胱，影响气化功能，导致小便不通，湿热熏蒸而引起全身发黄。阴，指足太阴脾。

〔4〕谷疸：中医病名，黄疸病之一。由于脾胃湿热引起的以食谷不消、小便不利、全身发黄为主症的病证。类似今之肝细胞性黄疸。

〔5〕额上黑：即面色发黑。《金匮要略集注》："额，颜也。"

〔6〕膀胱急：少腹拘急。

〔7〕女劳疸：中医病名，黄疸病之一。由于肾虚引起的颜面黑、微汗出、五心烦热、午后潮热、少腹拘急而小便能自利为主症的病证。

〔8〕腹如水状不治：为女劳疸晚期出现的腹水证，此时小便 不利，就难以治疗。

〔9〕心中懊憹而热：胃中灼热的症状。

〔10〕酒疸：中医病名，黄疸病之一。由于长期饮酒引起的以胃中灼热、不能食、泛恶呕吐、全身发黄、小便不利为主症的病证。本条论述黄疸病的分类。

【译文】

跌阳脉紧而数是脾胃有热，胃热能消谷引食，但脾有寒湿，食谷不消，即出现脘腹胀满的症状。尺脉浮是肾虚（女劳疸）。跌阳脉紧是脾胃湿热（谷疸）。由于外感风邪、内蕴脾湿、郁而化热导致食谷不化，阻遏清阳而出现头眩，脾胃湿热下流，影响膀胱气化功能，导致小便不利，全身发黄，这就是谷疸。面色发黑，微汗，五心烦热，傍晚出现潮热，少腹拘急，但小便尚能通利，这是女劳疸。（如果晚期）出现腹水症状，就难以治愈。若（长期饮酒）出现胃中灼热，不能饮食，时常呕恶（且全身发黄），这是酒疸。

[03]阳明病，脉迟者，食难用饱。饱则发烦头眩，小便必难，此欲作谷疸。虽下之，腹满如故。所以然者，脉迟故也。[1]

【注释】

〔1〕本条论述谷疸发病初期的证候。亦见《伤寒论》195 条。

【译文】

阳明病（本是胃中实热），但脉迟（此是脾有寒湿，不能运化水谷），故难以食饱。吃饱（则湿滞中焦）而感到脘腹烦闷，（湿浊上逆，阻遏清阳）头眩，（湿浊下流）出现小便不利，这是谷疸病将要发作。此时虽用下法治疗，但脘腹胀满依然存在。所以会如此，是因为脉迟（脾有寒湿）的缘故。

[04]夫病酒黄疸，必小便不利，其候心中热[1]，足下热[2]是其证也。[3]

【注释】

〔1〕心中热：即前述心中懊侬而热。指胃中灼热之症。

〔2〕足下热：泛指手足心热。亦即五心烦热。

〔3〕本条论述酒疸的证候。

【译文】

凡是患酒黄疸（全身皮肤发黄），且小便不利，其特征是胃中灼热、五心烦热。

[05]酒黄疸者，或无热，请言了〔1〕，腹〔2〕满欲吐，鼻燥。其脉浮〔3〕者先吐之；沉弦者〔4〕先下之。〔5〕

【注释】

〔1〕请言了：俞本、徐本作"靖言了"，赵本作"请言"，吴本、《脉经》作"靖言了了"。靖言，即安静少语，表明无烦躁、谵语（病中说胡话）之症。靖，即竫，通"静"。

〔2〕腹：赵本作"少腹"。

〔3〕脉浮：表明湿热在上，可见欲吐，鼻燥之症。

〔4〕沉弦者：表明湿热在下，可见腹满之症。

〔5〕本条论述酒疸的治则。

【译文】

患酒疸的病人，有的没有心中热的症状，而且神情安定、言语清晰，但有腹满、欲吐、鼻燥之症（可根据症状应用因势利导的治法）。若脉浮而见欲吐、鼻燥者，先用吐法；若脉沉弦而见腹满者，先用下法治疗。

[06]酒疸，心中热，欲呕〔1〕者，吐之愈〔2〕。

【注释】

〔1〕呕：徐本作"吐"。

〔2〕本条论述酒疸湿热在上的治法。《金匮玉函要略述义》："此上条脉浮者之谓。"愈，《脉经》作"即愈"。

【译文】

　　患酒疸病（除身黄、小便不利外），有心中灼热、泛泛欲呕之症，可用吐法治愈。

　　[07]酒疸下之，久久为黑疸[1]，目青面黑，心中如啖蒜齑状[2]，大便正黑，皮肤爪之不仁[3]，其脉浮弱，虽黑微黄，故知之。[4]

【注释】

　　[1]黑疸：中医病名，为黄疸病日久不愈的一种转归。以面色青黑、胃中烧灼感、大便色黑、皮肤麻木为主症的病证。《诸病源候论》：“夫黄疸、酒疸、女劳疸，久久多变为黑疸。”《沈氏尊生》：“疸至于黑，危险极矣，虽立治之之法，亦未必尽效。”

　　[2]心中如啖蒜齑（jī）状：即心中懊恼而热之甚，指胃中好像吃了捣碎的大蒜那样的灼热感觉。啖，吃。蒜齑，犹如蒜泥。齑，切碎。

　　[3]皮肤爪之不仁：指皮肤抓之没有感觉。爪，通“抓”。不仁，麻痹。

　　[4]本条论述酒疸转变为黑疸的证候。

【译文】

　　酒疸病误下后，绵延不愈而转变成黑疸，会出现面色青黑，胃中烧灼如吃蒜泥那样，大便黑色，皮肤抓了也没有什么感觉，按其脉象浮而无力，皮肤虽黑，却仍见有黄色，所以可知是黄疸病转变而来。

　　[08]师曰：病黄疸，发热烦喘，胸满口燥[1]者，以病发[2]时火劫其汗，两热所得[3]。然黄家所得，从湿得之。一身尽发热而[4]黄，肚热[5]。热在里，当下之。[6]

【注释】

　　[1]发热烦喘，胸满口燥：发热为黄疸病常见之症，而又有烦喘（即

剧喘）、胸满（即胸闷）、口舌干燥的，这是误用火劫发汗后的坏证。

〔2〕病发：《脉经》作"发病"。

〔3〕火劫其汗，两热所得：火劫，即用火攻发汗的治法。两热，指黄疸病本有湿热之证，再用火攻，是热上加热。

〔4〕而：俞本、徐本作"面"。

〔5〕肚热：即热在里。强调里热重于表热。

〔6〕本条论述黄疸病误用火劫发汗后的变证及治则。

【译文】

老师说：患黄疸病，发热，并出现严重的气急，胸腹满闷，口舌干燥，这是因为黄疸病发病时误用（温针、熏、熨等）火攻发汗的方法所造成的变证。黄疸病本是因热引起的病证，再用火攻，两热相合，于是病情加重。但是黄疸病的病因是由湿热所得，全身发热而皮肤发黄，热盛在里。正由于里有实热，当用下法治疗。

［09］脉沉，渴欲饮水，小便不利者，皆发黄。〔1〕

【注释】

〔1〕本条论述黄疸病发黄的机理。

【译文】

脉沉（主病在里），（热郁于里）渴欲饮水，（湿滞于里）小便不利，（湿热郁滞在里，无从排出）全身皮肤皆发黄。

［10］腹满〔1〕，舌痿黄〔2〕，燥不得睡〔3〕，属黄家。〔4〕舌痿疑作身痿。

【注释】

〔1〕腹满：指腹中有水而胀满。

〔2〕舌痿黄：舌体缩小，舌苔黄腻。

〔3〕燥不得睡：徐本、《脉经》作"躁不得睡"。指神情烦躁不安、

谵妄等精神症状。此证后世称为"急黄"，类似今之重症肝炎（坏死性肝炎）。

〔4〕本条论述黄疸病的危重之证。

【译文】

腹中有水而腹满，舌体缩小，舌苔黄腻，烦躁不安，不得入睡，此属于重症黄疸病。舌痿黄，有人疑作全身皮肤姜黄而晦暗。

〔11〕黄疸之病，当以十八日为期。治之十日以上瘥。反极〔1〕为难治。〔2〕

【注释】

〔1〕极：徐本、赵本、《脉经》作"剧"。

〔2〕本条论述黄疸病的病程及转归。

【译文】

黄疸这种病，一般需十八天左右消退。治疗十天以上病情当有好转。如果黄疸加深，病情反而加剧，就难治了。

〔12〕疸而渴〔1〕者，其疸难治；疸而不渴〔2〕者，其疸可治。发于阴部〔3〕，其人必呕；阳部〔4〕，其人振寒而发热也。〔5〕

【注释】

〔1〕疸而渴：指黄疸病内热重。

〔2〕疸而不渴：指黄疸病内热轻。

〔3〕发于阴部：即病发于里，可出现呕恶等里证。

〔4〕阳部：《脉经》阳部前有"发于"两字。即病发于表，可出现寒热等表证。

〔5〕本条论述黄疸病的预后。《金匮正义》："此条从渴不渴验邪之深浅，以呕与寒热分病之表里。"

【译文】

　　黄疸病热盛而有口渴之症，此病较难治愈；黄疸病热轻而不口渴，此病容易治疗。黄疸病出现里证，可见呕恶之症；出现表证则见寒战发热之症。

　　[13]谷疸之为病，寒热不食，食即头眩，心胸不安，久久发黄为谷疸。茵陈蒿汤[1]主之。[2]

　　茵陈蒿汤方：

　　茵陈蒿[3]六两　　栀子[4]十四枚　　大黄二两

　　右三味，以水一斗，先煮茵陈，减六升，内二味，煮取三升，去滓。分温三服。小便当利，尿如皂角汁状，色正赤[5]。一宿腹减，黄从小便去也。

【注释】

　　[1]茵陈蒿汤：本方有清泄湿热的作用。方中茵陈、山栀清利湿热，大黄泻火导滞，使蕴结的湿热从二便排出。

　　[2]本条论述谷疸形成的过程及治法。此病类似今之黄疸型肝炎。

　　[3]茵陈蒿：今称"绵茵陈"。为菊科植物茵陈蒿的幼嫩茎叶。能清利湿热，为治黄疸的要药。《名医别录》称本药"主通身发黄，小便不利"。

　　[4]栀子：又名山栀。为茜草科植物山栀的果实。有清热泻火的作用。

　　[5]尿如皂角汁状，色正赤：形容药后尿色红赤，犹如皂角煎的汁。皂角，中药名，又称皂荚，为豆科植物皂荚的果实，其汁为红褐色。正赤，即纯赤。

【译文】

　　谷疸这种病，开始出现恶寒发热，不想进食，食后头眩，整个脘腹部不适（右胁胀痛），再过一段时间全身发黄（小便不利，可兼有腹满，大便秘结），这就形成谷疸病。当用茵陈蒿汤治疗。

　　茵陈蒿汤方：

茵陈蒿六两　　栀子十四枚　　大黄二两

以上三味药，用一斗水，先煮茵陈蒿，煮到六升，放入另外二味药，再煮到三升，去掉药渣。分三次温服。药后小便得以通利，尿色正红，犹如皂角汁那样。第二天，腹胀就减轻，黄亦从小便排出。

[14] 黄家日晡所发热[1]，而反恶寒，此为女劳得之。膀胱急，少腹满[2]，身尽黄，额上黑，足下热，因作黑疸。其腹胀如水状，大便必黑，时溏[3]，此女劳之病，非水也[4]。腹满者难治[5]。消石矾石散[6]主之。[7]

消石矾石散方：

消石　　矾石烧，等分

右二味，为散，以大麦粥汁[8]和服方寸匕，日三服。病随大小便去，小便正黄，大便正黑[9]，是候也。

【注释】

〔1〕日晡所发热：指下午3—5时许发热，亦即本篇［02］条中"薄暮即发"。晡，申时。所，俞本作"时"。

〔2〕膀胱急，少腹满：少腹拘急而胀满。

〔3〕大便必黑，时溏：即大便黑，且时常溏薄，此是消化道大量出血的表现。

〔4〕此女劳之病，非水也：这是女劳疸导致黑疸的病证，不是水气病引起的。

〔5〕腹满者难治：指发展到腹水而胀满的，病就难治愈了。

〔6〕消石矾石散：本方有消瘀逐湿的作用，是治疗女劳疸的主方，而不是治疗腹胀如水状、大便色黑的黑疸的药方。"消石矾石散主之"当在"足下热"之下，为倒装文法。

〔7〕本条论述女劳疸的证治及其转归。

〔8〕大麦粥汁：即大麦粥汤。大麦有和中养胃的作用。恐石药能伤胃，故以大麦粥汤调服，以保护胃气。

〔9〕大便正黑：此与上述原文中"大便必黑"不同，上述是黑疸的一

种症状，是上消化道出血的表现；此则"大便正黑"是药后的反应，为正常现象。因矾石（皂矾）含铁质，故大便色黑。

【译文】

　　长期有黄疸的病人，午后出现发热、恶寒，这是女劳疸引起的。且少腹拘急胀满，全身发黄，面色灰黑，手足心烦热，由此可转变为黑疸。此时腹胀满有水，大便色黑，且经常溏薄，这是女劳疸转变而来，这种腹水不是水气病引起的。若发展至黑疸，出现腹水而胀满，病就难以治愈了。可用消石矾石散治疗。

　　消石矾石散方：

　　消石　　矾石烧，等分

　　以上两味药，研成粉末。每次取方寸匕，用大麦粥汤调和服用，一日三次。病邪随大小便排出，药后小便色黄，大便色黑，这是正常现象。

[15]酒黄疸，心中懊憹或热痛，栀子大黄汤[1]主之。[2]

栀子大黄汤方：

栀子十四枚　　大黄一两　　枳实五枚　　豉[3]一升

右四味，以水六升，煮取二升。分温三服。

【注释】

　　[1]栀子大黄汤：本方有清泄实热的作用。本方与茵陈蒿汤都治湿热黄疸。茵陈蒿汤，以茵陈蒿为君药，重在清湿热，而本方以栀子为君药，重在清实热。本方不仅用于酒疸，凡黄疸病热重于湿的，皆可应用。

　　[2]本条论述酒疸的证治。

　　[3]豉：又名豆豉，淡豆豉。为豆科植物大豆黑色的种子（即黑大豆），经加工发酵而成，有解表除烦的作用。

【译文】

　　酒疸，胃中烦闷或热痛（全身发黄，小便不利，腹满，大便秘结），当用栀子大黄汤治疗。

栀子大黄汤方：

栀子十四枚　　　大黄一两　　　枳实五枚　　　豉一升

以上四味药，用六升水同煮，煮到二升。分三次温服。

[16]诸病黄家，但利其小便[1]。假令脉浮[2]，当以汗解之，宜桂枝加黄芪汤[3]主之。[4]方见水病中。

【注释】

〔1〕诸病黄家，但利其小便：对于各种黄疸的病人，通利小便使湿热从小便排出，这是常规的治疗方法。

〔2〕假令脉浮：指如果出现发热、恶风、自汗等表证。

〔3〕桂枝加黄芪汤：参见《水气病脉证并治第十四》篇［29］条。本方原为治黄汗的主方，又可治黄疸。后世有把"黄汗"归入黄疸病中。

〔4〕本条论述湿郁肌表的黄疸证的治法。

【译文】

各种黄疸病一般治疗只需利小便（清湿热）。如果出现脉浮（发热、恶风、汗出）等表证，就当用发汗的方法解其表证，宜用桂枝加黄芪汤治疗。方见《水气病脉证并治第十四》［29］。

[17]诸黄[1]，猪膏发煎[2]主之。[3]

猪膏发煎方：

猪膏[4]半斤　　　乱发如鸡子大三枚

右二味，和膏中煎之，发消药成。分再服。病从小便出[5]。

【注释】

〔1〕诸黄：本条文字简略，从方测证，当结合本书《妇人杂病脉证并治第二十二》篇［22］条"胃气下泄，阴吹而正喧，此谷气之实也，膏发煎导之"。可知本条所指各种黄疸病需兼有谷气之实者，即肠燥便秘之症。

〔2〕猪膏发煎：本方有润燥祛瘀的作用。用于肠中有干屎的病人，此是一种润导法。

〔3〕本条论述黄疸病兼肠燥便秘证的治法。

〔4〕猪膏：为猪科动物猪肉的油脂。有润燥清热的功效。用时必须适量，过多则滑肠而便溏。

〔5〕病从小便出：当是"病从大便出"。实指燥屎得下则病愈。

【译文】

各种黄疸病恢复期（津枯肠燥，而大便秘结者），可用猪膏发煎治疗。

猪膏发煎方：

猪膏半斤　　乱发如鸡蛋大三枚

以上两味药，混合，在脂膏中同煎，待乱发化掉即成。分两次服，燥粪得下则愈。

[18]黄疸病^{〔1〕}，茵陈五苓散^{〔2〕}主之。^{〔3〕}一本云茵陈汤及五苓散并主之。

茵陈五苓散方：

茵陈蒿末十分　　　五苓散五分。方见痰饮中。

右二物和。先食饮方寸匕，日三服。

【注释】

〔1〕黄疸病：在此指湿重于热的黄疸病。可见身黄肢倦，胸闷纳差，渴不欲饮，小便不利，或大便溏薄等症。

〔2〕茵陈五苓散：本方有清利湿热的作用，方中茵陈蒿清湿热，五苓散利小便。

〔3〕本条论述黄疸病湿重于热的治法。

【译文】

黄疸病（湿重于热者，症见身黄，肢倦，纳差，渴不欲饮，小便不利，或大便溏薄），可用茵陈五苓散治疗。一本说，茵陈蒿汤与五苓散配合治疗。

茵陈五苓散方：

茵陈蒿末十分　　　五苓散五分。方见《痰饮咳嗽病脉证并治第十二》篇中[31]。

以上两种药末混合。饭前用水吞服方寸匕，每日三次。

[19]黄疸，腹满，小便不利而赤，自汗出，此为表和里实[1]。当下之，宜大黄消石汤[2]。

大黄消石汤方：

大黄　　　黄柏　　　消石各四两　　　栀子十五枚

右四味，以水六升，煮取二升，去滓，内消，更煮取一升。顿服。

【注释】

〔1〕表和里实：指无明显表证，但里热壅盛，除身黄、小便不利而黄赤外，尚有腹满、大便秘结之症。

〔2〕大黄消石汤：本方有通腑泄热的作用。方中大黄、消石下里实；黄柏、栀子清湿热。《金匮要略今释》：本方当用于"郁滞性黄疸及胆石症"。本条论述黄疸病热盛里实的治法。本方《脉经》作"大黄黄柏栀子芒硝汤"。

【译文】

黄疸病出现腹满、小便不利而色赤，自汗出（大便秘结），这是体表无病，而里有湿热壅滞。当用下法治疗，宜大黄消石汤。

大黄消石汤方：

大黄　　　黄柏　　　消石各四两　　　栀子十五枚

以上四味药，用六升水先煮大黄、黄柏、栀子，煮到二升，放入消石，再煮到一升。一次服完。

[20]黄疸病，小便色不变，欲自利[1]，腹满而喘，不

可除热，热除必哕。哕者，小半夏汤^{〔2〕}主之。^{〔3〕}方见消
渴中^{〔4〕}。

【注释】

〔1〕小便色不变，欲自利：为辨证重点，表明是脾胃虚寒，并非是湿
热黄疸。

〔2〕小半夏汤：有温胃降逆的作用。

〔3〕本条论述黄疸而脾胃虚寒者的治法。可与《伤寒论》194条互相
参阅。

〔4〕方见消渴中：俞本、徐本作"方见痰饮中"，当是。

【译文】

黄疸病，小便色不黄，大便通利（里无实热），脘腹胀闷而气
息急促（此为脾胃虚寒），不可用下法除其实热，误治会出现呃逆之
症，此时当用小半夏汤治疗。方见《痰饮咳嗽病脉证并治第十二》篇中〔28〕。

[21]诸黄^{〔1〕}，腹痛而呕^{〔2〕}者，宜柴胡汤^{〔3〕}。必小柴胡汤，
方见呕吐中。

【注释】

〔1〕黄：徐本误作"劳"。

〔2〕腹痛而呕：为本条主证。腹痛包括脘腹或右胁疼痛，可见胁下硬
满，发热（或寒热往来），呕不能食等。虽有身黄，但不是黄疸病，此证
类似今之急性胆囊炎、胆石症。

〔3〕宜柴胡汤：有清解里热的作用，一般用小柴胡汤（可参见《伤
寒论》37、266、379条）。若有腹满、大便秘结，当用大柴胡汤（可参见
《腹满寒疝宿食病脉证治第十》篇〔21〕条）。本条论述热病引起黄疸证的
治法。

【译文】

凡见到皮肤发黄，同时有（剧烈）腹痛（或右上腹痛）以及呕

吐症状的病人，治疗宜用柴胡汤类。小柴胡汤方见《呕吐哕下利病脉证治第
十七》[15]。

[22]男子黄，小便自利[1]，当与虚劳小建中汤[2]。方见
虚劳中。

【注释】
　　[1]小便自利：是辨证关键，表明不是湿热引起的黄疸病，而是一
种虚黄证，可见虚劳诸不足的症状。《环溪草堂医案》："两目及身体皆
黄，小便自利而清，此属脾虚，非湿热也，名曰虚黄。"此症类似今之
自体免疫溶血性贫血。
　　[2]小建中汤：参见《血痹虚劳病脉证并治第六》篇[14]条。本条
论述虚黄证的治法。

【译文】
　　凡男女病人，皮肤发黄、小便自利者，当用治虚劳病的小建中
汤。方见《血痹虚劳病脉证并治第六》篇中[14]。

【附方】
　　瓜蒂汤[1]治诸黄。[2]方见暍病中。

【注释】
　　[1]瓜蒂汤：参见《痉湿暍病脉证治第二》篇[27]条。
　　[2]本条论述吐法治黄疸。可参见阅本篇[06]条。

【译文】
　　瓜蒂汤可治疗各种黄疸证。方见《痉湿暍病脉证治第二》篇中[27]。

《千金》麻黄醇酒汤[1]治黄疸。[2]

　　麻黄三两

右一味，以美清酒[3]五升，煮取二升半[4]。顿服尽。冬月用酒，春月用水煮之。

【注释】

〔1〕麻黄醇酒汤：有发汗解表、祛风利水的作用。

〔2〕本条论述汗法治疗黄疸证。

〔3〕美清酒：《千金要方》作"淳酒"，指味厚质纯的酒。淳，通"纯"。

〔4〕煮取二升半：《千金要方》作"煮取一升半，温覆汗出即愈"。

【译文】

《千金要方》麻黄醇酒汤，主治黄疸证（兼有发热、恶寒、无汗等表证）。

麻黄三两

以上一味药，用五升质好的清酒，煮到二升半。一次服完。冬天用酒煮，春天用水煮。

惊悸吐衄下血胸满瘀血病脉证治第十六

脉证十二条　　方五首

【按语】

　　本篇论述惊悸、出血及瘀血病。惊、悸是两个证候：惊是神志惊狂不安，出现于急性热病过程中；悸是心下悸动不宁，出现于痰饮病过程中。出血病包括吐血、衄血、下血：吐血包括咯血或呕血；衄血是鼻出血；下血为便血；瘀血即《血证论》所谓"凡离经之血，即为瘀血"。瘀，《说文解字》曰："血积也。"胸满是瘀血病的一种证候。由于热病过程中惊狂不安与出血二症常同时出现，故合篇论述。

　　[01]寸口脉动而弱[1]，动即为惊，弱则为悸。[2]

【注释】

　　〔1〕脉动而弱：动脉即数脉见于关部，上下无头尾的脉象，属阳脉。弱脉即软而沉细，按之乃得，举手无有的脉象，属阴脉。

　　〔2〕本条论述惊与悸的区别。

【译文】

　　寸口部位出现动且弱的脉象，动脉是见于惊狂不安，弱脉是见于悸动不宁。

[02]师曰：尺脉浮[1]，目睛晕黄[2]，衄未止。晕黄去，目睛慧了[3]，知衄今止。[4]

【注释】

〔1〕尺脉浮：赵本"尺"作"夫"。尺脉候肾，脉浮为肾中虚火上炎。

〔2〕目睛晕黄：指视物昏暗。

〔3〕目睛慧了：即两目视物清晰。

〔4〕本条论述衄血的预后判断。

【译文】

老师说：尺脉浮，且两目视物昏暗，则鼻血流未止，待昏暗消失，视物清楚，鼻血即止。

[03]又曰：从春至夏衄者太阳[1]，从秋至冬衄者阳明[2]。

【注释】

〔1〕从春至夏衄者太阳：春夏两季出现衄血多属太阳。太阳主表，表明为外感所得。"衄"上《脉经》有"发"字。

〔2〕从秋至冬衄者阳明：秋冬两季出现衄血多属阳明。阳明主里，表明为里有郁热所致。《金匮要略方论本义》："此就其分属大纲言之，然春夏岂无内伤之衄，秋冬岂无外感之衄，又在人临证审谛而不可拘执言之者矣。"本条论述衄血的原因。

【译文】

又说：从春季到夏季出现的鼻出血，多由于太阳表证所致，从秋季至冬季出现的鼻出血，多由于阳明里热引起。

[04]衄家[1]不可汗[2]。汗出必额上陷脉[3]紧急，直视不能眴[4]，不得眠。[5]

【注释】

〔1〕衄家：衄，本指鼻出血，此泛指吐血、衄血。

〔2〕汗：《脉经》作"发其汗"。

〔3〕陷脉：经脉名，指额角上陷中之脉。泛指头面部的经脉。《黄帝内经·灵枢·九针十二原》："针陷脉则邪气出，针中脉则浊气出。"

〔4〕直视不能眴（shùn）：两目直视不能转动。眴，目睛转动。

〔5〕本条论述衄家禁用汗法及误汗后的变证。

【译文】

吐血、衄血的病人，不可用发汗法治疗。若发汗则导致头面部的经脉紧张而拘急，两目直视且不能转动，不得闭目而眠。

[05]病人面无色，无寒热〔1〕。脉沉弦者，衄；浮弱，手按之绝者〔2〕，下血〔3〕；烦咳〔4〕者，必吐血。〔5〕

【注释】

〔1〕面无色，无寒热：面无色，俞本、徐本、《脉经》作"面无血色"，即苍白无华的面色。无寒热，表明无外感病。《金匮玉函要略述义》："按面无血色，无寒热是该（赅）衄、下血、吐血而言。"

〔2〕浮弱，手按之绝者：是浮取无力，重按则几乎摸不到的脉象。

〔3〕下血：指便血。

〔4〕烦咳：剧烈咳嗽。《金匮要略集注》："烦咳，言咳之甚，犹烦渴、烦疼之类。"

〔5〕本条论述出血病的诊断。

【译文】

病人，面色苍白，又无寒热（当考虑有出血可能，再结合脉诊），脉沉弦或浮弱，可出现衄血或便血。若同时有剧烈咳嗽，则为咯血。

[06]夫吐血〔1〕，咳逆上气，其脉数而有热，不得卧〔2〕

者死。[3]

【注释】

〔1〕吐血：在此指咯血。

〔2〕脉数而有热，不得卧：脉数而有热，气急不能平卧，此症类似今之支气管扩张或肺结核引起的大咯血，病情危急。

〔3〕本条论述吐血的预后判断。

【译文】

咯血病人，伴有咳嗽气喘，若脉数、烦热、不能平卧者，病情凶险，多为预后不良。

[07] 夫酒客[1]咳者，必致吐血，此因极饮过度所致也。[2]

【注释】

〔1〕酒客：长期饮酒的人。

〔2〕本条论述吐血的病因。

【译文】

长期饮酒的人，伴有咳嗽，导致吐血，这是由于过量饮酒所引起的。

[08] 寸口脉弦而大，弦则为减，大则为芤，减则为寒，芤则为虚，寒虚相击[1]，此名曰革，妇人则半产漏下，男人则亡血。[2]

【注释】

〔1〕击：徐本、《脉经》作"搏"。

〔2〕本条论述出血病的脉证。与本书《血痹虚劳病脉证并治第六》篇〔13〕条基本相同。

【译文】

（参见《血痹虚劳病脉证并治第六》篇〔13〕条。）

［09〕亡血〔1〕不可发其表〔2〕。汗出即寒栗〔3〕而振。〔4〕

【注释】

〔1〕亡血：即失血。《伤寒论》、《脉经》作"亡血家"。

〔2〕发其表：《伤寒论》作"发汗"，《脉经》作"攻其表"。

〔3〕寒栗：因寒冷而发抖。

〔4〕本条论述失血者禁用汗法及误汗后的变证。亦见《伤寒论》87条。

【译文】

失血的病人，不可用发汗法治其表证。若误用汗法则（阳气暴脱）出现寒战之症。

［10〕病人胸满，唇痿舌青〔1〕，口燥，但欲嗽水不欲咽，无寒热，脉微大来迟〔2〕，腹不满，其人言我满〔3〕，为有瘀血。〔4〕

【注释】

〔1〕唇痿舌青：为瘀血特征之一。指口舌青紫而不荣。

〔2〕脉微大来迟：即涩脉，来去不流利，是瘀血内阻之脉象。

〔3〕腹不满，其人言我满：主诉腹胀满，但外形无胀满体征。

〔4〕瘀血：《脉经》下有"当汗出不出，内结也为瘀血"句。本条论述瘀血的脉证。

【译文】

　　病人胸闷，口唇及舌质青紫而干燥，口干欲饮水，但不能下咽，身体无寒热，自觉腹满，但外表却看不出腹满，这些都是瘀血的征象。

　　〔11〕病者如热状，烦满，口干燥而渴，其脉反无热[1]，此为阴状[2]，是瘀血也。当下之。[3]

【注释】

　　〔1〕病者如热状……其脉反无热：如热状，即指下文所述之症。《金匮要略释义》："病者如有热状，谓病者烦满、口干燥而渴，俨如热证所呈之证状，然其脉无浮滑数促之象，故曰，反无热，足证其非热证。"

　　〔2〕阴状：俞本、徐本、《脉经》作"阴伏"。《金匮要略心典》："阴伏者，阴邪结而伏于内。"此阴邪即瘀血。

　　〔3〕本条论述瘀血病的脉证及治则。

【译文】

　　病人好像有内热的症状，烦闷、口中干燥而渴，但脉无热象，这是阴伏，是瘀血伏结于内，治疗当用下（瘀血）法。

　　〔12〕火邪[1]者，桂枝去芍药加蜀漆牡蛎龙骨救逆汤[2]主之。[3]

　　　桂枝救逆汤方：

　　　桂枝三两[4]，去皮　　　甘草二两[5]，炙　　　生姜三两[6]

　　牡蛎五两，熬　　　龙骨四两　　　大枣十二枚　　　蜀漆三两，洗去腥

　　　右为末，以水一斗二升，先煮蜀漆，减二升，内诸药，煮取三升，去滓，温服一升。

【注释】

〔1〕火邪：指误用火攻发汗后，损伤心阳，促使病情加重的因素。《伤寒论》112条："伤寒脉浮，医以火迫劫之，亡阳必惊狂，卧起不安者，桂枝去芍药加蜀漆牡蛎龙骨救逆汤主之。"又《伤寒论》114条："太阳病以火熏之，不得汗，其人必躁，到经不解，必清血（便血），名为火邪。"《金匮发微》："此条大旨，与火劫发汗同，火劫发汗，或为惊狂，或圊血（即便血），吐血，要以惊狂为最剧。"

〔2〕桂枝去芍药加蜀漆牡蛎龙骨救逆汤：本方为桂枝汤加减方。有解表逐邪、回阳镇惊的作用。

〔3〕本条论述火邪致惊的治法。

〔4〕三两：俞本作"二两"。

〔5〕二两：俞本作"三两"。

〔6〕三两：俞本作"六两"。

【译文】

（误）用火攻发汗后病情加重（导致寒热未退、惊狂不安等症），可用桂枝去芍药加蜀漆龙骨牡蛎救逆汤治疗。

桂枝救逆汤方：

桂枝三两，去皮　　甘草二两，炙　　生姜三两　　牡蛎五两，熬
龙骨四两　　大枣十二枚　　蜀漆三两，洗去腥

以上药物研末，用一斗二升水，先煮蜀漆，减少二升，放入其余药物，煮到三升，去掉药渣。温服一升。

[13]心下悸〔1〕者，半夏麻黄丸〔2〕主之。〔3〕

半夏麻黄丸方：

半夏　　麻黄等分

右二味，末之，炼蜜和丸，小豆大。饮服三丸，日三服〔4〕。

【注释】

〔1〕心下悸：指心下悸动之症。由于心下有停饮、中阳不运所致，即

《痰饮咳嗽病脉证并治第十二》篇[11]条"水停心下，甚者则悸"之症。

〔2〕半夏麻黄丸：本方有化饮利水的功效。方中以半夏化其饮为主，合麻黄发其阳，使饮邪去，阳气通利，则心下悸自止，《金匮要略心典》："此治饮气抑其阳气者之法。半夏蠲饮气，麻黄发阳气，妙在作丸与服，缓以图之。"

〔3〕本条论述水饮致悸的治法。

〔4〕日三服：俞本无"服"字。

【译文】

（水饮引起的）心下悸动的病人，可用半夏麻黄丸治疗。

半夏麻黄丸方：

半夏　　麻黄等分

以上两味药，研成末，加入熬过的白蜜中，混合制成丸药，像赤豆大小。每次用水吞服三丸，每日服三次。

[14]吐血不止[1]者，柏叶汤[2]主之。[3]

柏叶汤方：

柏叶[4]　　干姜各三两　　艾[5]三把

右三味，以水五升，取马通汁[6]一升合煮，取一升。分温再服。

【注释】

〔1〕吐血不止：在此指咯血不止。

〔2〕柏叶汤：本方有温中止血的作用。方中以柏叶、马通汁止血为主，干姜、艾叶温中。

〔3〕本方论述虚寒吐血的治法。

〔4〕柏叶：又名侧柏叶，为柏科植物侧柏的嫩枝及叶。有止血镇咳的功效。

〔5〕艾：又名艾叶，为菊科植物艾的叶，有温经止血的作用。

〔6〕马通汁：为马科动物马的粪汁。即用马粪以水混合，用布滤其汁，澄清即成。古人认为有止血作用，今已不用。

【译文】

吐血日久不止，可用柏叶汤治疗。

柏叶汤方：

柏叶　　干姜各三两　　艾三把

以上三味药，用五升水，一升马通汁同煮，煮到一升。分两次温服。

[15] 下血，先便后血[1]，此远血[2]也，黄土汤[3]主之。[4]

黄土汤方亦主吐血、衄血：

甘草　　干地黄　　白术　　附子炮　　阿胶　　黄芩各三两　　灶中黄土[5]半斤

右七味，以水八升，煮取三升。分温二服。

【注释】

〔1〕先便后血：《脉经》作"先见便后见血"。

〔2〕远血：中医病名，便血之一。其症先大便，后见血。因出血部位离肛门远，故名。徐本误作"近血"。《医宗金鉴》："谓血在胃也。"

〔3〕黄土汤：本方有温脾止血的功效。方中以灶中黄土、白术、附子温中健脾为主，被历代视为止血的圣方。《血证论》："吾谓圣师立法，指示法门，实则变化随宜，故此方热证可去附子，再加清药；寒证可去黄芩，再加温药。"

〔4〕本方论述虚寒便血的治法。

〔5〕灶中黄土：又称灶心土、伏龙干，为多年烧杂草而结成的灶内黄土。有温中止血的作用。

【译文】

便血，先大便，后见血，这叫做远血，可用黄土汤治疗。

黄土汤方本方也可治吐血、衄血：

甘草　　干地黄　　白术　　附子炮　　阿胶　　黄芩各三两

灶中黄土半斤

以上七味药，用八升水同煮，煮到三升。分两次温服。

[16]下血，先血后便[1]，此近血[2]也，赤小豆当归散[3]主之。[4]方见狐惑中。

【注释】

〔1〕先血后便：《脉经》作"先见血后见便"。

〔2〕近血：中医病名，便血之一。其症先出血后大便，因出血部位离肛门近，故名。《医宗金鉴》："谓血在肠也，即古之所谓肠澼，为痔下血，今之所谓藏毒肠风下血也。"

〔3〕赤小豆当归散：功用及组成。参见《百合狐惑阴阳毒病证治第三》篇［13〕条。

〔4〕本条论述湿热便血的治法。

【译文】

便血，先出血后大便，这叫做近血。可用赤小豆当归散治疗。方见《百合狐惑阴阳毒病证治第三》［13〕。

[17]心气不足[1]，吐血、衄血，泻心汤[2]主之。[3]

泻心汤方亦治霍乱：

大黄二两　　黄连　　黄芩[4]各一两

右三味，以水三升，煮取一升。顿服之。

【注释】

〔1〕心气不足：此指吐血、衄血的原因。由于心气不足、邪气入中导致心火亢盛，迫血妄行。

〔2〕泻心汤：本方有泻火止血的作用。方中以大黄、黄连苦寒直折心火，火降则血止。《血证论》："方名泻心，实则泻胃。"《十药神书》："余治吐血，诸药不止者，用《金匮》泻心汤，百试百效，其效在大黄之多，以行瘀也。"当今报道大黄治疗上消化道出血，即取源于此。

〔3〕本条论述热盛吐血的治法。

〔4〕黄芩：底本误为"黄苓"，据赵本等改。

【译文】

心气不足，（导致心火亢盛）出现吐血、衄血，可用泻心汤治疗。

泻心汤方<small>亦可治霍乱吐泻</small>：

大黄<small>二两</small>　　黄连　　黄芩<small>各一两</small>

以上三味药，用水三升，煮到一升。一次服完。

呕吐哕下利病脉证治第十七

论一首　脉证二十七条　方二十三首

【按语】

　　本篇论述呕吐、哕、下利三种病证。由于这些病的病变部位都在胃肠，故合篇论述。

　　[01]夫呕家有痈脓[1]，不可治呕，脓尽自愈。[2]

【注释】

　　[1]呕家有痈脓：指频繁吐脓的人。《医宗金鉴》："今呕而有脓，此内有痈，脓溃而呕，非呕病也。"

　　[2]本条论述吐脓的治则。内容与《伤寒论》376条相同。

【译文】

　　频繁吐脓的病人，治疗不可止呕，痈消脓尽，呕吐自会停止。

　　[02]先呕却渴者，此为欲解[1]。先渴却呕者，为水停心下，此属饮家[2]。呕家本渴，今反不渴者，以心下有支饮故也，此属支饮[3]。

【注释】

〔1〕先呕却渴者，此为欲解：先呕吐再口渴，是津液损伤、呕吐将停止的表现。却，再。

〔2〕先渴却呕者……此属饮家：原先由于口渴多饮，水饮停聚心下（即胃中），而再出现呕吐，就不是呕吐病，而是水饮病（即痰饮病），当与《痰饮咳嗽病脉证并治第十二》篇〔28〕条互参。

〔3〕本条论述停饮性呕吐的辨证。

【译文】

先有呕吐，再出现口渴，这是呕吐将止的表现，先是口渴多饮，后再出现呕吐，这是由于水饮停留在胃中，属于痰饮病。呕吐的病人，本当出现口渴，但却没有感到口渴，这是因为胃中有水饮停留的缘故。

[03]问曰：病人脉数，数为热，当消谷引食，而反吐者，何也？师曰：以发其汗，令阳微〔1〕，膈气虚〔2〕，脉乃数，数为客热〔3〕，不能消谷，胃中虚冷故也〔4〕。脉弦者，虚也。胃气无余，朝食暮吐〔5〕，变为胃反〔6〕。寒在于上，医反下之，今〔7〕脉反弦，故名曰虚。〔8〕

【注释】

〔1〕阳微：《伤寒论》122条、《玉函经》作"阳气微"。

〔2〕膈气虚：即宗气虚，在此指脾胃气虚。

〔3〕客热：为邪热，在此引申为假热。

〔4〕故也：《伤寒论》《脉经》作"故吐也"。

〔5〕朝食暮吐：早晨进食后，待夜暮吐出。表明食物在胃内停留时间较长。

〔6〕胃反：中医病症名，在此指胃气虚寒的反胃呕吐。

〔7〕今：俞本作"令"。

〔8〕本条论述全身虚寒引起的胃反呕吐。也见于《伤寒论》122条。

【译文】

　　问道：病人表现脉数，数主热，胃热本当能进食，容易消化谷食，而病人反而出现呕吐，这是什么原因呢？老师说：因为误用发汗药后，使中阳衰微，宗气不足，故出现脉数。此种数脉是假热，不能消化谷食，由于胃中虚冷的缘故。脉弦，也由于内虚，胃气虚而失和降出现朝食暮吐的现象，变成为胃反证。原本虚寒在胃，医生反而误用下法，使脉更现虚寒的弦象。

　　［04］寸口脉微而数，微则无气〔1〕，无气则营虚〔2〕，营虚则血不足，血不足则胸中冷〔3〕。

【注释】

　　〔1〕无气：指无卫气，即卫气不足。
　　〔2〕营虚：即营气不足。
　　〔3〕胸中冷：实指胃中虚冷。本条论述全身营卫气血不足导致的胃中虚冷。

【译文】

　　寸口脉微而数，微是卫气不足，卫气不足则营气也不足，营气不足则气血不足，气血不足则引起胃中虚寒（胃反证）。

　　［05］跌阳脉浮而涩〔1〕，浮则为虚，涩〔2〕则伤脾，脾伤则不磨，朝食暮吐，暮食朝吐，宿食不化，名曰胃反〔3〕。脉紧而涩〔4〕，其病难治。〔5〕

【注释】

　　〔1〕跌阳脉浮而涩：跌阳脉候中焦脾胃，浮为胃气虚，涩为脾阴伤，脾胃运化失常则不能消磨水谷。
　　〔2〕涩：徐本作"虚"。
　　〔3〕胃反：中医病名。由于脾胃运化失常引起的朝食暮吐、暮食朝

吐，食谷不化的一种病证。类似今之幽门梗阻。

〔4〕脉紧而涩：脉紧为寒甚，涩为津伤，如果呕吐剧烈，且大便秘结不通，则病重难治。

〔5〕本条论述胃反病的证候和预后。

【译文】

趺阳脉浮且涩，浮是胃气虚，涩是脾液伤，脾胃损伤就失去了消化谷食的功能，出现早晨进食则晚上吐出来，晚上进食则早晨吐出来，停留在胃中的水谷不能消化，这就是胃反病。如果脉紧而涩（呕吐频繁，不能进食，大便秘结不通），则病情危重，难以治愈。

[06]病人欲吐者〔1〕，不可下之。〔2〕

【注释】

〔1〕欲吐者：表明病变部位在上（在胃）。

〔2〕本条论述病变在胃的呕吐，禁用下法。

【译文】

病人出现欲吐的症状的，就不可以用下法。

[07]哕〔1〕而腹满，视〔2〕其前后〔3〕，知何部不利，利之即愈。〔4〕

【注释】

〔1〕哕：此指有声无物的呃逆症。

〔2〕视：《玉函经》作"问"。

〔3〕前后：前，指小便。后，指大便。《金匮要略方论本义》："前部不利者，水邪之逆也，当利其小便而哕愈；后部不利者，热邪实也，当利其大便而哕愈。"

〔4〕本条论述实证引起呃逆的治法。亦见《伤寒论》381条。

【译文】

　　呃逆而见腹满，治疗时须观察其大小便，了解哪方面不通利，然后运用利小便或通大便的治法，那样呃逆即可停止。

　　[08]呕而胸满[1]者，茱萸汤[2]主之。[3]

　　茱萸汤方：

　　吴茱萸一升[4]　　　人参三两　　　生姜六两　　　大枣十二枚[5]

　　右四味，以水五升，煮取三升[6]。温服七合，日三服。

【注释】

　　[1]胸满：指胃脘胀满。

　　[2]茱萸汤：本方有温胃补虚、散寒降逆的作用，方中吴茱萸为君。本方在《伤寒论》243条称"吴茱萸汤"用于"食谷欲呕"。

　　[3]本条论述胃有寒饮而致呕吐的证治。

　　[4]一升：俞本作"二升"。

　　[5]十二枚：俞本作"十枚"。

　　[6]五升，煮取三升：《伤寒论》243条作"七升，煮取二升，去滓"。

【译文】

　　呕吐而见脘腹胀闷，当用茱萸汤治疗。

　　茱萸汤方：

　　吴茱萸一升　　　人参三两　　　生姜六两　　　大枣十二枚

　　以上四味药，用五升水同煮，煮到二升。每次温服七合，一日服三次。

　　[09]干呕[1]，吐涎沫，头痛[2]者，茱萸汤[3]主之。[4]方见上。

【注释】

〔1〕干呕：呕而无物。

〔2〕头痛：指巅顶头痛。"头痛"上《玉函经》有"而复"二字。

〔3〕茱萸汤：《伤寒论》378条、《玉函经》作"吴茱萸汤"。

〔4〕本条再论寒饮呕吐兼头痛的证治。亦见《伤寒论》378条。

【译文】

出现干呕无物或呕吐涎沫，并见头痛的病人，可用茱萸汤治疗。方见上条。

[10]呕而肠鸣，心下痞〔1〕者，半夏泻心汤〔2〕主之。〔3〕

半夏泻心汤方：

半夏半升〔4〕，洗　　黄芩〔5〕　　干姜　　人参各三两

黄连一两　　大枣十二枚　　甘草三两，炙

右七味，以水一斗，煮取六升，去滓，再煮取三升。温服一升，日三服。

【注释】

〔1〕心下痞：心下，即心中，胃中。痞，指痞闷、痞满。《伤寒论》149条："但满而不痛，此为痞……宜半夏泻心汤。"

〔2〕半夏泻心汤：本方有辛开苦降、调中和胃的作用。方中以半夏为君，合干姜辛以开结，黄芩、黄连苦以降火，人参、甘草补养中气。

〔3〕本条论述心下痞兼呕吐的治法。

〔4〕半升：俞本作"半斤"。

〔5〕芩：底本误作"苓"，现据俞本、徐本、赵本改。

【译文】

出现呕吐而肠鸣，心下痞闷的人，可用半夏泻心汤治疗。

半夏泻心汤方：

半夏半升，洗　　黄芩　　干姜　　人参各三两　　黄连一两

大枣十二枚　　甘草三两, 炙

以上七味药, 用一斗水同煮, 煮到六升, 去掉药渣, 再煮到三升。每次温服一升, 每日服三次。

[11]干呕而利[1]者, 黄芩加半夏生姜汤[2]主之。[3]

黄芩加半夏生姜汤方:

黄芩三两　　甘草二两炙　　芍药二两[4]　　半夏半升
生姜三两[5]　　大枣二十枚[6]

右六味, 以水一斗, 煮取三升, 去滓。温服一升, 日再夜一服。

【注释】

〔1〕干呕而利: 是邪热内犯肠胃, 下利 (泄泻) 而兼干呕。

〔2〕黄芩加半夏生姜汤: 本方有清热止利、和胃降逆的作用。方中以黄芩汤为主, 治热利, 加半夏、生姜止干呕。

〔3〕本条论述热利兼干呕的治法。可与《伤寒论》172条互参。

〔4〕二两: 俞本作 "三两"。

〔5〕三两: 俞本作 "四两"。

〔6〕二十枚: 俞本、徐本作 "十二枚", 当是。

【译文】

出现干呕而下利的病人, 可用黄芩加半夏生姜汤治疗。

黄芩加半夏生姜汤方:

黄芩三两　　甘草二两, 炙　　芍药二两　　半夏半升　　生姜三两
大枣二十枚

以上六味药, 用一斗水同煮, 煮到三升, 去掉药渣。每次温服一升, 白天服两次, 夜间服一次。

[12]诸呕吐, 谷不得下[1]者, 小半夏汤[2]主之[3]。方见痰饮中。

【注释】

　〔1〕谷不得下：表明呕吐剧烈，不能进食。

　〔2〕小半夏汤：本方有化饮降逆的作用。为治呕吐的主方。

　〔3〕本条论述呕吐的治法。

【译文】

　　各种呕吐，谷食不能入口，都可用小半夏汤（为主）治疗。方见《痰饮咳嗽病脉证并治第十二》[28]。

　　[13]呕吐而病在膈上[1]，后思水者[2]，解，急与之。思水者，猪苓散[3]主之[4]。

　　猪苓散方：

　　猪苓　　茯苓　　白术各等分

　　右三味，杵为散，饮服方寸匕，日三服。

【注释】

　〔1〕膈上：指胃中。

　〔2〕后思水者：即前述"先呕后渴之症"。

　〔3〕猪苓散：本方有健脾利水的作用。方中以猪苓利水渗湿为主，合白术、茯苓健脾利水。

　〔4〕本条论述先呕后渴的善后调理法。

【译文】

　　胃中有病而出现呕吐，吐后欲饮水，这是呕吐将止之征，当及时给予（少量）饮水。如果渴欲饮水甚者，可用猪苓散调治。

　　猪苓散方：

　　猪苓　　茯苓　　白术各等分

　　以上三味药，研成散剂。每次用水吞服方寸匕，每日三次。

　　[14]呕而脉弱，小便复利[1]，身有微热，见厥者[2]，难

治，四逆汤[3]主之。[4]

四逆汤方：

附子一枚，生用　　干姜一两半　　甘草二两，炙

右三味，以水三升，煮取一升二合，去滓。分温再服，强人可大附子一枚、干姜三两。

【注释】

〔1〕呕而脉弱，小便复利：干呕而脉虚弱无力，是全身虚寒的表现。小便复利，即小便自利。

〔2〕身有微热，见厥者：身有低热而四肢厥冷。

〔3〕四逆汤：本方有回阳救逆的作用。方中以生附子温阳散寒为主。因生附子有毒性，今多用炮附子。

〔4〕本条论述全身虚寒引起的干呕证治。亦见于《伤寒论》377条。

【译文】

出现干呕而脉弱无力，小便自利，身有低热，但四肢厥冷（病情危重），难以治愈，当用四逆汤治疗。

四逆汤方：

附子一枚，生用　　干姜一两半　　甘草二两，炙

以上三味药，用三升水同煮，煮到一升二合，去掉药渣。分两次温服。身体强壮的人，可用大附子一枚、干姜三两。

［15〕呕而发热[1]者，小柴胡汤[2]主之。[3]

小柴胡汤方：

柴胡半斤[4]　　黄芩三两　　人参三两　　甘草三两[5]
半夏半斤[6]　　生姜三两　　大枣十二枚

右七味[7]，以水一斗二升，煮取六升，去滓，再煎取三升。温服一升，日三服。

【注释】

〔1〕呕而发热：指邪热导致呕吐，发热多为寒热往来，可兼有脘胁疼痛，不欲饮食等症。

〔2〕小柴胡汤：本方有清解邪热，扶正降逆的作用。方中以柴胡、黄芩解热为主。

〔3〕本条论述邪热致呕的证治。也见于《伤寒论》379条。

〔4〕半斤：《伤寒论》作"八两"。

〔5〕三两：俞本作"二两"。

〔6〕半斤：徐本、《伤寒论》、《玉函经》作"半升"。

〔7〕七味：《玉函经》下有"㕮咀"二字。

【译文】

呕吐而见发热者，当用小柴胡汤治疗。

小柴胡汤方：

柴胡半斤　　黄芩三两　　人参三两　　甘草三两　　半夏半斤
生姜三两　　大枣十二枚

以上七味药，用一斗二升水同煮，煮到六升，去掉药渣，再煎到三升。每次温服一升，一日服三次。

[16] 胃反呕吐〔1〕者，大半夏汤〔2〕主之。〔3〕《千金》云：治胃反不受食，食入即吐。《外台》云：治呕，心下痞鞭者〔4〕。

大半夏汤方〔5〕：

半夏二升，洗完用　　人参三两　　白蜜一升

右三味，以水一斗二升，和蜜扬之二百四十遍，煮药取升半〔6〕。温服一升，余分再服。

【注释】

〔1〕胃反呕吐：指朝食暮吐、暮食朝吐，宿食不化之症。

〔2〕大半夏汤：本方有和胃降逆、补虚润燥的作用。

〔3〕本条论述胃反呕吐的治法。

〔4〕食入即吐……痞鞭者：吐，俞本作"多吐"；痞鞭，《外台》作

"痞坚"。

〔5〕大半夏汤方：底本缺，据俞本、徐本、赵本加。

〔6〕煮药取升半：俞本、赵本无"药"字。俞本、徐本、赵本皆作"二升半"，当是。

【译文】

胃反呕吐（朝食暮吐，暮食朝吐），可用大半夏汤治疗。《千金要方》说，本方可治胃不能进入食物，食即呕吐，《外台秘要》说，本方可治呕吐而心下痞硬者。

大半夏汤方：

半夏二升，洗完用　　人参三两　　白蜜一升

以上三味药，先用一斗二升水，与白蜜混合，搅动二百四十遍，再与上药同煮，煮到二升半。首次温服一升，余下药汁分两次温服。

〔17〕食已即吐[1]者，大黄甘草汤[2]主之。[3]《外台》方：又治吐水。

大黄甘草汤方：

大黄四两　　甘草一两

右二味，以水三升，煮取一升。分温再服。

【注释】

〔1〕食已即吐：得食即吐，为胃有实热，与胃中虚冷之朝食暮吐不同。

〔2〕大黄甘草汤：本方有泻热降火的作用。方中以大黄泻火为主药。

〔3〕本条论述胃热呕吐的证治。

【译文】

食入即吐的病人，当用大黄甘草汤治疗。《外台秘要》说，本方又可治饮水即吐。

大黄甘草汤方：

大黄四两　　　甘草一两

以上两味药，用三升水同煮，煮到一升。分两次温服。

〔18〕胃反，吐而渴欲饮水[1]者，茯苓泽泻汤[2]主之。[3]

茯苓泽泻汤方《外台》云：治消渴[4]脉绝，胃反吐食之，有小麦一升[5]：

茯苓半斤　　　泽泻四两　　　甘草二两　　　桂枝二两

白术三两　　　生姜四两

右六味，以水一斗，煮取三升，内泽泻，再煮取二升半。温服八合，日三服。

【注释】

〔1〕吐而渴欲饮水：指呕吐反复不止，呕后口渴，饮入又吐，吐后又渴，是胃中有停饮所致。

〔2〕茯苓泽泻汤：本方有化饮利水、和胃降逆的作用。方中以茯苓、泽泻利水化饮为主。《金匮要略集注》："此方与五苓散似无大分别，而五苓散专于利水而兼发汗，此方亦专于利水而兼补脾和胃。"

〔3〕本条论述停饮呕吐的证治。

〔4〕消渴：在此指口渴引饮、饮水即消之症。

〔5〕一升：俞本、徐本作"二升"。

【译文】

出现胃反证，呕吐后渴欲饮水的病人（饮水后又呕吐，反复不止），当用茯苓泽泻汤治疗。《外台秘要》说：本方可治口渴引饮，饮水即吐，脉微细，几乎摸不到，愈吐愈饮的胃反证。方中有小麦一升。

茯苓泽泻汤方：

茯苓半斤　　　泽泻四两　　　甘草二两　　　桂枝二两　　　白术三两

生姜四两

以上六味药，先将茯苓、甘草、桂枝、白术、生姜用一斗水煮取三升，然后把泽泻放入，再煮取二升半。每次温服八合，一天服三次。

[19] 吐后，渴欲得水而贪饮[1]者，文蛤汤[2]主之。[3]兼主微风，脉紧，头痛[4]。

文蛤汤方：

文蛤五两　　麻黄　　甘草　　生姜各三两　　石膏五两　　杏仁五十枚　　大枣十二枚

右七味，以水六升，煮取二升。温服一升。汗出愈[5]。

【注释】

〔1〕吐后，渴欲得水而贪饮：指呕吐后大量饮水不止，是内有郁热征象。

〔2〕文蛤汤：本方有发汗、清热、止渴的作用。方中以文蛤清肺生津止渴为主，配合越婢汤（麻黄、石膏、生姜、大枣、甘草）发汗解表。

〔3〕本条论述邪热呕吐的证治。

〔4〕兼主微风，脉紧，头痛：为外感风邪的表证，因本方有发表清热作用，故亦可兼治。脉紧，底本误作"脉肾"，据俞本、徐本改。

〔5〕汗出愈：俞本、徐本、赵本作"汗出即愈"。

【译文】

呕吐后，渴欲饮水，而贪饮过多，可用文蛤汤治疗。也可兼治外感风邪引起的脉紧、头痛等表症。

文蛤汤方：

文蛤五两　　麻黄　　甘草　　生姜各三两　　石膏五两　　杏仁五十枚　　大枣十二枚

以上七味药，用六升水同煮，煮到二升。每次温服一升。药后汗出则病愈。

[20] 干呕，吐逆，吐涎沫，半夏干姜散[1]主之。[2]

半夏干姜散方：

半夏　　　干姜各[3]等分

右二味，杵为散，取方寸匕，浆水一升半，煎取七合。顿服之。

【注释】

〔1〕半夏干姜散：本方有温中降逆的作用，以半夏化饮降逆为主。

〔2〕本条论述寒饮上逆而吐逆的证治。

〔3〕各：俞本、赵本无此字。

【译文】

出现干呕或吐逆，或吐涎沫，都可用半夏干姜散治疗。

半夏干姜散方：

半夏　　　干姜各等分

以上两味药，研成散剂，取一方寸匕药末，用一升半浆水同煮，煮到七合。一次顿服。

[21]病人胸中似喘不喘，似呕不呕，似哕不哕，彻心中愦愦[1]然无奈者，生姜半夏汤[2]主之。[3]

生姜半夏汤方[4]：

半夏半斤[5]　　　生姜汁一升

右二味，以水三升，煮半夏，取二升，内生姜汁，煮取一升半。小冷，分四服，日三夜一服。止[6]，停后服。

【注释】

〔1〕心中愦愦：即心中愦乱。愦，乱也。

〔2〕生姜半夏汤：本方有通阳散结、化饮降逆的作用，并采用热药冷服，少量多次的服法，使药力缓和而持续，徐徐奏效。《医宗金鉴》李彣云："此方与前半夏干姜散略同，但前温中气，故用干姜；此散停饮，故用

生姜。前因呕吐上逆，顿服之，则药力猛峻，足以止逆降气，呕吐立除；此心中无奈，寒饮内结，难以猝消，故分四服，使胸中邪气徐徐散也。”

〔3〕本条论述寒饮内结而呕哕的证治。

〔4〕生姜半夏汤方：底本缺，现据俞本、徐本、赵本加。

〔5〕半斤：俞本、徐本作"半升"。

〔6〕止：俞本上有"呕"字。

【译文】

病人胸中好像气急，好像要呕吐，又好像要打呃逆，出现愤乱无奈的症状，可用生姜半夏汤治疗。

生姜半夏汤方：

半夏半斤　　生姜汁一升

以上两味药，用三升水，先煮半夏，煮到二升时，加入生姜汁，再煮到一升半。待小冷，分四次服，白天服三次，晚上服一次。呕吐止后，停后服。

[22]干呕，哕，若手足厥〔1〕者，橘皮汤〔2〕主之。〔3〕

橘皮汤方：

橘皮四两　　生姜半斤

右二味，以水七升，煮取三升。温服一升，下咽即愈。

【注释】

〔1〕手足厥：指四肢厥冷，为阳气闭郁引起。

〔2〕橘皮汤：本方有通阳散寒、降逆和胃的作用，方中以橘皮降逆为主。

〔3〕本条论述胃寒而哕的证治。

【译文】

干呕或呃逆，同时出现手足厥冷的病人，当用橘皮汤治疗。

橘皮汤方：

橘皮四两　　生姜半斤

以上两味药，用七升水同煮，煮到三升。温服一升，喝下药汁，病就会痊愈。

[23]哕逆者，橘皮竹茹汤[1]主之。[2]

橘皮竹茹汤方：

橘皮二升[3]　　竹茹[4]二升　　大枣三十个　　生姜半斤　　甘草五两　　人参一两

右六味，以水一斗，煮取三升。温服一升，日三服。

【注释】

〔1〕橘皮竹茹汤：本方有补虚清热、和胃降逆的作用。方中以橘皮、竹茹清热降气为主。

〔2〕本条论述胃有虚热的哕逆证治。

〔3〕二升：俞本、徐本作"二斤"。

〔4〕竹茹：为禾本科植物淡竹的茎秆，除去外皮后刮下的中间层。有清热化痰、除烦止呕的作用。

【译文】

呃逆（兼口干、舌红，虚烦不安，手足心热）可用橘皮竹茹汤治疗。

橘皮竹茹汤方：

橘皮二升　　竹茹二升　　大枣三十个　　生姜半斤　　甘草五两　人参一两

以上六味药，用一斗水同煮，煮到三升。每次温服一升，一日服三次。

[24]夫六腑气绝于外者，手足寒，上气，脚缩；五脏气绝于内者，利[1]不禁，下甚者，手足不仁。[2]

【注释】

〔1〕利:《脉经》作"下利"。

〔2〕本条论述下利的危证。《金匮玉函要略方论疏义》:"曰六腑,曰五脏,曰内,曰外,不过互言之。而上节是客,下节是主,仲景论下利诸证而先举阴阳败绝不可治之候。"

【译文】

　　脏腑的阳气衰少,表现在外的症状是手足逆冷,呼吸急促,两脚蜷缩;表现在内的症状是下利不止,下利严重的人,四肢麻木不仁。

　　[25]下利脉沉弦者,下重[1];脉大者,为未止;脉微弱数者,为欲自止,虽发热不死。[2]

【注释】

〔1〕下重:指泄泻时里急后重的症状。

〔2〕本条论述下利病的预后判断。亦见于《伤寒论》365条。

【译文】

　　下利而见脉沉弦的人,是有里急后重的症状;下利而脉洪大的人,是下利尚未止的表现;下利而脉微弱带数的人,是下利将止的表现,虽有发热,病情也不严重。

　　[26]下利手足厥冷,无脉者,灸之不温,若脉不还,反微喘者,死;少阴负趺阳[1]者,为顺也。[2]

【注释】

〔1〕少阴负趺阳:足少阴肾脉微细而不躁动,负于足阳明胃脉,表明胃阳未败,病情尚有转机。少阴,指足少阴肾脉;趺阳,指足阳明胃脉。

〔2〕本条论述下利危证的预后判断。亦见于《伤寒论》362条。

【译文】

下利的病人，四肢冰冷，又摸不到脉搏，若用了灸法后，手足仍不温，而脉象也不恢复，反而出现轻微的呼吸急促，此时病情十分危重。如果肾脉微细，不躁动，负于胃脉，则病情则有好转的可能。

[27] 下利有微热而渴，脉弱者，今自愈。[1]

【注释】

〔1〕本条论述虚寒下利的预后。亦见于《伤寒论》360条。《金匮要略心典》："微热而渴者，胃阳复也；脉弱者，邪气衰也，正复邪衰，故此病当自愈。"

【译文】

（虚寒）下利而见低热、口渴，脉微弱的人，此病能治愈。

[28] 下利脉数，有微热，汗出，今自愈；设脉紧[1]为未解[2]。

【注释】

〔1〕脉紧：《伤寒论》、《玉函经》作"复紧"，《脉经》作"脉复紧"。
〔2〕本条承上条再论虚寒下利的预后判断。亦见于《伤寒论》361条。

【译文】

（虚寒）下利的病人，若见脉数、低热、汗出之症，此病经治疗可愈。如果下利而脉紧，则病情尚未好转。

[29] 下利脉数而渴[1]者，今自愈。设不差，必清脓血[2]，以有热故也[3]。

【注释】

　〔1〕数而渴：《玉函经》作"反数而渴"，《脉经》作"数而浮—作渴"。

　〔2〕清脓血：即便脓血。清，通"圊"，便也。

　〔3〕本条论述虚寒下利转为热利的证候。亦见于《伤寒论》367条。

【译文】

　　（虚寒）下利而见脉数、口渴，此病能治愈。如果下利不止则有可能出现脓血样大便，因体内有热的缘故。

　　〔30〕下利脉反弦，发热，身汗者，自愈。〔1〕

【注释】

　〔1〕本条再论虚寒下利的预后。《金匮正义》："脉弦为寒，发热则阳气复，汗出则寒邪去，故知自愈。"

【译文】

　　（虚寒）下利而脉弦，若见发热、汗出的人，此病能治愈。

　　〔31〕下利气〔1〕者，当利其小便。〔2〕

【注释】

　〔1〕下利气：指下利时又失气的症状。

　〔2〕本条论述下利而兼失气的治法。

【译文】

　　下利而兼失气的病人，治疗当用利小便的方法。

　　〔32〕下利，寸脉反浮数〔1〕，尺中自涩者〔2〕，必清脓血。〔3〕

【注释】

〔1〕下利，寸脉反浮数：是指热利。

〔2〕尺中自涩者：为热伤血分，血行凝滞，腐化而便脓血。

〔3〕本条论述热利的脉证。亦见于《伤寒论》363条。

【译文】

下利，寸脉出现浮数，尺脉见涩象，则会便脓血。

〔33〕下利清谷〔1〕，不可攻其表，汗出必胀满〔2〕。

【注释】

〔1〕下利清谷：指粪便中完谷不化，是虚寒下利的特征。

〔2〕胀满：《脉经》下有"其藏寒者，当下之"。本条论述虚寒下利的治疗禁忌及误治后的变证。亦见于《伤寒论》364条。

【译文】

下利见粪便中完谷不化，（即使有表证）不可用发表的治法。若误用汗法，可出现腹部胀满的变证。

〔34〕下利脉沉而迟，其人面少赤，身有微热，下利清谷者，必郁冒〔1〕，汗出而解，病人必微热〔2〕，所以然者，其面戴阳〔3〕，下虚故也。〔4〕

【注释】

〔1〕郁冒：在此指郁闷而头昏眼花的症状。

〔2〕微热：《伤寒论》366条。《玉函经》及《脉经》皆作"微厥"，当是。指四肢逆冷之症。

〔3〕戴阳：病人危重时出现面色苍白而两颧潮红的体征。这是虚阳浮越的现象。

〔4〕本条论述虚寒下利的危证。亦见于《伤寒论》366条。

【译文】

　　患泄泻，按其脉沉而迟，此人面部稍见红色，身体有低热，大便完谷不化且有头昏眼花的症状。出汗后病情暂可减轻，病人四肢厥冷，这是面部虚阳浮越，而下部虚寒的缘故。

　　[35]下利后[1]脉绝，手足厥冷，晬时[2]脉还，手足温者生；脉不还者死[3]。

【注释】

　　[1]下利后：指出现下利后。
　　[2]晬（zuì）时：十二时辰，即一昼夜。
　　[3]脉不还：《玉函经》作"不还不温"。本条论述虚寒下利的预后判断。亦见于《伤寒论》368条。

【译文】

　　（虚寒性）下利出现后，脉微细欲绝，手足厥冷，若经过一昼夜脉象能恢复，手足转温，就表示病情好转；若脉象仍不恢复，（手足不温），病情就危重了。

　　[36]下利腹胀满，身体疼痛者，先温其里，乃攻其表。温里宜四逆汤，攻表宜桂枝汤[1]。

　　四逆汤方方见上。

　　桂枝汤方：

　　桂枝三两，去皮　　芍药三两　　甘草二两[2]，炙　　生姜三两　　大枣十二枚

　　右五味，㕮咀，以水七升，微火煮取三升，去滓。适寒温服一升，服已须臾，啜稀[3]粥一升，以助药力。温覆令一时许，遍身漐漐微似有汗者，益佳。不可令如水淋漓。

若一服汗出病差，停后服。

【注释】

〔1〕桂枝汤：本方有解表散寒、调和营卫的作用。方中以桂枝为主，是治疗外感风寒表证的代表方。本条论述虚寒下利而兼表证的治法。亦见于《伤寒论》372条。

〔2〕二两：俞本、徐本作"三两"。

〔3〕稀：俞本作"热"字。

【译文】

（虚寒性）下利同时出现腹部胀满（的里证）及身体疼痛（的表证），治疗应先温其里证，（待里虚恢复后，表证仍在时）然后再解其表证。温里可用四逆汤，解表宜用桂枝汤。

四逆汤方 方见本篇〔14〕条。

桂枝汤方：

桂枝三两，去皮　芍药三两　甘草二两，炙　生姜三两　大枣十二枚

以上五味药，切片，用七升水同煮，以小火煮到三升，去掉药渣。待适当温度时，饮服一升，服后片刻，喝（热）稀粥一升，以帮助药力。并盖被保暖一个时辰左右，使得周身微微持续的汗出更好，不要像水那样大汗淋漓。若服一次汗出病愈，就停止后服。

〔37〕下利三部〔1〕脉皆平，按之心下坚〔2〕者，急下之，宜大承气汤〔3〕。

【注释】

〔1〕三部：指寸、关、尺三部脉。

〔2〕心下坚：指腹部心下硬满，此由于实邪内结所致。

〔3〕急下之：《脉经》作"可下之"，无"宜大承气汤"。大承气汤：底本缺"气"字，据俞本、徐本、赵本加。本条论述实热下利的证治。

【译文】

下利后见寸、关、尺三部脉象皆平实有力，按其心下硬满，治疗当急用下法，可用大承气汤。

[38]下利脉迟而滑者，实也，利未欲止，急下之，宜大承气汤[1]。

【注释】

〔1〕急下之:《脉经》作"当下之"，无"宜大承气汤"。本条论述实热下利的治法。

【译文】

下利而见脉迟滑，是因肠内有积滞，下利没有止，当急用下法，宜用大承气汤。

[39]下利脉反滑者，当有所去[1]，下乃愈，宜大承气汤。[2]

【注释】

〔1〕当有所去:即"当有所藏"，此指宿食内停。《伤寒论文字考》:"盖有所去者，言胃中有所蓄藏也。"去，藏也。

〔2〕本条论述食积下利的治法。

【译文】

下利而见脉滑，是体内有宿食蓄积，当用下法可治愈，宜用大承气汤治疗。

[40]下利已差，至其年月日，时复发[1]者，以病不尽故也。当下之[2]，宜大承气汤。[3]

大承气汤方见痉病中：

【注释】

〔1〕至其年月日，时复发：指热利治疗不彻底，到某一时期又常出现下利，时发时止，后人称为"休息痢"。即今人所称细菌性痢疾。

〔2〕当下之：《脉经》作"当复下之"。

〔3〕本条论述热利复发的原因和治法。

【译文】

热利止后，隔一段时期又常常出现复发，这是因为病邪没有被彻底根除的缘故。治疗仍当用攻下法，可用大承气汤。

大承气汤方见《痉湿暍病脉证治第二》篇中〔13〕。

〔41〕下利谵语〔1〕者，有燥屎也，小承气汤主之〔2〕。

小承气汤方：

大黄四两　　厚朴二两〔3〕，炙　　枳实大者三枚，炙

右三味，以水四升，煮取一升二合，去滓。分温二服〔4〕得利则止。

【注释】

〔1〕谵（zhān）语：患病时在睡梦中说胡话。

〔2〕《脉经》无"小承气汤主之"，有"宜下之"三字。本条论述热利而燥屎内结的证治。亦见于《伤寒论》374条。

〔3〕二两：徐本作"三两"。

〔4〕二服：《伤寒论》"二服"下，有"初一服谵语止，若更衣者，停后服。不尔，尽服之"。

【译文】

下利而且出现说胡话，这是（由于胃肠有实热）燥屎内结（而热结旁流，兼有腹满，下利秽臭，脉滑数等症），治疗当用小承气

汤（攻下燥屎）。

小承气汤方：

大黄四两　　　厚朴二两，炙　　　枳实大者三枚，炙

以上三味药，用四升水同煮，煮到一升二合，去掉药渣。分两次温服。

[42]下利，便脓血者[1]，桃花汤[2]主之[3]。

桃花汤方：

赤石脂一斤（一半锉[4]，一半筛末）　　　干姜一两　　　粳米一升

右三味，以水七升，煮米令熟，去滓。温[5]七合，内赤石脂末方寸匕，日三服；若一服愈，余勿服。

【注释】

〔1〕下利，便脓血者：此指虚寒下利，日久不止，滑脱不禁，而见大便有粘冻，夹有紫暗色的血液。"下利"上，《伤寒论》、《脉经》有"少阴病"三字。

〔2〕桃花汤：本方有温中涩肠的作用。方中主药为赤石脂，色红如桃花，故名。

〔3〕本条论述虚寒下利而夹脓血的证治。亦见于《伤寒论》306条。

〔4〕锉：《伤寒论》、《玉函经》作"全用"。

〔5〕温：《伤寒论》、《玉函经》下有"服"字。

【译文】

（虚寒）下利（日久不止），大便兼有脓血（血色紫暗），当用桃花汤治疗。

桃花汤方：

赤石脂一斤（一半研碎，一半筛成细末）　　　干姜一两　　　粳米一升

以上三味药，（取出赤石脂末）用七升水同煮，煮到米熟，去掉药渣。每次取温热的药汁七合，放入赤石脂末方寸匕，每日服三

次。若一次服药后病愈，余下的药，就不要服了。

[43]热利重下〔1〕者，白头翁汤〔2〕主之。〔3〕

白头翁汤方：

白头翁〔4〕二两〔5〕　　黄连　　黄柏〔6〕　　秦皮〔7〕各三两

右四味，以水七升，煮取二升，去滓。温服一升。不愈，更服〔8〕。

【注释】

〔1〕重下：俞本、徐本、赵本、《伤寒论》371条、《玉函经》皆作"下重"，当是。

〔2〕白头翁汤：本方有清热燥湿的功用。方中以白头翁清热解毒为主，是当今治疗细菌性痢疾的主方。

〔3〕本条论述热利的证治。亦见于《伤寒论》371条。

〔4〕白头翁：为毛茛科植物白头翁的根，有清热解毒、凉血止痢的功效，为治痢的要药。

〔5〕二两：徐本、《玉函经》作"三两"。

〔6〕黄柏：又称黄檗，为芸香科植物黄皮树或黄檗的树皮。有清热燥湿的作用。

〔7〕秦皮：为木犀科植物苦枥白蜡树、小叶白蜡树或秦岭白蜡树的树皮。有清热燥湿的功效。

〔8〕更服：《伤寒论》、《玉函经》下有"一升"二字。

【译文】

热利而里急后重（大便有粘冻脓血，腹痛，发热），可用白头翁汤治疗。

白头翁汤方：

白头翁二两　　黄连　　黄柏　　秦皮各三两

以上四味药，用七升水同煮，煮到二升，去掉药渣。每次温服一升，没有效果，再服（一升）。

〔44〕下利后更烦，按之心下濡者，为虚烦〔1〕也。栀子豉汤〔2〕主之〔3〕。

栀子豉汤方：

栀子〔4〕十四枚　　　香豉四合，绵裹〔5〕

右二味，以水四升，先煮栀子，得二升半，内豉，煮取一升半，去滓。分二服，温进一服，得吐则止。

【注释】

〔1〕虚烦：指无形之邪热。

〔2〕栀子豉汤：本方有清泄余热的作用。

〔3〕本条论述下利后余热未尽的证治。亦见于《伤寒论》375条。

〔4〕栀子：《伤寒论》上有"肥"字。《伤寒论》、《玉函经》"十四枚"下有"擘"字。

〔5〕绵裹：俞本无此二字；赵本作"绢裹"。

【译文】

下利止后仍有低热，但按其心下濡软而不满，这是无形之邪热未清的缘故。可用栀子豉汤治疗。

栀子豉汤方：

栀子十四枚　　　香豉四合，用绵包裹

以上两味药，用四升水，先煮栀子，煮到二升半，放入香豉，再煮到一升半，去掉药渣。分两次温服，温服一次后，出现呕吐则停后服。

〔45〕下利清谷，里寒外热，汗出而厥〔1〕者，通脉四逆汤〔2〕主之。〔3〕

通脉四逆汤方：

附子大者一枚，生用〔4〕　　　干姜三两，强人可四两　　　甘草二两，炙右三味，以水三升，煮取一升二合^[5]，去滓。分温再服^[6]。

【注释】

〔1〕里寒外热，汗出而厥：里寒的见证是下利清谷，外热的见证是汗出。里寒是真寒，外热是假热。里寒外热实指真寒假热，是虚阳外越，阴盛格阳所致。厥，是四肢厥冷之症。

〔2〕通脉四逆汤：本方有回阳救逆的作用。方中重用附子、干姜温阳为主。《金匮正义》："急以姜附温散阴寒，使外越之虚阳得返故宅，阳回阴化，荣卫通调，故曰通脉。"

〔3〕本条论述虚寒下利而阴盛格阳的证治。亦见于《伤寒论》370条。

〔4〕生用：《伤寒论》"生"下有"去皮，破八片"五字。

〔5〕二合：俞本作"一合"。

〔6〕服：《伤寒论》、《玉函经》下有"其脉即出者愈"六字。

【译文】

大便完谷不化，又全身汗出，且四肢厥冷，这是里有真寒，外有假热（病情十分危重），当急用通脉四逆汤（回阳救逆）。

通脉回逆汤方：

附子_{大者一枚，生用}　　干姜_{三两，强人可四两}　　甘草_{二两，炙}

以上三味药，用三升水同煮，煮到一升二合，去掉药渣。分两次温服。

〔46〕下利肺痛^[1]，紫参汤^[2]主之。^[3]

紫参汤方：

紫参_{半斤}　　甘草_{三两}

右二味，以水五升，先煮紫参，取二升，内甘草，煮取一升半。分温三服_{疑非仲景方}。

【注释】

〔1〕下利肺痛：先有慢性下利，后出现肺部疼痛的症状。

〔2〕紫参汤：本方有攻坚去积的作用。方中以紫参为主治疗心腹积聚（紫参今称"石见穿"，多用于癌肿）。参见《肺痿肺痛咳嗽上气病脉证治第七》篇〔9〕条，与泽漆汤用紫参同义。

〔3〕本条论述下利而见肺痛的治法。

【译文】

先有大便溏薄，而后又出现肺部疼痛（可兼咳嗽、痰中带血等症），当用紫参汤治疗。

紫参汤方：

紫参半斤　　甘草三两

以上两味药，用五升水，先煮紫参，煮到二升，放入甘草，再煮到一升半。分三次温服怀疑非张仲景的原方。

[47]气利〔1〕，诃梨勒散〔2〕主之。〔3〕

诃梨勒散方：

诃梨勒〔4〕十枚，煨〔5〕

右一味，为散。粥饮和，顿服疑非仲景方。

【注释】

〔1〕气利：中医证名。指下利日久，肠虚滑脱，失气时大便随之而出。但大便没有黏液，也不腥臭。《医宗金鉴》："气利者，下利气虚下陷而滑脱也。"

〔2〕诃梨勒散：本方有温经固脱的作用。《金宗金鉴》："若利之气不臭，所下之物不粘，所谓气陷肠滑，故用诃梨勒散以固肠。"

〔3〕本条论述肠虚滑脱的气利的治法。

〔4〕诃梨勒：即"诃黎勒"，又称"诃子"。为使君子科植物诃子的果实（未成熟的果实，称为"藏青果"，又名"西藏橄榄"）。诃黎勒有涩肠止泻的作用。

〔5〕煨：将药物用麸皮或草纸包裹两三层，放在清水中浸湿，置文火上直接煨至草纸焦黑，内熟取出。可缓和药性，减少副作用。

【译文】

下利（日久不止），大便随失气而滑出，当用诃梨勒散治疗。

诃梨勒散方：

诃梨勒十枚，煨

以上一味药，研成细末。用粥汤混合，一次服完怀疑非仲景方。

附方

《千金翼》小承气汤，治大便不通，哕数谵语。[1]方见上。

【注释】

〔1〕本条论述大便不通而兼呃逆频作的治法。

【译文】

《千金翼方》小承气汤，用于治疗大便不通，呃逆频作，甚至神志不清，胡言乱语。方见本篇〔41〕。

《外台》黄芩汤[1]，治干呕下利。[2]

黄芩　　人参　　干姜各三两[3]　　桂枝一两　　大枣十二枚　　半夏半升

右六味，以水[4]七升，煮取三升。温分三服。

【注释】

〔1〕《外台》黄芩汤：本方有清肠止利、补虚和中的作用。方中以黄芩清热为主。本方即本篇〔11〕条黄芩加半夏、生姜汤的加减方。

〔2〕本条论述下利兼干呕的治方。

〔3〕三两：徐本作"二两"。

〔4〕水：底本无"水"字，现据俞本、赵本加。

【译文】

《外台秘要》黄芩汤，可治疗下利而兼干呕的症状。

黄芩　　人参　　干姜各三两　　桂枝一两　　大枣十二枚
半夏半升

以上六味药，用七升水同煮，煮到三升。分三次温服。

疮痈肠痈浸淫病脉证并治第十八

论一首　　脉证三条　　方五首

【按语】

　　本篇是外科病的专论，论述疮痈、肠痈、金疮及浸淫疮四种病。

　　[01]诸浮数脉，应当发热，而反洒淅恶寒，若有痛处，当发其痈[1]。

【注释】

　　[1]痈：中医外科病名，由于热毒引起的以局部红、肿、热、痛为特征的一种化脓性疾患。《说文解字》："痈，肿也。"痈有内外之分。内痈发于脏腑，外痈发于肌肤。本条论述痈肿初起的脉证。

【译文】

　　凡见浮数的脉象，当有发热之症，又有像冷水洒在身上那样怕冷。如果局部感到疼痛（且有红、肿、热的证象），这是将要发生痈肿。

　　[02]师曰：诸痈肿，欲知有脓无脓，以手掩肿上，热者

为有脓，不热者为无脓。[1]

【注释】

〔1〕本条论述痈肿辨脓的方法。

【译文】

老师说：各种痈肿，要知道是否会化脓，只要用手轻按肿处，感到局部热的会壅脓，不热的不会化脓。

[03] 肠痈[1] 之为病，其身甲错[2]，腹皮急[3]，按之濡，如肿状[4]，腹无积聚，身无热，脉数，此为腹内[5] 有痈脓，薏苡附子败酱散[6] 主之。[7]

薏苡附子败酱散方：

薏苡仁十分　　　附子二分　　　败酱[8] 五分

右三味，杵为末，取方寸匕，以水二升，煎减半。顿服小便[9] 当下。

【注释】

〔1〕肠痈：中医外科病名，即肠内痈脓，为内痈的一种，以小腹疼痛、按之压痛、腹壁拘急、发热、恶寒为主症。亦有医家泛指"腹痈"。《金匮玉函要略方论疏义》："肠痈，即痈肿生于腹内之统称。盖以腹为大小肠部位，故称之肠痈。"现代之急性阑尾炎、阑尾脓肿皆属于肠痈范围。

〔2〕其身甲错：指全身皮肤干燥粗糙，犹如鳞甲错出。《脉经》"身"下有"体"字。

〔3〕腹皮急：少腹部皮肤紧张拘急。即今称之"肌紧张"。《脉经》"皮"下有小字"一作支"。

〔4〕按之濡，如肿状：重按感到腹中有濡软的肿块，此是肠内已有脓肿形成。

〔5〕腹内：俞本、徐本作"肠内"。

〔6〕薏苡附子败酱散：本方有解毒排脓、破瘀散结的作用。

〔7〕本条论述肠痈病脓肿已成的证治。

〔8〕败酱：全名为败酱草。为败酱科植物白花败酱、黄花败酱的带根全草。有清热解毒、排脓破瘀的功效。

〔9〕小便：当是"大便"。

【译文】

肠痈这种病，表现的症状是全身皮肤（干燥）如鳞甲错出。轻按少腹部皮肤感到紧张拘急，重按则摸到腹中有濡软的肿块形状，但腹中并无症瘕积聚，虽然身无发热，但按其脉数，这是腹中有痈脓形成。当用薏苡附子败酱散治疗。

薏苡附子败酱散方：

薏苡仁十分 　　附子二分 　　败酱五分

以上三味药，研成细末，取方寸匕，用二升水，煎到减去一半水。一次服下有脓当从大便而下。

[04]肠痈者，少腹肿痞，按之即痛如淋〔1〕，小便自调，时时发热，自汗出，复恶寒。其脉迟紧者，脓未成，可下之〔2〕，当有血。脉洪数者，脓已成，不可下也〔3〕。大黄牡丹汤〔4〕主之。〔5〕

大黄牡丹汤方：

大黄四两 　　牡丹一两 　　桃仁五十个 　　瓜子〔6〕半升
芒硝三合

右五味，以水六升，煮取一升，去滓，内芒硝，再煎沸。顿服之。有脓当下；如无脓，当下血。

【注释】

〔1〕肠痈者……按之即痛如淋：肠痈初起的局部症状。少腹部肿胀隆起，重按痞块处，且有压痛，好像淋病那样少腹弦急，痛引脐中。肠痈，

徐本误作"肿痈"。少腹，俞本作"小腹"。瘀，指瘀块。《玉篇》："瘀，腹内结病。"《脉经》无"瘀"字。如淋，《脉经》作"小便数如淋"。

〔2〕脓未成，可下之：肠痈病脓肿尚未形成时，可用下法，当用大黄牡丹汤下其热毒。文句倒装，大黄牡丹汤当在"可下之"之后。

〔3〕脉洪数者……不可下也：指出脓肿已形成，此时禁用下法。《金匮要略今释》："下之真有穿孔之祸。"故不宜用大黄牡丹汤下之。可用上条薏苡附子败酱散解毒排脓。

〔4〕大黄牡丹汤：本方有泻热逐瘀、散结消痈的作用。方中以大黄、丹皮为主药泻火解毒、凉血散瘀。《金匮要略论注》："此方虽为下药，实内消药也。"本方为近代治疗急性阑尾炎的常用方。

〔5〕本条论述肠痈病脓肿未形成的证治。

〔6〕瓜子：即瓜瓣。参见《肺痿肺痈咳嗽上气病脉证治第七》篇附方"千金苇茎汤"。

【译文】

肠痈病初起，（右）少腹肿胀隆起，按之有瘀块，并且有压痛，像淋病那样（少腹皮肤紧张拘急、疼痛牵引至脐中），但小便正常（没有淋沥不爽的症状），同时有发热、汗出，又有怕冷。按其脉迟紧，这时脓肿尚未形成，可用下（热毒）的方法，大黄牡丹汤治疗。药后当见下血症状。如果脉洪数的病人，脓肿已形成，就不可用下法（大黄牡丹汤）治疗。

大黄牡丹汤方：

大黄四两　　牡丹一两　　桃仁五十个　　瓜子半升　　芒硝三合

以上五味药，用六升水，先煎前四味药，煮到一升，去掉药渣，放入芒硝，再煮沸一下。一次性服完。药后有脓当下脓，无脓当下血。

[05]问曰：寸口脉浮微而涩，然当亡血若汗出〔1〕。设不汗者云何〔2〕？答曰：若身有疮〔3〕，被刀斧〔4〕所伤，亡血故也。〔5〕

【注释】

〔1〕脉浮微而涩，然当亡血若汗出：《脉经》无"浮"字。浮微脉为气虚，涩脉为血虚，气血不足，按法当出现于大出血或大汗出之后。然，俞本、徐本作"法"。若，或也。

〔2〕设不汗者云何：《金匮玉函要略述义》："不汗者一句，宜云设不亡血若汗出者，今特举不汗，而不云不亡血者，盖省文也。"

〔3〕疮：通"创"，指创伤。

〔4〕斧：《脉经》作"器"。

〔5〕本条论述金疮出血的脉证。

【译文】

问道：寸口脉浮微而涩，按理当见于出血或汗出的病人。如果没有（出血或）汗出，那是什么原因呢？回答说：这是身体上受到刀斧等创伤引起出血的缘故。

[06]病金疮[1]，王不留行散[2]主之。[3]

王不留行散方[4]：

王不留行[5]十分，八月八日采　　蒴藋细叶[6]十分，七月七日采　　桑东南根白皮[7]，十分，三月三日采　　甘草十八分[8]　　川椒三分，除目及闭口者汗[9]　　黄芩二分

干姜二分　　芍药二分　　厚朴二分

右九味，桑根皮以上三味烧灰存性，勿令灰过，各别杵筛，合治之为散。服方寸匕。小疮即粉之，大疮但服之。产后亦可服。如风寒，桑东根勿取之。前三物皆阴干百日。

【注释】

〔1〕金疮：中医外科病名，指身体受到金属利器砍戳击打的创伤。

〔2〕王不留行散：本方有活血止痛、续伤止血的作用。方中以王不留

行止血逐痛为主。

〔3〕本条论述金疮的治法。

〔4〕王不留行散方：底本缺，据俞本、徐本加。

〔5〕王不留行：又名留行子。为石竹科植物麦蓝菜的种子。有止血逐痛的功效。

〔6〕蒴藋细叶：又名木蒴藋、接骨木、扦扦活。为忍冬科植物接骨木的带叶茎枝。有活血止痛的功效。

〔7〕桑东南根白皮：又称桑根白皮，为桑科植物桑的干燥根皮。有利水消肿的作用。

〔8〕十八分：俞本作"十分"。

〔9〕汗：俞本、徐本作"去汗"

【译文】

身体患有金刃引起创伤，可用王不留行散治疗。

王不留行散方：

王不留行十分，八月八日采　　蒴藋细叶十分，七月七日采　　桑东南根白皮，十分，三月三日采　　甘草十八分　　川椒三分，除目及闭口者去汗　　黄芩二分　　干姜二分　　芍药二分　　厚朴二分

以上九味药，桑根皮前三味药，烧灰存性，勿使烧得太过，分别研细，再混合成散剂。每次服方寸匕。创面小的，可外用（将药末撒在创面）；创面大的，只要内服就可以。妇人产后的疾病也可应用本方。若遇风寒之日，则不要用桑东根白皮。前三味药都要阴干一百天才可用（不可暴晒及火炙）。

[07] **排脓散**[1] **方：**

枳实十六枚　　芍药六分　　桔梗二分

右三味，杵为散，取鸡子黄一枚，以药散与鸡黄相等，揉和令相得。饮和服之，日一服。

【注释】

〔1〕排脓散：本方即《妇人产后病脉证治第二十一》篇 [5] 条枳

实芍药散加桔梗一味而成。有行气排脓、和血养正的作用。方中以桔梗排脓为主。《金匮要略方论本义》:"排脓散一方,为疮痈将成未成治理之法。"

【译文】

　　排脓散方:

　　枳实十六枚　　芍药六分　　桔梗二分

　　以上三味药,研成细末,用鸡蛋黄一个,取同等量的药末,搅拌均匀,使相混合。用水调和服下,每日服一次。

　　[08]排脓汤[1]方:

　　　甘草二两　　桔梗三两　　生姜一两　　大枣十枚

　　　右四味,以水三升,煮取一升。温服五合,日再服。[2]

【注释】

　　〔1〕排脓汤:本方即《肺痿肺痈咳嗽上气病脉证治第七》篇[12]条桔梗汤加生姜、大枣而成,有解毒排脓的功用。方中以桔梗排脓为主。

　　〔2〕以上两方均为排脓方,皆以桔梗为主,可知桔梗为排脓之要药,不论内痈、外痈皆可应用。《金匮要略编注》:"此两方尚治躯壳之内,肠胃之痈而设。"

【译文】

　　排脓汤方:

　　甘草二两　　桔梗三两　　生姜一两　　大枣十枚

　　以上四味药,用三升水同煮,煮到一升。每次温服五合,一天服两次。

　　[09]浸淫疮,从口流向四肢者,可治;从四肢流来入口者,不可治。[1]

【注释】

〔1〕本条论述浸淫疮的预后。参见《脏腑经络先后病脉证第一》篇〔12〕条。

【译文】

浸淫疮，从心口逐渐蔓延到四肢的，病情轻，为易治；从四肢蔓延到心口的，病情重，为难治。

[10]浸淫疮，黄连粉[1]主之。[2]方未见。

【注释】

〔1〕黄连粉：方未见，可能是黄连一味为粉，黄连粉有清热燥湿、泻火解毒的作用。《金匮要略心典》：“大意以此为湿热浸淫之病，故取黄连一味为粉。粉之，苦以燥湿，寒以除热也。”

〔2〕本条论述浸淫疮的治法。

【译文】

患浸淫疮，可用黄连粉治疗。方未见。

趺蹶手指臂肿转筋阴狐疝蚘虫病脉证治第十九

论一首　　脉证一条　　方四首

【按语】

　　本篇论述趺蹶、手指臂肿、转筋、阴狐疝、蚘虫五种筋脉病证。《金匮玉函经二注》：此五种病，"皆系筋病，故汇为篇。"趺，俞本误作"跌"。证治，俞本作"证并治"。方四首，徐本作"方五首"。

　　[01]师曰：病趺蹶[1]，其人但能前，不能却，刺腨[2]入二寸，此太阳经伤也。[3]

【注释】

　　[1]趺蹶（fū jué）：中医病名，由于下肢太阳筋脉损伤引起的足跗僵直，以致出现行走时只能向前不能后退的病证。趺，同"跗"，足背也。蹶，《说文解字》："僵也。"趺，俞本作"跌"。

　　[2]刺腨（shuàn）：即针刺足太阳膀胱经的承山穴。腨，指小腿腓肠部，即小腿肚。《金匮悬解》："今能前不能却，是病不在前而在后，太阳经伤也……刺腨入二寸，泻太阳之寒湿，筋柔则能却矣。"

　　[3]本条论述趺蹶的证治。

【译文】

　　老师说：患了跌蹶病，此人只能向前行走，而不能向后退却，这是太阳经脉受伤所致。治疗当用针刺法，刺腨肠部二寸即可。

　　[02]病人常以手指臂肿动[1]，此人身体𥆧𥆧[2]者，藜芦甘草汤[3]主之。[4]

　　藜芦甘草汤方未见。

【注释】

　　[1]手指臂肿动：中医病证名，由于风痰阻于筋脉引起的以手指、手臂肿胀而𥆧𥆧动为主症的病证。

　　[2]身体𥆧𥆧：身体，指手指，手臂。𥆧𥆧，是指不自主的轻微颤动。

　　[3]藜芦甘草汤：本方为涌吐剂。方以藜芦为主，涌吐风痰，配甘草甘缓和胃。本方有祛痰熄风的作用。藜芦，为百合科植物藜芦的根及根茎。本品有毒，用量宜少，后世多作散剂，不入汤药。

　　[4]本条论述手指、手臂肿胀颤动的证治。

【译文】

　　病人常常手指、手臂肿胀，且有不自主的轻微颤动。治疗可用藜芦甘草汤。

　　藜芦甘草汤方方未见。

　　[03]转筋[1]之为病，其人臂脚直，脉上下行，微弦[2]。转筋入腹[3]者，鸡屎白散[4]主之。[5]

　　鸡屎白散方：

　　鸡屎白

　　右一味，为散，取方寸匕，以水六合和。温服。

【注释】

〔1〕转筋：中医病名，由于湿热伤阴引起的，以四肢筋脉拘挛疼痛为主症的病证。

〔2〕脉上下行，微弦：指脉自寸至尺上下三部，皆见微弦之象。

〔3〕转筋入腹：指转筋甚者，可牵引入少腹。

〔4〕鸡屎白散：本方有消积利湿的作用。鸡屎白，又称鸡矢白。为雉科动物家鸡粪便中的白色部分。能利水泄热、祛风解毒。今已不用。《黄帝内经·素问·腹中论》：鸡矢白用以治疗鼓胀病。《肘后备急方·治卒霍乱诸急方》："若转筋入肠中，如欲转者，取矢白一寸，水六合，煮三沸，顿服之。"

〔5〕本条论述转筋的证治。

【译文】

转筋这种病，病人手臂及腿脚强直拘挛。按其脉，自寸至尺上下三部皆微弦，严重的转筋可牵引少腹部。治疗可用鸡屎白散。

鸡屎白散方：

鸡屎白

以上一味药，研成散剂，取方寸匕，用六合水混合。（煮沸后）温服。

〔04〕阴狐疝气〔1〕者，偏有小大，时时上下，蜘蛛散〔2〕主之。〔3〕

蜘蛛散方〔4〕：

蜘蛛〔5〕十四枚，熬焦　　桂枝半两

右二味，为散。取八分一匕，饮和服，日再服。蜜丸亦可。

【注释】

〔1〕阴狐疝气：中医病名，由于寒气结聚于厥阴肝经的筋脉，出现以阴囊偏有大小、时时上下为特征的病证。

〔2〕蜘蛛散：有破瘀散结、通阳散寒的作用。方中以蜘蛛为主。

〔3〕本条论述阴狐疝气的证治。

〔4〕蜘蛛散方：底本缺。据俞本、徐本、赵本加。

〔5〕蜘蛛：为圆网蛛科动物大腹圆网蛛的全虫。有祛风、消肿、解毒的功效。

【译文】

患阴狐疝气的病人，阴囊两侧大小不等，病在偏大的一侧（大小也时有变化），站立或走动时坠下则大，平卧时上缩则小。治疗这种病可用蜘蛛散。

蜘蛛散方：

蜘蛛十四枚，熬焦　　桂枝半两

以上两味药，研成细末。每次取八分至一匕，用水调和服用，每日两次。制成蜜丸服用亦可。

[05]问曰：病腹痛有虫，其脉何以别之？师曰：腹中痛，其脉当沉若弦。反洪大，故有蛔虫[1]。

【注释】

〔1〕蛔虫：寄生在小肠内的一种常见寄生虫。本条论述蛔虫腹痛的诊断。

【译文】

问道：因虫引起的腹痛如何诊断？老师说：腹中痛，一般多为脉沉（里寒腹痛）或脉弦（气滞腹痛）。如果出现脉洪大，这是蛔虫妄动引起的腹痛。

[06]蛔虫[1]之为病，令人吐涎，心痛发作有时，毒药不止[2]，甘草粉蜜汤[3]主之。[4]

甘草粉蜜汤方：

甘草二两　　粉[5]一两重[6]　　蜜[7]四两

右三味，以水三升，先煮甘草，取二升，去滓，内粉、蜜，搅令和，煎如薄粥。温服一升，差即止。

【注释】

〔1〕蛔虫：此指蛔虫病，以阵发性腹部剧痛、呕吐为主症的病证。《金匮玉函经二注》："蛔虫乃厥阴肝筋之为病也，是以伤寒蛔厥在厥阴篇内，此章蛔痛列于筋病篇中。"

〔2〕毒药不止：指用了作用峻烈的驱虫药后，出现烦闷不止的症状。

〔3〕甘草粉蜜汤：本方为甘平和胃之剂。本方以甘草为主，合米粉、蜂蜜组成。其作用不是驱杀蛔虫，而是解除药毒引起的副反应。据《千金要方·解百药毒》记载，本方为"解鸩毒及一切毒药不止烦懑方"。其药为甘草、蜜各四分，粱米粉一升。鸩，为传说中的一种毒鸟，其羽毛浸酒食之，即令人亡。

〔4〕本条论述蛔虫病服驱虫药后解药毒的治法。

〔5〕粉：即米粉。为禾本科植物稻的去壳种仁研磨的细粉。有益气止烦的作用。《金匮玉函要略辑义》："粉，诸注以为铅粉……然古单称粉者，米粉也。"

〔6〕一两重：俞本、赵本无"重"字。

〔7〕蜜：即蜂蜜，又称白蜜。为蜜蜂科昆虫中华蜜蜂或意大利蜜蜂等所酿的蜜糖。有补脾润燥的作用。

【译文】

蛔虫这种病，使人呕吐涎沫，脘腹疼痛，阵发性发作，服用峻烈的驱虫药后，病人胃脘烦闷不止，可用甘草粉蜜汤治疗。

甘草粉蜜汤方：

甘草二两　　　粉一两重　　　蜜四两

以上三味药，用三升水，先煮甘草，煮到二升，去掉药渣，放入米粉及蜂蜜，搅匀混合，再煮到犹如薄粥那样。每次温服一升，病愈即止服。

[07]蛔厥[1]者，当[2]吐蛔。令[3]病者静，而复时烦[4]，此为藏寒，蛔上入膈[5]，故烦，须臾复止。得食而

呕，又烦者，蚘闻食臭出，其人常^[6]自吐蚘。^[7]

【注释】

〔1〕蚘厥：中医病名，是蚘虫在腹中妄动上逆所致，以阵发性脘腹剧痛、躁动不安、吐蚘为主症的病证。此证类似今之胆道蚘虫病。

〔2〕当：《伤寒论》、《玉函经》上有"其人"二字。

〔3〕令：《玉函经》作"今"。

〔4〕烦：指躁动不安的症状。

〔5〕入膈：《伤寒论》作"入其膈"。

〔6〕常：俞本、徐本作"当"。

〔7〕本条论述蚘厥的证候。亦见于《伤寒论》338条。

【译文】

患蚘厥的病人，当有吐蚘虫的症状。这种病人在安静时反复出现躁动，这是由于肠中寒冷，蚘虫上窜入胸膈胁肋的缘故，一会儿躁动，一会儿又停止。若病人进食后又出现呕吐、躁动，这是由于蚘虫闻到食物的气味，又上逆吐出（如此躁动反复发作，这是蚘厥的特征）。

[08]蚘厥者，乌梅丸^[1]主之^[2]。

乌梅丸方：

乌梅^[3]三百个　　细辛六两　　干姜十两　　黄连一斤^[4]
当归四两　　附子六两^[5]，炮　　川椒四两，去汗^[6]　　桂枝六两^[7]　　人参　　黄柏各六两

右十味，异捣筛，合治之，以苦酒渍乌梅一宿，去核，蒸之五升米^[8]下，饭熟捣成泥，和药令相得，内臼中，与蜜杵二千下，丸如梧子大。先食，饮服十丸，三服^[9]，稍加至二十丸。禁生冷、滑臭等食^[10]。

【注释】

〔1〕乌梅丸：本方有安蛔止痛的作用。方中以乌梅、川椒、黄连为主药。《医宗金鉴》："主之乌梅丸者，以蛔得酸则静，得辛则伏，得苦则下，方中大酸、大辛、大苦，信为治虫之要剂也。"本方寒温并用，补泻兼施，不但安蛔，亦能安胃。故后人名为乌梅安蛔丸，又名乌梅安胃丸。今人多用于胆道蛔虫病。

〔2〕主之：下有"又主久利"四字。本条论述蛔厥的治法。亦见于《伤寒论》338条。

〔3〕乌梅：为蔷薇科植物梅的干燥未成熟的果实，经熏焙加工而成。有安蛔、驱虫、收敛的作用。

〔4〕一斤：《伤寒论》作"十六两"。

〔5〕六两：《伤寒论》下有"去皮"二字。

〔6〕去汗：《伤寒论》作"出汗"，《玉函经》作"去子"。

〔7〕六两：《伤寒论》下有"去皮"二字。

〔8〕五升米：《伤寒论》作"五斗米"。

〔9〕三服：俞本、徐本、《伤寒论》、《玉函经》上有"日"字。

〔10〕滑臭等食：《伤寒论》作"滑物臭食等"。

【译文】

患蛔厥的病人，可用乌梅丸治疗。

乌梅丸方：

乌梅三百个　　细辛六两　　干姜十两　　黄连一斤　　当归四两
附子六两，炮　　川椒四两，去汗　　桂枝六两　　人参　　黄柏各六两

以上十味药，分别捣碎，再混合，用醋浸乌梅一夜，去核，放在五升米下蒸，待饭熟后捣成泥，与其余药相混合，放在石臼中，加入蜂蜜，研磨两千次，制成丸药，像梧桐子大小。每次饭前服十丸，每日三次，渐渐加至二十丸。禁食一切生冷、滑臭等食物。

卷　下

妇人妊娠病脉证并治第二十

论三条　　方八首

【按语】

　　妇人病指妇女所特有的疾病，包括经（月经）、带（带下）、胎（妊娠）、产（产后）四方面的疾病。本篇专论妊娠病，即妇女因怀孕而得的疾病。妊，即姙，《说文解字》释为"孕也"；娠，《说文解字》："女妊身动也。"身动，即胎动。《产宝百问》："娠则以时而动也，故曰妊娠也。"本篇论述因妊娠而下血、腹痛、呕吐、小便难及水气等常见病。篇名中，俞本作"脉证三条"，徐本作"方九首"。

　　〔01〕师曰：妇人得平脉，阴脉小弱〔1〕，其人渴〔2〕，不能食，无寒热，名妊娠〔3〕，桂枝汤主之方见利中。于法六十日当有此证〔4〕，设有医治逆者，却一月加吐下者，则绝之。〔5〕

【注释】

　　〔1〕妇人得平脉，阴脉小弱：平脉，即正常的脉象。阴脉，指尺脉。《金匮要略心典》："平脉，脉无病也。即《内经》'身有病而无邪脉'之意。阴脉小弱者，初时胎气未盛，而阴方受蚀，故阴脉比阳脉小弱。至三四月，经血久蓄，阴脉始强。《内经》：'所谓手少阴脉动者，妊子。'《千金》

所谓'三月尺脉数'是也。"

　　〔2〕渴：后世各家多认为是"呕"之误。

　　〔3〕妊娠：《脉经》作"为躯"。

　　〔4〕于法六十日当有此证：此句为倒文，当在"名妊娠"之下。《脉经》无"于"字，"此证"作"娠"。

　　〔5〕本条论述妊娠的脉证及治法。

【译文】

　　老师说：妇女（怀孕初期）的脉象与平时一样，只是尺脉稍弱一点，但有口渴（呕吐），不能进食，也没有寒热，这叫做妊娠（反应），这些症状当在怀孕六十天左右出现，只要用桂枝汤（调和脾胃）即可方见《呕吐哕下利病脉证治第十七》[36]。如果医生误作病治，在后一月中运用吐下等法（是不对的），要绝对禁用。

　　[02]妇人宿有症病，经断未及三月〔1〕，而得漏下不止〔2〕，胎动在脐上者，为症痼害〔3〕。妊娠六月动者，前三月经水利时，胎下血者〔4〕，后断三月衃〔5〕也。所以血不止者，其症不去故也，当下其症。桂枝茯苓丸〔6〕主之。〔7〕

　　　桂枝茯苓丸方：

　　桂枝　　　茯苓　　　牡丹去心　　桃仁去皮、尖，熬　　　芍药

各等分

　　右五味，末之，炼蜜和丸，如兔屎大。每日食前服一丸。不知，加至三丸。

【注释】

　　〔1〕宿有症病，经断未及三月：《脉经》作"妊娠经断三月"。症病，中医病名，指腹内有结块的病，属"症积"之类，类似今之"子宫肌瘤"。

　　〔2〕不止：《脉经》作"下血四十日不止"。

　　〔3〕症痼害：因症积痼疾妨害胞胎而出现断续下血的症状。《脉经》无"症痼害"三字。

〔4〕胎下血者：《脉经》作"胎也，下血者"。

〔5〕衃（pēi）：指凝结的赤黑色血块。《说文解字》："凝血也。"

〔6〕桂枝茯苓丸：本方有化瘀消症的作用。方中以桂枝温通血脉，桃仁、丹皮、赤芍活血化瘀，茯苓扶正健脾。本方制成丸药，且服药剂量从少量开始，逐步递增，目的使其缓下症积而不伤胎。

〔7〕本条论述妊娠因症病引起下血的证治。

【译文】

妇女原有症积的病证，停经不到三个月就出现下血不止，而且脐腹部觉得有胎动，这是因为症积妨害胞胎发育（而出现反复出血）。妊娠六个月有胎动，前三月（怀胎时）依然像行经那样下血，后三月经断是由于瘀血凝聚（而暂停下血）。现又出现下血不止，原因就在于症积未去除的缘故。应当下其症积，可用桂枝茯苓丸治疗。

桂枝茯苓丸方：

桂枝　　茯苓　　牡丹_{去心}　　桃仁_{去皮、尖，熬}　　芍药_{各等分}

以上五味药，研成细末，加入炼制过的白蜜混合，制成丸药，如兔粪大小。每天饭前服一丸。若不见效，渐加至三丸。

[03] 妇人怀娠六七月，脉弦发热，其胎愈胀^{〔1〕}，腹痛恶寒者，少腹如扇^{〔2〕}，所以然者，子脏开故也^{〔3〕}。当以附子汤^{〔4〕}温其脏。^{〔5〕}方未见。

【注释】

〔1〕其胎愈胀：即其腹愈胀。愈胀，《脉经》作"蹢腹"。

〔2〕少腹如扇：《脉经》作"寒者，小腹如扇之状"。

〔3〕子脏开：类似今之子宫颈松弛症。子脏，即胞宫，今称为子宫。开，《脉经》作"闭"。

〔4〕附子汤：方未见。据《伤寒论》304条有"附子汤"，由附子、茯苓、人参、白术、芍药组成。方中附子温经散寒为主，茯苓、白术补气安胎，芍药缓急止痛。

〔5〕本条论述妊娠虚寒腹痛的证治。

【译文】

妇女怀孕六七个月，脉弦发热，腹胀腹痛，怕冷，少腹部像被扇风那样冷，之所以会这样，是因为子脏口松开的缘故。治疗应当用附子汤温暖其子脏。方未见。

[04]师曰：妇人有漏下者，有半产[1]后因续下血都不绝者，有妊娠下血者。假令妊娠腹中痛，为胞阻[2]，胶艾汤[3]主之。[4]

芎归胶艾汤方—方加[5]干姜一两，胡洽[6]治妇人胞动，无干姜：

芎䓖　　阿胶　　甘草各二两　　艾叶　　当归各三两

芍药四两　　干地黄六两[7]

右七味，以水五升，清酒三升[8]，合煮，取三升，去滓，内胶，令消尽。温服一升，日三服。不差，更作。

【注释】

〔1〕半产：中医病名，指妊娠三月后，胎儿未成熟而半途产下。即今称之早产。《脉经》作"中生"。

〔2〕胞阻：中医病名，怀孕时出现阴道下血及腹痛之症，因胞胎发育受阻，故名。即今之先兆流产。《脉经》作"胞漏一云阻"。

〔3〕胶艾汤：本方有调补冲任、养血安胎的作用。方中以阿胶、艾叶养血止血为主。其中当归、地黄、芎䓖、芍药四味药，即为中医养血的祖方。后世名为"四物汤"。

〔4〕本条论述妊娠因胞阻而下血的证治。《金匮玉函要略述义》："此条漏下与半产后下血是客，妊娠下血，腹中痛是主，三证并列，以备参对也。"

〔5〕加：俞本作"如"。

〔6〕胡洽：俞本、徐本作"胡洽"，即《胡洽方》，南北朝胡道洽著，已亡佚；赵本作"胡氏"。

〔7〕六两：底本缺，据俞本加。

〔8〕三升：俞本作"五升"。

【译文】

老师说:妇女有（经期）漏下不止的,有早产后连续下血不止的,还有妊娠期下血的。如果伴有腹中疼痛的,这是由于胞阻引起的,当用胶艾汤治疗。

芎归胶艾汤方—方加干姜一两,胡氏治疗妇女胞动没有干姜:

芎䓖　　阿胶　　甘草各二两　　艾叶　　当归各三两　　芍药四两　　干地黄六两

以上七味药,先用五升水、三升清酒同煮（除阿胶外）,煮到三升,去掉药渣,再放入阿胶,使其全部溶解。每次温服一升,一天服三次。病未愈,再按原方服用。

[05] 妇人怀娠[1],腹中疞[2]痛,当归芍药散[3]主之。[4]

当归芍药散方:

当归三两　　芍药—斤　　茯苓四两　　白术四两　　泽泻半斤芎䓖半斤,一作三两

右六味,杵为散。取方寸匕,酒和。日三服。

【注释】

〔1〕娠:赵本作"妊"。

〔2〕疞(jiǎo):《广韵》:"腹中急痛也。"

〔3〕当归芍药散:本方有疏肝健脾、调和气血的作用。方中以当归、芍药行血止痛为主。后世著名的"逍遥散"即从本方化裁而成。《金匮正义》:"芎归芍药,是以和血舒肝;苓术泽泻,是以运脾胜湿。此即后人逍遥散之蓝本也。"

〔4〕本条论述妊娠气血不和的腹痛证治。

【译文】

妇女怀孕时,腹中绞痛,当用当归芍药散治疗。

当归芍药散方:

当归三两　　芍药一斤　　茯苓四两　　白术四两　　泽泻半斤
芎䓖半斤，一作三两

以上六味药，研成散剂。每次取方寸匕，用酒混合。每日服三次。

[06]妊娠呕吐不止[1]，干姜人参半夏丸[2]主之。[3]

干姜人参半夏丸方：

干姜　　人参各一两　　半夏二两

右三味，末之，以生姜汁糊为丸，如梧子大。饮服十丸，日三服。

【注释】

〔1〕妊娠呕吐不止：此即后世所称"妊娠恶阻"。多发生于妊娠初期，为常见的妊娠病。《胎产新书》："怀孕三月，恶心而阻隔饮食是也。"

〔2〕干姜人参半夏丸：本方有温中降逆的作用。方中干姜温中散寒以振胃之阳，半夏化饮止呕以降胃之逆，人参益气补中以生胃之液。

〔3〕本条论述妊娠虚寒呕吐的证治。

【译文】

怀孕（初期）呕吐不止（不能进食），当用干姜人参半夏丸治疗。

干姜人参半夏丸方：
干姜　　人参各一两　　半夏二两
以上三味药，研成细末，用生姜汁和成丸药，如梧桐子大。每次用水吞服十丸，一日服三次。

[07]妊娠，小便难[1]，饮食如故[2]，归母苦参丸[3]主之。[4]

当归贝母苦参丸方男子加滑石半两：

　当归　　贝母　　苦参各四两

　右三味，末之，炼蜜丸，如小豆大，饮服三丸，加至十丸。

【注释】

〔1〕小便难：即小便淋沥涩痛，尿频尿急的症状，是湿热客于膀胱所致，多发生于怀孕后期。后世称之为"子淋"。

〔2〕饮食如故：表明病不在中焦脾胃，而在下焦膀胱。

〔3〕归母苦参丸：本方有清热、润燥、通淋的作用。也可用于治疗男子小便淋痛。

〔4〕本条论述妊娠小便难的证治。

【译文】

　怀孕期间出现小便困难（淋沥涩痛，尿频尿急等）症状，而饮食仍像平时那样，不受影响，可用当归贝母苦参丸治疗。

　当归贝母苦参丸方用于治疗男子淋痛则加滑石半两：

　当归　　贝母　　苦参各四两

　以上三味药，研成细末，加入炼制的白蜜制成丸药，如赤小豆大小。每次用水吞服三丸，逐渐加至每次十丸。

　[08]妊娠有水气〔1〕，身重，小便不利，洒淅恶寒，起即头眩，葵子茯苓散〔2〕主之。〔3〕

　葵子茯苓散方：

　葵子〔4〕一斤　　茯苓三两

　右二味，杵为散。饮服方寸匕，日三服。小便利则愈。

【注释】

〔1〕水气：指水气病，亦即水肿病。妊娠后期由于水气内停，身体沉重而小便不利。即后世所谓"子肿"。

〔2〕葵子茯苓散：本方有利水通阳的作用。

〔3〕本条论述妊娠水气的证治。

〔4〕葵子：又名冬葵子。为锦葵科植物冬葵的种子。有清热利水通淋的功效。

【译文】

怀孕（后）期患水气病，身体沉重，小便不通利，怕冷，站立时感到头晕目眩，当用葵子茯苓散治疗。

葵子茯苓散方：

葵子一斤　　茯苓三两

以上两味药，研成散剂。每次用水吞服方寸匕，一日三次。小便通利则病愈。

[09]妇人妊娠，宜常服当归散〔1〕主之。〔2〕

当归散方：

当归　　黄芩　　芍药　　芎䓖各一斤　　白术半斤

右五味，杵为散。酒饮服方寸匕，日再服。妊娠常服即易产，胎无苦疾。产后百病悉主之。

【注释】

〔1〕当归散：本方有养血清热安胎的功效。《金匮要略心典》："妊娠之后，最虑湿热伤动胎气，故于归芎芍药养血之中，用白术除湿，黄芩除热，丹溪称黄芩、白术为安胎之圣药。夫芩、术非能安胎者，去其湿热而胎自安耳。"后世中医认为黄芩、白术是安胎之要药，即导源于此。"当归散"下《脉经》有"即易产，无疾苦"六字。

〔2〕本条论述妊娠养身法。

【译文】

妇女怀孕，宜常服用当归散。

当归散方：

当归　　黄芩　　芍药　　芎䓖各一斤　　白术半斤

以上五味药，研成散剂。每次用酒饮服方寸匕，一天服两次。怀孕期间经常服本方，临产时容易生产，胎儿也没有疾苦。产后各种疾病也可治。

[10]妊娠养胎，白术散[1]主之。[2]

白术散方见《外台》：

白术　　芎䓖[3]　　蜀椒三分，汗[4]　　牡蛎[5]

右四味，杵为散。酒服一钱匕，日三服，夜一服。但苦痛，加芍药；心下毒痛，倍加芎䓖；心烦吐痛，不能食饮，加细辛一两、半夏大者二十枚。服之后，更以醋浆水[6]服之；若呕，以醋浆水服之；复不解者，小麦汁服之；已后[7]渴者，大麦[8]粥服之。病虽愈，服之勿置[9]。

【注释】

〔1〕白术散：本方有温中健脾、养胎固胎的作用。《金匮要略直解》："白术主安胎为君，芎䓖主养胎为臣，蜀椒主温胎为佐，牡蛎主固胎为使。"《产宝百问》："白术散调补冲任，扶养胎气，治妊娠宿有风冷，胎萎不长，或失于调理，动伤胎气，多致损堕，怀妊常服，壮气益血，保护胎脏。"

〔2〕本条论述妊娠养胎法。

〔3〕芎䓖：俞本下有"各二分"三字。

〔4〕汗：俞本、徐本作"去汗"，即去油。

〔5〕牡蛎：俞本下有"二分"。

〔6〕醋浆水：又称酸浆水，用粟米加工，经发酵而成的白色浆液。有调中和胃、化滞止渴的作用。

〔7〕已后：即"以后"。已，通"以"。

〔8〕大麦：为禾本科植物大麦的颖果。有补脾生津的作用。

〔9〕但苦痛……服之勿置：此段为本方的加减法。仅有腹痛，加芍药以缓急止痛；腹痛剧烈，倍加芎䓖以行血止痛；心腹烦闷而痛，呕吐不能进食，

则加细辛、半夏燥湿止吐，和胃止痛。《金匮要略直解》："更服浆水以调中，若呕者，复用浆水服药以止呕；呕不止，再易小麦汁以和胃；呕止而胃无津液，作渴者，食大麦粥以生津液。病愈服之勿置者，以大麦粥能调中补脾，故可常服，非指上药可常服也。"

【译文】

孕妇（因腹痛、呕吐影响胎儿生长发育）需保养胎儿，可用白术散治疗。

白术散方见《外台秘要》：

白术　　芎䓖　　蜀椒三分，去油　　牡蛎

以上四味药，研成散剂。每次用酒吞服一钱匕，白天服三次，晚上服一次。只有腹痛，加芍药；心腹剧痛，加倍芎䓖剂量；脘腹烦闷而疼痛，呕吐不能进食，加细辛一两、半夏大的二十枚，服药后，再服醋浆水；如果还呕吐可再用醋浆水服药；呕还未止，可服小麦汁；呕止后出现口渴，可喝大麦粥。病虽痊愈，还可继续吃大麦粥不要停止。

[11]妇人伤胎，怀身腹满，不得小便[1]，从腰以下重，如有水气状。怀身七月，太阴当养不养，此心气实[2]。当刺泻劳宫[3]及关元，小便微利则愈。[4]见《玉函》。

【注释】

〔1〕妇人伤胎……不得小便：指妇女怀孕时出现少腹胀满，尿闭不通之症。即今称之"尿潴留"。

〔2〕怀身七月……此心气实：怀孕七月，当是太阴肺经养胎期间，假如此时心气太过，心主火，火克金，肺气被侮，气化失职，不能通调水道，故小便不通，水停少腹，腹满而重。《侣山堂类辩》："十月之中，各分主养之脏腑，而各有当养不养之患，若止以七月论之，是举一隅不以三隅反之。"

〔3〕劳宫：针灸穴位名，位于掌中央，中指本节内间，即第二、三掌骨之间。《黄帝内经·灵枢·本输》："劳宫，掌中中指本节之内间也。"针刺劳宫，能泻心气。

〔4〕本条论述妊娠小便不通的证治。

【译文】

　　妇女怀孕（后期），若伤于胎气，出现少腹胀满，小便不通，下半身沉重，好像患水气病那样。这是由于怀孕七月间，正当太阴肺经养胎期间，不能得到养护，心气太过（影响肺的通调水道的功能）。治疗当用针刺泻法，刺劳宫及关元，使小便渐渐通利，病就痊愈了。参见《金匮玉函经》。

妇人产后病脉证治第二十一

论一首　证六条　方七首

【按语】

本篇专论产后病。先论新产妇人易患的痉病、郁冒及大便难三种病证，后述产后腹痛、产后中风以及下利、呕逆等常见病。俞本作"脉证六条"，徐本作"方八首"。

[01]问曰：新产妇人有三病：一者病痉[1]，二者病郁冒[2]，三者大便难[3]。何谓也？师曰：新产血[4]虚，多汗出，喜中风，故令病痉。亡血复汗，寒多，故令郁冒。亡津液，胃燥，故大便难。[5]

【注释】

〔1〕痉：指产后痉病，中医病名，由于产后血虚汗出，筋脉失养，感受风邪所致。类似今产后所得的破伤风。

〔2〕郁冒：中医病名，由于产妇血虚津伤、复感寒邪引起的以发热、无汗、昏冒为主症的一种热病。类似今之产褥热。

〔3〕大便难：指大便难解之症，由于产后津伤肠燥而引起。

〔4〕血：《脉经》作"亡血"。

〔5〕本条论述新产妇人常见的三种病证及原因。

【译文】

　　问道：新产妇人很容易患三种病证：一是痉病，二是郁冒，三是大便难。这是什么原因呢？老师说：产后初期，由于血虚，又出汗很多，容易感受风邪，所以会得痉病。产后出血较多，再加上出汗，亦容易感受寒邪，所以会得郁冒病。由于产后津液损伤，肠胃干燥，所以会出现大便难解之症。

　　[02]产妇郁冒，其脉微弱，不能食，大便反坚，但头汗出。所以然者，血虚而厥，厥而必冒[1]。冒家欲解，必大汗出。以血虚下厥，孤阳上出，故头汗出。所以产妇喜汗出者，亡阴血虚，阳气独盛，故当汗出，阴阳乃复[2]。大便坚，呕不能食，小柴胡汤主之。[3]方见呕吐中。

【注释】

　　〔1〕产妇郁冒……厥而必冒：指出郁冒的脉证。由于产后气血两虚，故脉微弱。"不能食"前，徐本、俞本有"呕"字。呕不能食，大便坚硬，头汗出而身无汗，省略"发热、恶寒"之症。厥，指昏厥，为郁冒的主症。冒，指郁冒。《金匮要略今释》："本条之郁冒，盖即今之产褥热。……本条不言发热者，省文。"但头，《脉经》作"但愿"。

　　〔2〕冒家欲解……阴阳乃复：指出郁冒必须周身汗出，才能病愈。冒家，亦指患郁冒的病人。大汗出，即周身汗出。血虚下厥，孤阳上出，是但头汗出的机理，而郁冒欲解，必须周身出汗，原因是阴虚阳亢，通过汗出才能使阴阳平复。《金匮玉函要略述义》："此条文法，稍近倒装。'小柴胡汤主之'一句，本当在'但头汗出'下，其以先辨郁冒之理，故更于章末补出三句也。冒家大汗出，即是小柴胡相适之效，亦犹少阳病振汗之比。且以'血虚下厥'三句，释头汗出之理。'所以产妇喜汗出者'四句，释前条亡血复汗之理，即血虚邪客之候。'阴阳乃复'一句，与'冒家欲解，必大汗出'相应。"故头，《脉经》作"故但愿"。

　　〔3〕本条论述产后郁冒的证治。

【译文】

产妇患郁冒病，其脉象微而弱，症见（发热、恶寒、呕吐）不能饮食，大便坚硬，头部汗出，昏厥。原因是阴血不足，孤阳上越。要治疗郁冒病，必须使其周身汗出。由于阴虚阳亢，汗出才能使阴阳平复。治疗可用小柴胡汤（扶正祛邪）。方见《呕吐哕下利病脉证治第十七》[15]。

[03]病解能食，七八日更[1]发热者，此为胃实[2]。大承气汤主之。[3]方见痉中。

【注释】

〔1〕更：《脉经》上有"而"字。

〔2〕病解能食……此为胃实：胃实，指胃家实。《脉经》作"胃热气实"。《伤寒论》180条："阳明之为病，胃家实是也。"除发热外，当有腹满痛、大便秘结之症。《金匮要略编注》："病解者，谓郁冒已解。能食者，乃余邪隐伏胃中，风热炽盛而消谷；但食入于胃，助起余邪复盛，所以七八日而更发热，故曰胃实。是当荡涤胃邪为主，故用大承气峻攻……仲景本意，发明产后气血虽虚，然有实证，即当治实，不可顾虑其虚，反致病剧也。"

〔3〕本条论述郁冒病并发胃实证的治法。

【译文】

郁冒病热已退，胃纳亦转佳，但七八天后又发热，这是肠胃中尚有实邪（可见腹满痛，大便秘结之症），当用大承气汤治疗。方见《痉湿暍病脉证治第二》[13]。

[04]产后腹中疠痛[1]，当归生姜羊肉汤主之。并治腹中寒疝，虚劳不足。[2]

当归生姜羊肉汤方见寒疝中。

【注释】

〔1〕疞（jiǎo）痛：《集韵》："疞，小痛也。"产后血虚内寒，筋脉拘急，故腹中隐隐而痛。《金匮要略论注》："疞痛者，缓缓痛也。概属客寒相阻，故以当归通血分之滞，生姜行气分之寒……君之以羊肉。所谓形不足者，补之以味也。"

〔2〕本条论述产后虚寒腹痛的证治。

【译文】

产后腹中隐隐而痛，可用当归生姜羊肉汤治疗。此方并可治腹中寒疝及虚劳不足等病。

当归生姜羊肉汤方方见《腹满寒疝宿食病脉证治第十》[18]。

[05]产后腹痛，烦满不得卧[1]，枳实芍药散[2]主之。[3]

枳实芍药散方：

枳实烧令黑，勿太过[4]　　芍药等分

右二味，杵为散。服方寸匕，日三服。并主痈脓，以麦粥[5]下之。

【注释】

〔1〕产后腹痛，烦满不得卧：腹痛且胀满，不得安卧，是因气血郁滞、恶露当下不下所致。

〔2〕枳实芍药散：本方有行气和血的作用。因气滞，以枳实行气止痛，且枳实烧黑能行血中之气；因血郁，以芍药和血止痛。

〔3〕本条论述产后气血郁滞的腹痛证治。

〔4〕太过：徐本作"大过"，赵本作"过"。

〔5〕麦粥：指大麦粥，能调和胃气，于行滞中寓补养之意。

【译文】

产后腹痛且胀满，不得安卧，当用枳实芍药散治疗。

枳实芍药散方：

枳实烧黑，勿太过　　芍药等分

以上两味药，研成散剂。每次服方寸匕，一日服三次。本方还可治疗疮痈脓肿，用大麦粥混合服下。

[06]师曰：产妇腹痛，法当以枳实芍药散。假令不愈者，此为腹中有干血著脐下[1]，宜下瘀血汤[2]主之。[3]亦主经水不利。

下瘀血汤方：

大黄二两[4]　　桃仁二十枚　　䗪虫二十枚，熬，去足

右三味，末之，炼蜜和为四丸。以酒一升，煎一丸，取八合。顿服之。新血下如豚肝[5]。

【注释】

〔1〕产妇腹痛……此为腹中有干血著脐下：产妇腹痛，一般皆由气血郁滞引起，按理当用枳实芍药散行气和血。如果用后腹痛仍不解除，则可能是由于瘀血停着在少腹的缘故，应当有少腹硬满、拒按、恶露不下的症状。"腹痛"下《脉经》有"烦满不得卧"五字。

〔2〕下瘀血汤：本方有破血逐瘀的作用，为峻下瘀血之剂。以蜜为丸，是缓和其药性，使峻药而缓攻。

〔3〕本条论述产后瘀血内结的腹痛证治。

〔4〕二两：徐本作"三两"。

〔5〕新血下如豚肝：指药后恶露得下，鲜血呈暗红色，犹如猪肝色。豚，即猪。

【译文】

老师说：产妇腹痛，一般都用枳实芍药散治疗。如果药后腹痛未除，这是有瘀血停留在少腹部，当用下瘀血汤治疗。本方还可用于瘀血引起的月经不调。

下瘀血汤方：

大黄二两　　桃仁二十枚　　䗪虫二十枚，熬，去足

以上三味药，研成细末，与炼制过的白蜜混合，制成四颗丸

药。用一升酒煮一颗丸药，煮到八合。一次服完。药后鲜血得下，犹如猪肝那样暗红色。

[07]产后七八日，无太阳证，少腹坚痛[1]，此恶露不尽；不大便，烦躁发热，切脉微实。再倍发热，日晡时烦躁者，不食，食则谵语，至夜即愈[2]，宜大承气汤主之。热在里，结在膀胱也[3]。方见痉病中。

【注释】

〔1〕少腹坚痛：按少腹部坚硬而有痛感。

〔2〕再倍发热……至夜即愈：表明下午3—5时发热加重，烦躁，并且有说胡话，至晚上热度降低，神志清楚，胡话暂停，并非指疾病痊愈。至夜即，《脉经》作"利之则"。

〔3〕热在里，结在膀胱也：互指热结在里，在少腹。膀胱，即少腹部，实指子宫。此病类似今之子宫内膜炎。本条论述产后热结腹痛的证治。

【译文】

产后七八天，没有太阳表证，按之少腹部坚硬有痛感，这是恶露尚未干净；大便也秘结，发热烦躁，脉象微中有实。午后发热加重，出现烦躁，不能进食，且说胡话，直至晚上胡话才稍停。当用大承气汤治疗。方见《痉湿暍病脉证治第二》[13]。这是热结在少腹的缘故。

[08]产后风续之数十日不解[1]，头微痛，恶寒，时时有热，心下闷，干呕，汗出，虽久，阳旦证[2]续在耳，可与阳旦汤。[3]即桂枝汤。方见下利中。

【注释】

〔1〕产后风续之数十日不解：产后患太阳中风，持续十数日尚未解

除。产后,《脉经》作"妇人产得"。

〔2〕阳旦证:指太阳表证,即发热、恶寒、汗出、头痛等症。

〔3〕本条论述产后中风,邪在太阳的证治。阳旦汤,即桂枝汤的别名。

【译文】

产后患太阳中风持续十数天未愈,头微痛,恶寒,时有发热,心中闷,干呕、出汗,持续时间虽长,但只要太阳表证继续存在,治疗仍可用阳旦汤即桂枝汤。方见《呕吐哕下利病脉证治第十七》[36]。

[09]产后中风,发热,面正赤,喘而头痛〔1〕,竹叶汤〔2〕主之。〔3〕

竹叶汤方:

竹叶〔4〕一把　　葛根三两　　防风〔5〕一两　　桔梗　桂枝　人参　甘草各一两　　附子一枚,炮　　大枣十五枚　　生姜五两

右十味,以水一斗,煮取二升半。分温三服。温覆使汗出。颈项强,用大附子一枚,破之如豆大,煎药,扬去沫。呕〔6〕者,加半夏半升洗。

【注释】

〔1〕产后中风……喘而头痛:产后感受风邪,证见发热、头痛是邪在表,然面赤而喘为热盛动风,欲发痉病之兆。此证与《痉湿暍病脉证治第二》篇[07]条"身热,足寒,颈项强急,恶寒,时头热、面赤、目赤"相似。《金匮要略直解》:"产后血虚多汗出,喜中风,故令病痉,今证中未至背反张,而发热、头痛,亦风痉之渐。""产后"前《脉经》有"妇人"二字。

〔2〕竹叶汤:本方有清热祛风、扶正达邪的作用。方中以竹叶为主。

〔3〕本条论述产后中风欲发痉病的证治。

〔4〕竹叶:为禾本科植物淡竹的叶片。有清热除烦的作用。

〔5〕防风：底本作"防丰"，现据俞本、徐本、赵本改。

〔6〕呕：底本误作"沤"，据俞本、徐本、赵本改。

【译文】

产后感受风邪、发热、面红、呼吸急促而头痛，治疗当用竹叶汤。

竹叶汤方：

竹叶一把　　葛根三两　　防风一两　　桔梗　　桂枝　　人参　　甘草各一两　　附子一枚，炮　　大枣十五枚　　生姜五两

以上十味药，用一斗水同煮，煮到二升半。分三次温服。药后盖被保暖使出汗。如果颈项强急，则加大附子一枚，剖开如黄豆大，煎药后去掉上面的泡沫。若有呕吐，加半夏半升洗。

[10]妇人乳〔1〕中虚，烦〔2〕乱呕逆〔3〕，安中益气，竹皮大丸〔4〕主之。〔5〕

竹皮大丸方：

生竹茹二分　　　石膏二分　　　桂枝一分　　　甘草七分　白薇一分

右五味，末之，枣肉和丸，弹子大。以饮服一丸，日三夜二服。有热者，倍白薇。烦喘者，加柏实〔6〕一分。

【注释】

〔1〕乳：即产。《脉经》作"产"。《说文解字》："人及鸟生子曰乳。"《金匮要略正义》："乳即产也，产内病。"

〔2〕烦：乱也。《国语·楚语》："民烦可教训。"即"民乱可教训"。"烦""乱"同义。

〔3〕逆：通"哕"。《玉篇》："哕，呕也。""呕""逆"同义。

〔4〕竹皮大丸：本方有清虚热、补中气的作用。方中以甘草为主，用量独重，并以枣肉和丸，旨在安中益气。若有热，则倍用白薇以退虚热；若烦喘（即剧喘），可加柏子仁以安心气。

〔5〕本条论述产后呕逆的证治。

〔6〕柏实：即柏子仁，为柏科植物侧柏的成熟种仁。有养心安神的作用。

【译文】

妇女产褥期出现心乱而呕逆等里虚的症状，治疗当安中益气，可用竹皮大丸。

竹皮大丸方：

生竹茹二分　　石膏二分　　桂枝一分　　甘草七分　　白薇一分

以上五味药，研成细末，加入枣肉混合制成丸药，像弹子大小。每次用水吞服一丸，白天服三次，晚上服两次。若有低热，加倍白薇的用量；如果有气急，则加柏子仁一分。

[11] 产后〔1〕下利〔2〕虚极〔3〕，白头翁加甘草阿胶汤〔4〕主之。〔5〕

白头翁加甘草阿胶汤方：

白头翁二两　　黄连　　蘖皮　　秦皮各三两　　甘草二两　　阿胶二两

右六味，以水七升，煮取二升半，内胶令消尽。分温三服。

【注释】

〔1〕产后：《脉经》作"妇人"。

〔2〕下利：此指热利，当兼有里急后重、大便有脓血的症状。《脉经》作"热利重下"。

〔3〕虚极：即疲乏无力之症。《金匮玉函要略述义》："虚极，犹言疲惫。""虚极"前，《脉经》有"新产"二字。

〔4〕白头翁加甘草阿胶汤：本方有清热燥湿、补气养血的作用。方中以白头翁清热燥湿为主，加甘草补气，阿胶养血。仲景以此方举例告人，产后攻邪当顾及气血两虚，不必拘于甘草、阿胶两味。《金匮要略浅注补

正》:"此仲景举例以见其概,非谓产后痢疾,仅此一方。"

〔5〕本条论述产后下利的证治。

【译文】

　　产后患热利(里急后重,大便有脓血),疲乏无力,当用白头翁加甘草阿胶汤治疗。

　　白头翁加甘草阿胶汤方:

　　白头翁二两　　黄连　　蘗皮　　秦皮各三两　　甘草二两
阿胶二两

　　以上六味药,用七升水,先煮前五味药,煮到二升半,放入阿胶,再煮,至阿胶全部烊化。分三次温服。

附方

　　《千金》三物黄芩汤〔1〕:治妇人在草蓐〔2〕,自发露得风〔3〕,四肢苦烦热〔4〕。头痛者,与小柴胡汤〔5〕;头不痛但烦者,此汤主之。〔6〕

　　黄芩一两　　苦参二两　　干地黄四两

　　右三味,以水八升〔7〕,煮取二升。温服一升。多吐下虫〔8〕。

【注释】

　　〔1〕三物黄芩汤:本方有清热、燥湿、凉血的功效。方中以黄芩、苦参清热燥湿为主,配地黄凉血。

　　〔2〕草蓐(rù):指妇女临产时。古代妇女在草上分娩,故称"草蓐"。蓐,草垫,草席。

　　〔3〕自发露得风:指分娩时由于揭盖衣被,暴露身体,不慎而感受风热之邪。

　　〔4〕四肢苦烦热:即全身烦热。"烦""热"同义。

　　〔5〕头痛者,与小柴胡汤:产后感受风邪,发热而头痛的,是邪从表而入,伏于少阳。治疗当用小柴胡汤和解少阳,扶正达邪。

〔6〕本条论述产后感受风邪而发热的两种治法。

〔7〕八升：俞本、徐本作"六升"。

〔8〕多吐下虫：指药后可出现吐虫或下虫。《金匮要略集注》："此方不必主虫，而方后云吐下虫者，若有虫者则吐下也。"

【译文】

《千金要方》三物黄芩汤，可治疗妇女在临产时因外露身体、感受风邪而出现的全身发热。兼有头痛的可用小柴胡汤治疗；没有头痛，仅仅是发热的，可用三物黄芩汤治疗。

黄芩一两　　苦参二两　　干地黄四两

以上三味药，用八升水同煮，煮到二升。温服一升。药后，若体内有虫，可见吐出虫或泻出虫。

《千金》内补当归建中汤〔1〕：治妇人产后虚羸不足，腹中刺痛不止，吸吸少气〔2〕，或苦少腹中急，摩痛引腰背〔3〕，不能食饮。产后一月日〔4〕，得服四五剂为善，令人强壮宜〔5〕。

当归四两　　桂枝三两　　芍药六两　　生姜三两　　甘草二两　　大枣十二枚

右六味，以水一斗，煮取三升。分温三服，一日令尽。若大虚，加饴糖六两〔6〕，汤成，内之，于火上暖令饴消。若去血过多，崩伤内衄不止，加地黄六两、阿胶二两〔7〕，合八味，汤成，内阿胶。若无当归，以芎穷代之；若无生姜，以干姜代之。

【注释】

〔1〕内补当归建中汤：本方即小建中汤（见《血痹虚劳病脉证并治第六》篇〔14〕条）加当归组成。有养血补虚，温中止痛的作用。《张氏医通》："此即黄芪建中之变法，彼用黄芪以助外卫之阳，此用当归以调内营

之血。"

〔2〕腹中刺痛不止，吸吸少气：指腹中持续刺痛，呼吸加速而气短。刺，《千金翼方》作"疾"。

〔3〕或苦少腹中急，摩痛引腰背：苦，《千金翼方》作"若"；中急，即里急。由于少腹里急，筋脉拘挛疼痛牵引至腰背。摩，俞本无此字，《千金翼方》作"挛"。《金匮要略札记》："中急犹里急，与竹皮大丸条，言里虚为中虚。"

〔4〕产后一月日：指产后一月之内。

〔5〕本条论述产后血虚腹痛的治方。宜，《千金翼方》作"内补方"。

〔6〕若大虚，加饴糖六两：大虚，指全身虚弱。加饴糖可甘温建中。《金匮要略编注》："若大虚加胶饴，峻补脾胃而生气血。"

〔7〕内衄不止，加地黄六两、阿胶二两：指产后内出血不止，加地黄、阿胶以养血、止血。

【译文】

《千金要方》内补当归建中汤：可治疗妇人产后身体虚弱，气血不足，腹中刺痛不除，呼吸气短或者少腹拘急疼痛，牵引至腰背，不思饮食。治疗当在产后一个月内，服本方四五剂最好，使其身体强健为适宜。

当归四两　　桂枝三两　　芍药六两　　生姜三两　　甘草二两　　大枣十二枚

以上六味药，用一斗水同煮，煮到三升。分三次温服，一天内服完。如果全身虚弱，则在汤药煎成后放入饴糖六两，然后再在火上加热，使饴糖消溶。若出血过多，产后损伤内出血不止，可加地黄六两、阿胶二两，共八味药，在汤药煎好后放入阿胶。如果没有当归，可用川芎代替；如果没有生姜，可用干姜代替。

妇人杂病脉证并治第二十二

论一首　　脉证合十四条　　方十六首

【按语】

　　本篇论述妇人杂病，包括月经病、带下病、热性病、情志病以及外阴病等。徐本作"方十四首"，俞本作"方十三首"。

　　[01]妇人中风[1]，七八日续来寒热[2]，发作有时，经水适断[3]，此为热入血室[4]。其血必结，故使如疟状，发作有时。小柴胡汤主之[5]。方见呕吐中。

【注释】

　　[1]妇人中风：指病因为感受风邪。此当与下条"妇人伤寒"互见妇人患热入血室的病因是感受风寒之邪。

　　[2]续来寒热：俞本作"续得寒热"。

　　[3]经水适断：指妇人患热入血室的症状。此亦当与下条"经水适来"互见热入血室可出现经行不止或经行刚来的症状。

　　[4]热入血室：中医妇科病名，妇女在经期或产后由于感受外邪而引起的一种急性热病。症见发热、恶寒、寒热往来、少腹疼痛、阴道出血，高热时可出现神志不清等。类似今之急性子宫内膜炎。血室，指胞宫，今称之为"子宫"。

　　[5]本条论述热入血室的证治。亦见于《伤寒论》144条。

【译文】

妇人感受风寒之邪（发热、恶寒），七八天持续有寒热往来、定时发作、经血中断的症状，这是邪热与经血结在胞宫，因而寒热像疟病那样休作有时。当用小柴胡汤治疗。方见《呕吐哕下利病脉证治第十七》[15]。

[02] 妇人伤寒发热[1]，经水适来，昼日明了，暮则谵语，如见鬼状者，此为热入血室。治之无犯胃气及上二焦[2]，必自愈。[3]

【注释】

〔1〕伤寒发热：指出热入血室的病因及症状。《伤寒论疏义》："前云中风，此云伤寒，互文以见风寒，俱有此证也。上条云发热、恶寒，此但云发热，承前以省文也。"

〔2〕无犯胃及上二焦：表明本病的治疗禁忌。不要治上、中二焦，当治下焦，病就会痊愈。胃，指中焦。上，指上焦。

〔3〕本条承上条再论热入血室的证治。亦见于《伤寒论》145条。此两条内容当互相补充，互见热入血室的病因、证候及治则（治法与禁忌）。

【译文】

妇女感受风寒之邪，表现有发热（恶寒），经血刚来，白天神志清楚，夜暮（热盛时神志不清）好像见到鬼神那样胡言乱语。这是热入血室。治疗不要从上焦及中焦着手（而要用小柴胡汤治下焦血热），则病就能痊愈。

[03] 妇人中风，发热恶寒，经水适来，得[1]七八日，热除脉迟，身凉和，胸胁满[2]如结胸[3]状，谵语者，此为热入血室也。当刺期门[4]，随其实[5]而取之[6]。

【注释】

〔1〕得：俞本无此字，《伤寒论》、《玉函经》、《脉经》皆作"得之"。

〔2〕热除脉迟……胸胁满：《伤寒论》作"热除而脉迟身凉，胸胁下满"。《金匮玉函经二注》："热除脉迟、身凉者，邪气内陷，而表证罢也。胸胁下满……热入血室而里实。"

〔3〕结胸：中医病名，由于邪热结于胁腹引起疼痛的一种病证。

〔4〕期门：针刺穴位名，足厥阴肝经的募穴，位于右侧胁肋部。《金匮玉函经二注》："期门，肝之募，肝主血。刺期门，泻血室之热，审何经气实，更随其实而泻之。"

〔5〕实：《玉函经》、《脉经》皆作"虚实"。

〔6〕取：治也。本条论述妇人热入血室并邪结胁腹的证治。亦见于《伤寒论》143条。

【译文】

妇人感受风寒之邪，发热、恶寒，月经刚来潮，病到七八天发热已退，脉数亦减，肌肤不热而温和，但胁腹胀满（疼痛），像结胸病那样，而且神志昏乱，说胡话，这也是热入血室。治当针刺期门穴，再随其里实而（用小柴胡汤）治疗。

[04]阳明病，下血^[1]，谵语者，此为热入血室。但头汗出，当刺期门，随其实而泻之，濈然^[2]汗出者愈。^[3]

【注释】

〔1〕下血：指经期下血。

〔2〕濈（jí）然：形容迅疾汗出。

〔3〕本条论述阳明病而致热入血室的证治。亦见于《伤寒论》216条。

【译文】

患阳明病热盛而见经血下行，神昏说胡话，这是热入血室，头部汗出（而身无汗）。治当针刺期门，随其里实而用泻法，使周身迅速汗出，病可痊愈。

[05] 妇人咽中如有炙脔[1]，半夏厚朴汤主之[2]。

半夏厚朴汤方《千金》作胸满，心下坚，咽中怗怗[3]如有炙肉，吐之不出，吞之不下：

半夏一升　　厚朴三两　　茯苓四两　　生姜五两　　干苏叶[4]二两

右五味，以水七升，煮取四升。分温四服，日三夜一服。

【注释】

〔1〕咽中如有炙脔（luán）：自觉咽中似物梗阻的症状。犹如烤熟的肉块梗阻在咽喉中，吐之不出，吞之不下。后人称之为"梅核气"。《医宗金鉴》："此病得于七情，郁气凝涎而生……此证男子亦有，不独妇人也。"脔，切成块的肉。炙脔，《脉经》误作"炙腐状"。

〔2〕半夏厚朴汤：本方有理气解郁、化痰降逆的作用。方中以半夏、厚朴化痰行气为主。本条论述咽中痰凝气滞的证治。

〔3〕怗（zhān）怗：声音不和谐。

〔4〕苏叶：又名紫苏叶。为唇形科植物紫苏的嫩枝叶。有理气宽中的作用。

【译文】

妇女咽中似有烤熟的肉块，当用半夏厚朴汤治疗。

半夏厚朴汤方《千金要方》作胸满、心下坚，咽中怗怗如有肉块，吐之不出，吞之不下：

半夏一升　　厚朴三两　　茯苓四两　　生姜五两　　干苏叶二两

以上五味药，用七升水同煮，煮到四升。分四次温服，白天三次，晚上一次。

[06] 妇人脏躁[1]，喜悲伤欲哭，象如神灵所作，数欠伸，甘麦大枣汤[2]主之。[3]

甘草小麦大枣汤方：

甘草三两　　小麦一升　　大枣十枚

右三味，以水六升，煮取三升。温分三服，亦补脾气。

【注释】

〔1〕脏躁：中医病名，以无故哭笑、喜怒无常的精神症状为主症的病证。多由情志抑郁、心脾两虚所致。本病多见于女子，男子亦有。类似今之癔病，又名歇斯底里。

〔2〕甘麦大枣汤：本方有甘润缓急、养心宁神的作用。

〔3〕本条论述脏躁的证治。

【译文】

妇女患脏躁病，常常悲伤要哭，好像神灵作怪，且多打呵欠及伸懒腰。当用甘麦大枣汤治疗。

甘麦大枣汤方：

甘草三两　　小麦一升　　大枣十枚

以上三味药，用六升水同煮，煮到三升。分三次温服。本方还能补益脾气。

[07]妇人吐涎沫〔1〕，医反下之，心下即痞〔2〕，当先治其吐涎沫，小青龙汤主之；涎沫止，乃治痞，泻心汤主之。〔3〕

小青龙汤方见肺痈中。

泻心汤方见惊悸中。

【注释】

〔1〕吐涎沫：即咳嗽吐泡沫样的稀痰，为肺有寒饮，当用小青龙汤温化寒饮。

〔2〕心下即痞：指心中痞闷。心中，即胃腹部。下，训"中"。此是误治后出现的证候。

〔3〕本条论述肺有寒饮误治后的治法。

【译文】

　　妇女原本咳吐稀痰，而医生误用下法治疗，以致出现脘中痞闷。此时治疗当先祛除痰涎，用小青龙汤；待痰涎祛除后，再治其脘中痞闷，可用泻心汤。

　　小青龙汤方见《肺痿肺痈咳嗽上气病脉证治第七》[14]。

　　泻心汤方见《惊悸吐衄下血胸满病脉证治第十六》[17]。

　　[08]妇人之病，因虚、积冷、结气，为诸经水断绝[1]，至有历年，血寒积结，胞门[2]寒伤，经络凝坚。在上呕吐涎唾，久成肺痈，形体损分。在中盘结，绕脐寒疝，或两胁疼痛，与脏相连；或结热中，痛在关元[3]，脉数无疮，肌若鱼鳞。时着男子，非止女身[4]。在下未多，经候不匀，令阴掣痛，少腹恶寒；或引腰脊，下根气街[5]，气冲[6]急痛，膝胫疼烦[7]；奄忽眩冒[8]，状如厥癫[9]；或有忧惨，悲伤多嗔[10]，此皆带下[11]，非有鬼神。久则羸瘦，脉虚多寒。三十六病[12]，千变万端，审脉阴阳，虚实紧弦[13]。行其针药，治危得安，其虽同病，脉各异源，子当辨记，勿谓不然。[14]

【注释】

　　[1]因虚、积冷、结气，为诸经水断绝：表明妇人病的病因不外乎三个方面。虚，为气血虚少，是病之本；积冷，是久积寒气，邪感于外；结气，是气机郁结，由七情所伤，邪感于内。三者皆可导致经水不利，甚至闭经。诸，犹"之"。

　　[2]胞门：指胞宫，即子宫。

　　[3]关元：穴位名，在脐正中线，脐下三寸。此泛指少腹。

　　[4]在上呕吐涎唾……非止女身：指出上述虚、积冷、结气三种病因，不仅引起妇女下焦的病变，还可导致上、中焦的疾病。在上焦可引起以吐涎沫为主症的肺痿，肺痈当是肺痿；在中焦，如果寒气结

聚，会引起以绕脐痛为主症的寒疝或两胁疼痛。若中焦热毒蕴结，可引起少腹疼痛，脉数，肌肤干燥犹如鱼鳞的肠痈病。这些病还常发生在男子身上，不仅是女子。脉数无疮，当是"脉数有疮"。《金匮玉函要略述义》："盖此条以'血寒积结下焦为主，自寒伤经络'至'非止女身'十五句，是客词，系于举上焦、中焦之病，以备下焦之参照者。"

〔5〕气街：穴位名，为气冲穴的别名。位于脐下，属足阳明胃经。此泛指少腹。

〔6〕气冲：同"气街"。

〔7〕在下未多……膝胫疼烦：表明在下焦的病变不多，如月经不调，阴部疼痛，少腹冷，两侧少腹疼痛，牵引至腰背、两膝及足胫疼痛。

〔8〕奄忽眩冒：骤发头昏眼花。奄忽，急遽也。

〔9〕厥癫：指昏厥及癫痫两种病证名。昏厥是突然昏倒、不省人事的病证。《黄帝内经·素问·厥论》："厥……或令人暴不知人。"癫痫是一种发作性神志失常的病证。

〔10〕嗔：发怒。

〔11〕带下：中医病证名，泛指妇女带脉以下的病证，包括月经、赤白带下诸疾，即一切妇科病的总称。《金匮要略心典》："带下者，带脉之下，古人列经脉为病，凡三十六种，皆谓之带下病，非今人所谓赤白带下也。"

〔12〕三十六病：参见《脏腑经络先后病脉证第一》篇〔13〕条"妇人三十六病"。

〔13〕审脉阴阳，虚实紧弦：强调审清脉之阴阳，证之寒热虚实，因之积冷、结气。虚实，概括寒热。紧弦，指病因。紧主寒邪，即积冷；弦主气郁，即结气。

〔14〕本条论述妇人杂病的病因、范围及辨证施治的准则。《医宗金鉴》："此条为妇人诸病纲领。"

【译文】

妇女的疾病不外乎气血虚少、久积寒气、气机郁结三种病因，都会导致经水不利，甚至闭经。经过长期的慢性过程，血因寒凝滞不通，胞宫亦为寒气所伤，以致经络阻塞，经血凝结（引起月经不调）。

（上述气血虚少、久积寒气、气机郁结三种病因）在人体上部还可形成以咳吐涎沫稀痰为主症的肺痿，造成病人形体消瘦。在中部由于寒气结聚可引起以绕脐部位疼痛为主症的寒疝，或者两胁疼痛与脏腑相连；有的热毒蕴结在中焦，导致少腹疼痛、脉象浮数的肠痈，肌肤干燥犹如鱼鳞错出那样。以上这些病也经常发生在男子身上，不单女子。引起下部疾病的不多，如月经失调、阴部疼痛、少腹冷；有的则出现牵引至腰背两侧及少腹拘急疼痛，甚至两膝及足胫疼痛；还有表现为突然头昏眼花，症状类似昏厥、癫痫那样；有的表现为忧愁、凄惨、悲伤、经常发怒等情志疾病。这些都是妇人病，并非鬼神作怪。由于经常发作，日久不愈，会使病人形体消瘦，经脉虚寒。尽管妇人病种类很多，有三十六种病，且千变万化（有各种各样的表现），但只要审清脉象的阴阳、证候的虚实寒热、病因的积冷或结气（治疗针对病情），或用针刺或用药物，就能使病情转危为安。这些虽然同属妇人病，但病源各不相同，应当辨清并熟记，切忌不以为然。

[09]问曰：妇人年五十所，病下利数十日不止[1]，暮即发热，少腹里急[2]、腹满，手掌烦热，唇口干燥，何也？师曰：此病属带下，何以故？曾经半产，瘀血在少腹不去，何以知之？其证唇口干燥，故知之。当以温经汤[3]主之。[4]

温经汤方：

吴茱萸三两　　当归　　芎䓖　　芍药各二两　　人参
桂枝　　阿胶　　牡丹去心　　生姜　　甘草各二两
半夏半升麦门冬一升，去心

右十二味，以水一斗，煮取三升。分温三服。亦主妇人少腹寒，久不受胎，兼取[5]崩中去血或月水来过多，及至期不来。

【注释】

〔1〕妇人年五十所，病下利数十日不止：妇人五十岁左右，经水本当停止，而今下血十数日不止。下利，当是"下血"。

〔2〕里急：《脉经》作"里急痛"。

〔3〕温经汤：本方有温经行瘀的作用。方中以吴茱萸温经散寒为主。今动物实验证明吴茱萸具有收缩子宫的功效。《金匮要略今释》："温经汤实妇科要药。"《中国医学大辞典》称本方的功用："经少能通，经多能止，子宫虚寒者能孕，后世调经种子诸方，皆莫能脱此范围也。"

〔4〕本条论述冲任虚寒兼瘀血所致的漏下证治。

〔5〕兼取：即兼治。

【译文】

问道：妇人年龄在五十岁左右，患有漏下十数天不止之症，傍晚发热，少腹拘急而胀满，五心烦热，口干唇燥，这是什么病？老师说：这种病属于妇科病。是什么原因引起的呢？曾经小产，瘀血停留在子宫未尽。怎样知道的呢？根据口干唇燥等以上症状，可以诊断。应当用温经汤治疗。

温经汤方：

吴茱萸三两　　当归　　芎䓖　　芍药各二两　　人参　　桂枝
阿胶　　牡丹去心　　生姜　　甘草各二两　　半夏半升　　麦门冬
一升，去心

以上十二味药，用一斗水同煮，煮到三升。分三次温服。本方亦可治妇女子宫虚寒，久不能怀孕，还兼治崩漏出血或经行过多以及月经到期不来。

[10]带下经水不利，少腹满痛，经一月再见者〔1〕，土瓜根散〔2〕主之。〔3〕

土瓜根散方：阴㿗肿〔4〕亦主之。

土瓜根〔5〕　　芍药　　桂枝　　䗪虫各三分〔6〕

右四味，杵为散。酒服方寸匕，日三服。

【注释】

〔1〕经一月再见者：指月经一月来两次。

〔2〕土瓜根散：本方有活血祛瘀的作用。方中以土瓜根为主。

〔3〕本条论述瘀血而致月经不调的证治。

〔4〕阴癫肿：俞本、徐本、赵本作"阴癫肿"，即阴囊肿胀。

〔5〕土瓜根：又名王瓜根。为葫芦科植物王瓜的块根。有清热、消瘀、破血的作用。

〔6〕三分：赵本作"三两"。

【译文】

（妇人）腰带以下的疾病，月经不通利，少腹硬满而胀痛，经水一月出现两次，当用土瓜根散治疗。

土瓜根散方：男子阴囊肿胀亦可治。

土瓜根　　芍药　　桂枝　　䗪虫各三分

以上四味药，研成散剂。每次用酒饮服方寸匕，一日服三次。

[11]寸口脉弦而大，弦则为减，大则为芤。减则为寒，芤则为虚，寒虚相搏，此名曰革，妇人则半产漏下〔1〕，旋复花汤〔2〕主之〔3〕。

旋复花汤方：

旋复花三两　　葱〔4〕十四茎　　新绛〔5〕少许

右三味，以水三升，煮取一升。顿服之。

【注释】

〔1〕寸口脉弦而大……妇人则半产漏下：此与《血痹虚劳病脉证并治第六》篇〔13〕条及《惊悸吐衄下血胸满瘀血病脉证治第十六》篇[8]条雷同。

〔2〕旋复花汤：本方有行气活血、补中止血的作用。方中以旋复花为主。本方在《五脏风寒积聚病脉证并治第十一》篇[7]条又主治肝着病。

〔3〕本条论述虚寒漏下的病机及治法。

〔4〕葱：为百合科植物葱的鳞茎，有解毒祛风的作用。

〔5〕新绛：即新鲜的绛草。绛草，又名茜草，古称"蒨茹"，为茜草科植物茜草的根及根茎，有止血行瘀的作用。

【译文】

寸口脉弦而大，这种弦脉是无力的，大脉是中空的。无力是由于寒，中空是由于虚。这种虚寒并见的弦大脉象，名叫革脉，见于妇女的小产或崩漏时，当用旋复花汤治疗。

旋复花汤方：

旋复花三两　　　葱十四茎　　　新绛少许

以上三味药，用三升水同煮，煮到一升。一次服完。

〔12〕妇人陷经^[1]，漏下黑不解，胶姜汤^[2]主之。^[3]臣亿等校诸本，无胶姜汤方，想是前妊娠中胶艾汤。

【注释】

〔1〕陷经：中医病证名，由于经气下陷，而见黑色瘀血漏下不止的病证。

〔2〕胶姜汤：底本未载本方组成。据《千金要方》：胶艾汤加干姜。本方有调补冲任、温中养血的作用。《金匮要略方论本义》："陷经漏下色黑而不能解止者，人皆以为血热妄行矣。不知血寒方瘀，血瘀方黑，岂血热哉。主之以胶姜汤，入干姜于阿胶中，补阴用阳之义也。"

〔3〕本条论述陷经的证治。

【译文】

妇女陷经漏下色黑，淋漓不断，当用胶姜汤治疗。臣林亿等人校对各种《金匮要略》版本，并没有胶姜汤方，猜想是前面《妇人妊娠病脉证并治第二十》〔4〕中的胶艾汤。

〔13〕妇人少腹满如敦^[1]状，小便微难而不渴，生后者^[2]，此为水与血并^[3]结在血室也。大黄甘遂汤^[4]主之。^[5]

大黄甘遂汤方：

大黄四两　　　甘遂二两　　　阿胶二两

右三味，以水三升，煮取一升。顿服之。其血当下。

【注释】

〔1〕敦（duì）：古代食器。上下稍尖，中部肥大，上下合成球形，仿如对剖之瓜形。《金匮要略浅注补正》："与今之碗相似。"

〔2〕生后者：指生育过的妇女。《金匮方论衍义》："生后者，言曾生育之妇，非指产后而言，若室女则无是疾也。"

〔3〕并：俞本、徐本作"俱"。

〔4〕大黄甘遂汤：本方有破血逐水、养血扶正的作用。

〔5〕本条论述妇人水血俱结血室的证治。

【译文】

妇女少腹胀满而隆起如敦盂状，小便稍不通利而不口渴，发生在生育过的妇女身上，这是水与血俱结在血室的缘故。治疗当用大黄甘遂汤。

大黄甘遂汤方：

大黄四两　　　甘遂二两　　　阿胶二两

以上三味药，用三升水同煮，煮到一升。一次服完。经血会下来。

〔14〕妇人经水不利下〔1〕，抵党汤〔2〕主之。〔3〕亦治男子膀胱满急，有瘀血者。

抵党汤方：

水蛭三十个，熬　　　虻虫三十，熬，去翅、足　　　桃仁廿个，去皮、尖　　大黄三两，酒浸

右四味，为末，以水五升，煮取三升，去滓。温服一升。

【注释】

〔1〕妇人经水不利下：指妇女经闭不行，当有少腹硬满，腹痛拒按之症。《脉经》无"下"字。

〔2〕抵党汤：俞本、徐本、赵本、《伤寒论》124、125条皆作"抵当汤"，本方有破血逐瘀的作用。方中水蛭、虻虫攻其瘀，大黄、桃仁下其血。本方为逐瘀峻剂。

〔3〕本条论述瘀血经闭的证治。

【译文】

妇女经闭不通（少腹硬满），当用抵党汤治疗。本方亦可用于男子膀胱胀满，拘急疼痛，而有瘀血内留者。

抵党汤方：

水蛭三十个，熬　　虻虫三十只，熬，去翅、足　　桃仁廿个，去皮、尖

大黄三两，酒浸

以上四味药，研成末，用五升水同煮，煮到三升，去掉药渣。温服一升。

[15] 妇人经水闭不利，藏〔1〕坚癖不止，中有干血，下白物〔2〕，矾石丸〔3〕主之。〔4〕

矾石丸方：

矾石三分，烧　　杏仁一分

右二味，末之，炼蜜和丸，枣核大。内脏中〔5〕，剧者再内之。

【注释】

〔1〕藏：即子脏，指胞宫。《金匮要略编注》："脏，即子宫也。坚癖不散，子宫有干血也。"

〔2〕白物：即白带，质微干，如积垢。《高注金匮要略》："形如粉渣而白。"可伴外阴瘙痒之症。后人称之为"阴痒"。

〔3〕矾石丸：本方有清热燥湿的作用。方中以白矾燥湿止痒为主。本方为外用阴中坐药。坐药，即今之栓剂。

〔4〕本条论述湿热带下的外治法。

〔5〕内脏中：即纳阴中。脏，指阴户。因病在阴中，不关脏腑，故治疗只需纳药阴中。

【译文】

妇女经闭不通，子脏内有干血，坚凝癖积不散，阴中流出白带。可外用矾石丸治疗。

矾石丸方：

矾石三分，烧　　杏仁一分

以上两味药，研末，加入炼制过的白蜜，制成丸药，像枣核大小（两头尖）。放入阴户中，严重的可再次放入药丸。

[16]妇人六十二种风〔1〕，及腹中血气刺痛〔2〕，红蓝花酒〔3〕主之。〔4〕

红蓝花酒方：疑非仲景方。

红蓝花〔5〕一两

右一味，以酒一大升，煎减半。顿服一半，未止再服。

【注释】

〔1〕妇人六十二种风：此言风邪致病之多。《金匮要略论注》："六十二种风，此言凡妇人病挟风者，无不治之，其六十二之名，详考方书，皆不能悉。"

〔2〕及腹中血气刺痛：若妇人经期或产后风邪入内导致气血郁滞而腹部刺痛、经行不畅之症。《金匮要略论注》："血气刺痛是言因血虚或腹中受寒之邪，如经前后、胎前后、产前后皆是，以别于寒疝者而言，故以'血气'二字殊言之。"及，若也。

〔3〕红蓝花酒：本方有活血祛风的作用。用酒煎煮，助其药力。此即所谓"治风先治血，血行风自灭"的治法。

〔4〕本条论述妇人气血瘀滞的腹痛证治。

〔5〕红蓝花：即红花，为菊科植物红花的花，有活血通经、祛瘀止痛的功效。

【译文】

妇人有因各种风邪引起腹痛。若腹部气血瘀滞引起刺痛的病证，可用红蓝花酒治疗。

红蓝花酒方：疑非仲景方。

红蓝花—两

以上一味药，用一大升酒同煮，煮到还存一半药酒。一次服一半，腹痛未除，再服一半。

[17]妇人腹中诸疾痛[1]，当归芍药散主之。[2]

当归芍药散方见前妊娠中。

【注释】

〔1〕妇人腹中诸疾痛：此种腹痛当是"疚痛"，即腹中急痛，从方测证，当归芍药散本用于"妇人怀娠，腹中疚痛"。《金匮要略阐义》："妇人之病，由肝郁者居多，郁则气凝血滞，或胀或痛，或呕或利。云'腹中诸疾痛'，'诸'者，盖一切之辞，当归芍药散舒肝利湿、和血平肝，既有兼证，不妨加味治之，诚妇人之要方也。"

〔2〕本条论述妇人气血不和的腹痛证治。

【译文】

妇女各种（气血不和）腹痛，可用当归芍药散治疗。

当归芍药散方见前《妇人妊娠病脉证并治第二十》[05]。

[18]妇人腹中痛[1]，小建中汤主之。[2]

小建中汤方见前虚劳中。

【注释】

〔1〕妇人腹中痛：此腹痛当是隐痛，喜温喜按，兼面色少华、神疲乏力等症。故以小建中汤补气生血，使脾胃健运，气血得充，腹痛自止。《金匮方歌括》元犀按："妇人腹中痛，主以建中汤者，其意在于补中生血，非养血定痛也。盖血无气不生，无气不行，得建中之力，则中气健运，为

之生生不息，即有瘀痛者，亦可平之。"

〔2〕本条论述妇人气血不足的腹痛证治。

【译文】

妇女腹部隐痛，可用小建中汤治疗。

小建中汤方见前《血痹虚劳病脉证并治第六》〔14〕。

［19〕问曰：妇人病饮食如故，烦热不得卧，而反倚息〔1〕者，何也？师曰：此名〔2〕转胞〔3〕，不得溺也。以胞系了戾〔4〕，故致此病，但利小便则愈，宜肾气丸〔5〕主之。〔6〕

肾气丸方：

干地黄八两　　　薯蓣四两　　　山茱萸四两　　　泽泻三两〔7〕

茯苓三两　　牡丹皮三两　　桂枝　　附子炮，各一两

右八味，末之，炼蜜和丸，梧子大。酒下十五丸，加至二十五丸，日再服。

【注释】

〔1〕饮食如故……而反倚息：饮食如故表明病不在中焦，而在下焦，在膀胱。"烦热……倚息"句言少腹胀满之甚，必须坐着呼吸，不得平卧。

〔2〕此名：《脉经》作"得病"。

〔3〕转胞：中医病名，是以小便不通、少腹胀满为主症的病证。由于肾气虚弱、膀胱气化不行所致。类似今之尿潴留。胞，同"脬（pāo）"，即膀胱。

〔4〕胞系了戾（liè）：是指与膀胱相联系的部分，都屈曲扭转。了，全然。戾，通"捩"，扭转。

〔5〕肾气丸：本方亦见于《中风历节病脉证并治第五》篇崔氏八味丸、《血痹虚劳病脉证并治第六》篇八味肾气丸、《痰饮咳嗽病脉证并治第十二》篇肾气丸。皆为同一方，但所起作用各异，本方在此取其温肾化气、通利小便的作用。肾气丸主之，《脉经》作"服肾气圆，以中有茯苓

故也"。

　　〔6〕本条论述妇人转胞的证治。

　　〔7〕三两：底本缺，据俞本、徐本、赵本加。

【译文】

　　问道：妇女患病时，饮食正常，就是烦热不得平卧，要坐靠着呼吸，这是什么病？老师回答说：这叫做转胞，解不出小便。因为与膀胱相联系的部分发生屈曲扭转，所以引起这种病。治疗只要通利小便，病就会痊愈，当用肾气丸治疗。

　　肾气丸方：

　　干地黄八两　　薯蓣四两　　山茱萸四两　　泽泻三两　　茯苓三两
牡丹皮三两　　桂枝　　附子炮，各一两

　　以上八味药，研成细末，加入炼制过的白蜜，制成丸药，像梧桐子大小。每次用酒吞服十五丸，渐渐加至二十五丸，一天服两次。

　　〔20〕蛇床子散〔1〕方，温阴中坐药〔2〕。

　　蛇床子仁〔3〕

　　右一味，末之，以白粉〔4〕少许，和令〔5〕相得，如枣大。绵裹内之，自然温。

【注释】

　　〔1〕蛇床子散：本方为外治方。有温阴中、燥寒湿的作用。

　　〔2〕坐药：一种外用栓剂。《高注金匮要略》："坐药者，纳之而坐，非一时取效之谓。"原文缺主治病证，据《脉经》：温阴中坐药前有"妇人阴寒"四字。阴寒，即前阴中寒，由于阴中虚寒，风冷乘虚而入，当见带下色白、阴痒难忍等症。本条论述寒湿带下的外治法。

　　〔3〕蛇床子仁：为伞形科植物蛇床的果实。有燥湿杀虫的功效。实验证明，确有杀灭阴道滴虫的作用。

　　〔4〕白粉：即米粉。

　　〔5〕令：徐本作"合"。

【译文】

蛇床子散方，能温阴中的坐药。

蛇床子仁

以上一味药，研成细末，用少许米粉混合搅和，如枣子大小，用丝绵包裹，纳入阴户中，能温阴中而自愈。

〔21〕少阴脉滑而数者，阴中即生疮，阴中蚀疮烂者〔1〕，狼牙汤〔2〕洗之。〔3〕

狼牙汤方：

狼牙〔4〕三两

右一味，以水四升，煮取半升，以绵缠箸〔5〕如茧。浸汤沥阴中，日四遍。

【注释】

〔1〕少阴脉滑而数者……阴中蚀疮烂者：少阴脉，指足少阴肾经经脉，候下焦病。脉滑而数者，表明下焦有湿热，因湿热蕴结前阴而生疮，腐蚀溃烂，当兼带浊淋漓、阴中疼痛之症。《医宗金鉴》："阴中，即前阴也，生疮腐烂乃湿热不洁而生䘌（nì）也。"䘌，小虫也。"阴中蚀疮"前，《脉经》有"双人"二字。

〔2〕狼牙汤：本方为外用洗剂。有清热燥湿的功效。

〔3〕本条论述阴中生疮的外治法。

〔4〕狼牙：即狼牙草。为蔷薇科植物龙芽草（仙鹤草）地上部分。具有清热燥湿杀虫的功效。

〔5〕箸（zhù）：即筷子。

【译文】

少阴脉滑而数，前阴中生疮，溃烂，可用狼牙汤洗沥阴中。

狼牙汤方：

狼牙三两

以上一味药，用四升水同煮，煮到半升，用丝绵缠绕于筷子上，如蚕茧那样。浸渍汤药，滴于阴中，每日洗沥四次。

〔22〕胃气下泄[1]，阴吹[2]而正喧，此谷气之实也。膏发煎[3]导之。[4]

膏发煎方见黄疸中。

【注释】

〔1〕胃气下泄：即肠气下泄。

〔2〕阴吹：中医病名，是前阴中不断出气、发出声音的病证。《金匮要略心典》："阴吹，阴中出声，如大便矢气之状，连续不绝，故曰正喧。"又《金匮要略今释》："阴吹之证，据西医书所载，不外两种病：其一为阴道与直肠间生瘘孔，则所放者直是屁，但瘘孔较大时，粪便亦从前阴出；其二因会阴破裂而不愈合，久而生白色硬韧之瘢痕，于是阴道哆开，空气得以窜入，因身体动作而挤出阴门，亦发音如放屁。"阴吹，《脉经》无"阴"字。

〔3〕膏发煎：本方有润肠通腑的作用。使大便通畅，则阴吹自止。《脉经》无"煎"字。

〔4〕本条论述阴吹的证治。

【译文】

肠气下泄，阴中出气，连续不断地发出声音，原因是肠道壅塞、大便秘结不通所致。当用膏发煎润导大便。

猪膏发煎方见《黄疸病脉证并治第十五》[17]。

〔23〕小儿疳虫蚀齿[1]方[2]：疑非仲景方。

雄黄　　葶苈

右二味，末之，取腊日[3]猪脂熔，以槐枝[4]绵裹头四五枝，点药烙之。

【注释】

〔1〕疳虫蚀齿：疳虫，即疳热生虫。蚀齿，指牙龈溃烂、牙齿蛀蚀等症。皆是胃中有热所致。

　　〔2〕本条论述小儿疳虫蚀齿的治方。《金匮要略直解》："按张仲景有《口齿论》一卷，今未之见，岂彼处简脱于此耶，而妇人方后，不应有小儿方也。"

　　〔3〕腊日：当是"腊月"，即十二月。

　　〔4〕槐枝：为豆科植物槐树的茎枝。

【译文】

　　小儿疳虫蛀蚀牙齿的治方：疑非仲景方。

　　雄黄　　葶苈

　　以上两味药，研末，加入腊月熔化的猪油中，并用四五枚槐树枝以绵包裹。乘热点药烙口齿。

杂疗方第二十三

论一首　证一条　方二十三首

【按语】

本篇专论内外杂证的急救方法。多有方无论。杂证皆为危重死证，包括卒死、尸蹶、缢死、暍死、溺死及跌伤等，篇中汇集了各种急救措施。俞本作"脉证一条"，俞本、徐本作"方二十二首"。

[01]退五脏虚热^[1]，四时加减柴胡饮子^[2]方。^[3]

冬三月加柴胡八分　　白术八分　　大腹槟榔^[4]四枚，并皮、子用　　陈皮五分　　生姜五分　　桔梗七分

春三月加枳实　　减白术共六味。

夏三月加生姜三分　　枳实五分　　甘草三分，共八味。

秋三月加陈皮三分，共六味。

右各㕮咀，分为三贴。一贴以水三升，煮取二升。分温三服，如人行四五里进一服。如四体壅^[5]，添甘草少许。每贴分作三小贴，每小贴以水一升，煮取七合，温服。再合渣为一服，重煮都成四服疑非仲景方。

【注释】

〔1〕退五脏虚热：消退五脏虚损引起发热之症。《金匮要略今释》："五脏虚热，谓发热之非外因感实邪者。"

〔2〕四时加减柴胡饮子：本方有疏肝补脾的作用，是后世逍遥散、四逆散之变方。《金匮要略今释》："方意在于行气，颇似四逆散及《局方》逍遥散。桔梗、陈皮、槟榔开宣上、中、下三部，今人多喜此法。其方称饮子，加减随四时，橘皮称陈皮，药量以分计，药剂以帖计，以及合渣再煮等法，皆是宋以后法，绝非仲景方。"

〔3〕本条论述五脏虚损的治法。

〔4〕大腹槟榔：为棕榈科槟榔属植物槟榔的果皮及种子，其皮称为"大腹皮"，子称为"槟榔"。有行气宽中、利水杀虫的作用。

〔5〕四体壅：指肢体浮肿。

【译文】

消退五脏虚损发热的四时加减柴胡饮子方。

冬三月加柴胡八分　　　白术八分　　　大腹槟榔四枚，并皮、子用

陈皮五分　　生姜五分　　桔梗七分

春三月加枳实　　减白术共六味。

夏三月加生姜三分（即八分）　　枳实五分　　甘草三分，共八味。

秋三月加陈皮三分（即八分），共六味。

以上各味药物，切成饮片，分为三帖。每帖用三升水同煮，煮到二升。分三次温服，每次服药间隔时间，如人行走四五里路的时间。若肢体浮肿的人，添加少许甘草。每帖分为三小帖，每小帖用一升水煮，煮到七合。一次温服。再把三小帖的药渣合为一帖，重煮即成四服药疑非仲景方。

［02］长服诃梨勒丸〔1〕方〔2〕疑非仲景方。

诃梨勒煨〔3〕　　　陈皮　　　厚朴各三两

右三味，末之，炼蜜丸如梧子大。酒饮服二十丸，加至三十丸。

【注释】

〔1〕诃梨勒丸：本方为固脾行气之方，作为养生长服之剂，可使六腑通畅，气血条达。方中以诃子温胃固肠为主，合陈皮、厚朴理气行滞。

〔2〕本条提出长服消导理脾之方，用于饮食不节、肠胃积滞之证。

〔3〕煨：徐本无此字。

【译文】

长服诃梨勒丸方疑非仲景方。

诃梨勒煨　　陈皮　　厚朴各三两

以上三味药，研末，加入炼制过的白蜜制成丸药，如梧桐子大。用酒饮服二十丸，加到三十丸。

〔03〕三物备急丸〔1〕方〔2〕：见《千金》司空裴秀〔3〕为散用亦可。先和成汁，乃倾口中，令从齿间得入，至良验〔4〕。

大黄一两　　干姜一两　　巴豆一两，去皮、心，熬，外研如脂

右药各须精新。先捣大黄，干姜为末，研巴豆内中，合治一千杵。用为散，蜜和丸亦佳，蜜器中贮之，莫令歇〔5〕。主心腹诸卒暴百病。若中恶〔6〕客忤〔7〕，心腹胀满，卒痛如锥刺〔8〕，气急口噤，停尸卒死者〔9〕，以缓水若酒〔10〕服大豆许三四丸。或不下，捧头起，灌令下咽〔11〕，须臾当差。如未差，更与三丸，当腹中鸣，即吐下便差。若口噤，亦须折齿灌之。

【注释】

〔1〕三物备急丸：本方有峻下邪毒的作用。方中以大黄、巴豆荡涤肠胃为主。《千金要方》称本方为"张仲景三物备急丸"。《外台》称《古今录验》司空三物急散"。

〔2〕本条论述感受毒厉邪气的治方。

〔3〕司空裴秀：人名，晋代医家。

〔4〕乃倾口中……至良验：将药汁倒入口中，从齿缝间进入，能收到良好效果。

〔5〕莫令歇：不要使气味散发出去。《千金要方》"歇"下有"气"字。

〔6〕中恶：感受邪恶毒厉之气而致病。

〔7〕客忤（wǔ）：客气犯人而致病。忤，犯也。

〔8〕卒痛如锥刺：形容急痛像锥孔那样痛。《肘后》作"锥刀刺痛"。

〔9〕停尸猝死者：暴死而僵卧的人。

〔10〕以缓水若酒：用温水或酒。缓，俞本、《肘后》、《千金要方》作"煖"（"暖"的异体字），徐本作"暖"。若，《肘后》作"或"。

〔11〕或不下……灌令下咽：若吞不下，则将丸药和水调成药汁，用手将头托起，灌药下咽。捧，《千金要方》作"扶"。

【译文】

三物备急丸方：见《千金要方》，司空裴秀将其制成散剂应用亦可以，先把药末和水调成药汁，倾倒在口中，使药汁从齿缝中灌入，药后能收到良好的效果。

大黄一两　　干姜一两　　巴豆一两，去皮、心，熬，研成脂泥

以上药味，均需纯净的新品。先把大黄、干姜捣成末，再研巴豆泥放在其中，混合在一起，捣一千下。把药粉与白蜜和成丸药亦好，放在密闭的器皿中贮藏，不要使气味散发出去。可主治一切暴发的心腹部疾病。比如感受邪毒之气而致心腹胀满，急痛像钻孔那样厉害，呼吸急促，牙关紧闭不开，暴死而僵卧的人，用温水或酒给服像大豆大小的三四粒丸药。如果吞不下（将丸药溶化于水中），把头托起，灌下去，稍等会儿，病情应当会减轻。如果不减轻，再给服三丸，药后腹中当有肠鸣音，随即就呕吐或泻下，病就会减轻。如果牙关紧闭，口张不开，亦可毁掉牙齿把药灌下去。

[04]治伤寒令愈〔1〕不复，紫石寒食散〔2〕方见《千金翼》：〔3〕

紫石英　　白石英　　赤石脂　　钟乳〔4〕碓〔5〕，炼

栝蒌根　　防风〔6〕　　桔梗　　文蛤　　鬼臼各十分〔7〕

太一余粮〔8〕十分，烧〔9〕　　干姜　　附子炮，去皮　　桂

枝[10]去皮，各四分

右十三味，杵为散。酒服[11]方寸匕。

【注释】

〔1〕令愈：《千金翼方》作"已愈"。

〔2〕紫石寒食散：本方有温肾补阳、祛除余毒的作用。为风引汤的变方（参见《中风历节病脉证并治第五》风引汤）。《金匮要略论注》："熟玩此方，可悟病后收摄余邪、调和阴阳之法。"

〔3〕本条论述伤寒病愈后使不复发的调治方。

〔4〕钟乳：即钟乳石，为碳酸盐类钟乳石的矿石。有温补肺肾的功能。

〔5〕硙（duì）：中药加工法，即舂成粉末。

〔6〕防风：底本误为"防丰"，据俞本、徐本、赵本改。

〔7〕鬼臼各十分：又名薜荔果、木馒头，为桑科植物薜荔的果实。有补肾固精、活血解毒的作用。《千金翼方》无"各十分"三字。

〔8〕太一余粮：又称禹余粮，为褐铁矿的矿石。有活血解毒的作用。

〔9〕十分，烧：《千金翼方》作"各二两半"。

〔10〕桂枝：《千金翼方》作"桂心各一两"。

〔11〕酒服：《千金翼方》下有"三"字。

【译文】

根治伤寒病愈后不再复发，可用紫石寒食散方见《千金翼方》：

紫石英　　白石英　　赤石脂　　钟乳硙，炼　　栝蒌根防风　桔梗　文蛤　鬼臼各十分　太一余粮十分，烧　干姜附子炮，去皮　　桂枝去皮，各四分

以上十三味药，研成散剂。用酒饮服方寸匕。

［05〕救卒死方[1]：

薤捣汁灌鼻中[2]。

又方：雄鸡冠割取血，管吹内鼻中[3]。

猪脂如鸡子大，苦酒一升，煮沸灌喉中。

鸡肝[4]及血涂面上，以灰围四旁，立起。

大豆二七粒，以鸡子白并酒和，尽以吞之。

【注释】

〔1〕本条列举救治猝死的方法。这些古代急救法，内容多来自《肘后备急方》，后人已不采用。

〔2〕薤捣汁灌鼻中：用薤白捣汁滴鼻中，有通阳开窍、取嚏醒神的功效。

〔3〕雄鸡冠割取血，管吹内鼻中：此法犹似今之鼻饲法。有滋阴、通阳、醒神的作用。《医宗金鉴》："管吹内鼻中，谓将鸡冠血或合热酒，含在不病人口内，以苇管或笔管插入病人鼻孔中，使气连药吹之，其药自能下咽，气通噤自开也。"

〔4〕鸡肝：《肘后》作"以鸡冠"。

【译文】

救治暴死者的方法：

取薤白捣汁滴入鼻中。

又方：以雄鸡冠割取血，用管吹入鼻中。

取猪油如鸡蛋大小，放入一升醋中煮沸，灌入喉中。

用鸡肝（或鸡冠血）及鸡血涂于面部，四周用灰围好，可立刻苏醒。

取二七粒大豆，用鸡蛋清与酒混合，全部吞下。

[06]**救卒死而壮热者方**[1]：

矾石半斤，以水一斗半，煮消，以渍脚，令没踝[2]。

【注释】

〔1〕本条论述高热而昏厥的外治法。

〔2〕矾石……令没踝：用矾石水泡脚，使浸没至足踝，可引热下行。渍，浸、泡。踝，小腿与足的交接部分，今称踝关节。

【译文】

救治猝死而壮热者的方法。

矾石半斤，用一斗半水同煮，煮到矾石溶化，用矾石水浸脚，浸没到足踝。

[07]救卒死而目闭者方[1]：

骑牛临面[2]，捣薤汁灌耳中，吹皂荚末鼻中[3]，立效。

【注释】

〔1〕本条论述昏厥而神识不清的急救法。

〔2〕骑牛临面：指急救者救治病人时的姿势。医生像骑牛那样，腾空骑在病人身上，面对着病人进行抢救。

〔3〕捣薤汁灌耳中，吹皂荚末鼻中：将薤白捣汁滴入病人耳中，并用皂荚研末吹入鼻孔中，有开窍通阳、苏醒神志的作用。

【译文】

急救突然昏厥而两目紧闭的方法：

救治者像骑牛那样（跨在病人身上），面对病人（抱起病人头部）将薤白汁滴入耳中，并将皂荚末吹入鼻孔中，马上可起到效果。

[08]救卒死而张口[1]反折[2]者方[3]：

灸手足两爪后[4]十四壮了[5]，饮以五毒诸膏散[6]有巴豆者。

【注释】

〔1〕张口：《肘后》、《外台》皆作"张目"。

〔2〕反折：《肘后》作"及舌"。

〔3〕本条论述昏厥而身体强直的急救法。

〔4〕灸手足两爪后：《金匮要略直解》："'灸手足两爪后'当是'灸两

手足爪后’，其文则顺”。“两爪”下，《外台》有“甲”字。

〔5〕十四壮了：《外台》作“各十四壮”。了，结束。

〔6〕五毒诸膏散：方未见。《高注金匮要略》：“五毒指乌头、附子、蜀椒、巴豆、大黄等而言。曰诸膏散者，即乌头煎，附子煎，三物备急方，及温药下之者，皆是。”“有巴豆者”后，《外台》有“良”字。

【译文】

　　救治突然昏厥而口张开，背反折的方法：

　　先灸两手足爪甲十四壮，后再饮服五毒诸膏散内有巴豆的。

　　[09]救卒死而四肢不收，失便〔1〕者方〔2〕：

　　马屎〔3〕一升，水三斗，煮取二斗，以洗之〔4〕；又取牛洞〔5〕稀粪也一升，温酒〔6〕灌口中，灸心下一寸、脐上三寸、脐下四寸〔7〕各一百壮，差。

【注释】

　　〔1〕四肢不收，失便：指手足松开、大小便失禁的体征，这是阳气暴脱之症，类似今之“休克”。

　　〔2〕本条论述昏厥而见脱证的急救法。

　　〔3〕马屎：即马粪。《肘后》作“马矢”。为马科动物马的粪便。

　　〔4〕洗之：《外台》作“洗足”。

　　〔5〕牛洞：《外台》作“牛粪”，下无“稀粪也”三字。为牛科动物黄牛的粪便。古人就地取牛马粪之臭物以醒脑，此与现代医学用阿莫尼亚嗅鼻同功，今已不用。

　　〔6〕酒：《外台》下有“和”字。

　　〔7〕灸心下一寸、脐上三寸、脐下四寸：针灸部位。《高注金匮要略》：“心下一寸曰巨阙，脐上三寸曰建襄，脐下四寸曰中极。”

【译文】

　　救治暴死而四肢不收持、大小便失禁者的方法：

　　取马屎一升，用三斗水同煮，煮到二斗，擦洗身体或两足。再取牛的稀粪一升，和温酒灌入口中，同时灸心下一寸、脐上三寸、脐下四寸各一百壮，知觉会恢复。

[10]小儿卒死而吐利，不知是何病方[1]：

狗屎[2]一丸，绞取汁，以灌[3]之。无湿者，水煮干者[4]取汁。

【注释】

〔1〕本条论述小儿因吐利而昏倒的急救法。方，《肘后》作"者"。

〔2〕狗屎：即犬科动物狗的粪便。《肘后》作"马矢（屎）"。

〔3〕灌：《肘后》作"吞"。

〔4〕干者：《肘后》无此二字。

【译文】

小儿突然吐利而昏倒，又不知是什么原因引起的病，其处理的方法是：

狗屎一丸，绞取汁灌入口中。若无湿的狗屎，可用水煮干狗屎取汁。

[11]尸蹶[1]脉动而无气，气闭不通，故静而死也，治方[2]脉证见上卷[3]：

菖蒲屑[4]，内鼻两孔吹之，令人以桂屑[5]着舌下。

又方：

剔取左角发方寸烧末[6]，酒和[7]灌令入喉，立起。

【注释】

〔1〕尸蹶（jué）：中医病名，指突然昏倒，不省人事，手足逆冷，气息微弱的病证。类似现代所称的休克。蹶，倒、颠仆。"尸蹶"见于《黄帝内经·素问·缪刺论》。《金匮要略论注》："尸蹶者，如尸之静而不动

也。然脉仍动而但无气。"

〔2〕本条论述尸蹶的急救法。

〔3〕脉证见上卷：指脉证见《脏腑经络先后病脉证第一》的"卒厥"的脉证。见，徐本作"为"。

〔4〕菖蒲屑：即石菖蒲研细的粉末。菖蒲，为天南星科植物石菖蒲的根茎，有化痰、开窍、通肺气的作用。

〔5〕桂屑：即肉桂研细的粉末。肉桂，为樟科植物肉桂的嫩枝，有温中散寒、开心窍的作用。

〔6〕左角发方寸烧末：即头发烧末，亦即血余炭，为人发烧成的细末。有消瘀利水、行气血的作用。方寸，《肘后》作"方二寸"。

〔7〕酒和：《肘后》作"以酒"。

【译文】

患尸蹶病（突然昏倒），脉搏在跳动，但无气息，气道闭塞不通，所以患者静躺着不动像死了那样。治疗方法是脉证见上卷《脏腑经络先后病脉证第一》[11]：

将菖蒲屑吹入两鼻孔中，再叫人用肉桂屑放在舌下面（这是一种黏膜给药法，可使药物迅速起效。类似现代舌下含硝酸甘油片，以缓解心绞痛发作）。

又一方法：剃取人左侧头角的头发一方寸匕烧末，与酒混合，灌入病人的喉中，即刻能使之苏醒。

[12]救卒死，客忤[1]死，还魂汤[2]主之方[3]《千金方》云：主卒忤鬼击飞尸[4]，诸奄忽气绝，无复觉，或已无脉，口噤拗不开，去齿下汤。汤下口[5]不下者，分病人发左右，捉擽[6]肩引之，药下复增取一升，须臾立苏：

麻黄三两[7]，去节。一方四两　　杏仁去皮、尖，七十个　　甘草一两炙《千金》用桂心二两

右三味，以水八升，煮取三升，去滓。分令咽之[8]，通治诸感忤。

又方：

韭根^[9]一把　　乌梅二七个^[10]　　吴茱萸半升，炒

右三味，以水一斗煮之，以病人栉^[11]内中，三沸，栉浮者生，沉者死^[12]。煮取三升，去滓。分饮之。

【注释】

〔1〕客忤：《肘后》："客忤者，中恶之类也。……令人心腹绞痛，胀满，气冲心胸，不即治，亦杀人。"

〔2〕还魂汤：本方有宣通肺气的功能。后世名为"三拗汤"，因有起死回生的功效，故名还魂汤。

〔3〕本条论述猝死的急救法。

〔4〕鬼击飞尸：指不明原因的邪气突然侵犯人体。

〔5〕下口：俞本、《千金要方》作"入口"。

〔6〕捉擒（lā）：抓住、握住。俞本作"足踏"。《千金要方》作"捉踏"。

〔7〕三两：《肘后》作"四两"。

〔8〕令咽之：《千金要方》作"三服"。

〔9〕韭根：为百合科植物韭的根，有温中行气的作用。

〔10〕二七个：赵本作"二十枚"。

〔11〕栉（zhì）：木梳。

〔12〕栉浮者生，沉者死：观栉之浮沉以决生死，此不可信。《金匮要略直解》："方亦可解，而栉之浮沉则不解也。"

【译文】

急救突然昏倒或感受外邪而昏倒的人，可用还魂汤治疗，其方法是《千金要方》说：主治一切感受外邪而昏倒的人，忽然气断，没有恢复知觉，有的已经摸不到脉搏。如果牙关紧闭，拗不开，可毁掉牙齿灌下汤药，汤入口而难咽下去的人，可分开病人头发，用手左右抓住肩膀引药进入。汤药能下咽，再加一升药汁灌入，隔一会儿就会苏醒：

麻黄三两。一方用四两　　杏仁去皮、尖，七十个　　甘草一两，炙。《千金要方》用桂心二两

以上三味药，用八升水同煮，煮到三升，去掉药渣。分次使病

人咽下去，可通治各种感受邪气的病证。

又一种方：

韭根一把　　乌梅二十七个　　吴茱萸半升，炒

以上三味药，用一斗水同煮，再取病人用的木梳放在其中，煮沸三次。若木梳浮在上面，病人可复活；沉下去的，病人救不活。煮到三升，去掉药渣。分次饮服。

[13]救自缢死[1]，旦至暮，虽已冷，必可治；暮至旦，小难也，恐此当言阴气盛[2]故也。然夏时夜短于昼，又热，犹应可治。又云：心下若微温者，一日以上，犹可治[3]之方。[4]

徐徐抱解，不得截绳，上下安被卧之。一人以脚踏其两肩，手少挽其发，常弦弦[5]勿纵之，一人以手按据胸上，数[6]动之。一人摩捋[7]臂胫屈伸之，若已僵，但渐渐强屈之，并按其腹。如此一炊顷，气从口出，呼吸眼开，而犹引按莫置，亦勿苦劳[8]之。须臾，可少桂汤及粥清含与之，令濡喉，渐渐能咽，及[9]稍止。若向[10]令两人[11]，以管吹其两耳，罙[12]好。此法最善，无不活者[13]。

【注释】

〔1〕缢死：即吊死。

〔2〕阴气盛：徐本误作"忿气盛"。

〔3〕治：《外台》作"活"。

〔4〕本条论述自缢的急救法。

〔5〕弦弦：犹言紧紧。

〔6〕数：《外台》作"微"。

〔7〕摩捋（luō）：按持。捋，抚摸。

〔8〕苦劳：徐本作"若劳"。

〔9〕及:《外台》作"乃"。

〔10〕若向:《外台》作"兼"。

〔11〕人:《外台》作"人各"。

〔12〕罙(mí):通"弥",愈,益。《外台》作"弥"。

〔13〕无不活者:赵本作"无不活也"。

【译文】

　　救治自杀而吊死的人,时间从清晨到晚上,身体虽已冷,则易救治;若晚上到天亮,稍为难治,恐怕是阴气盛的缘故。但是在夏季,夜短日长,天气又炎热,应当易治。又说:按其心胸,如果有微温的,即使一天以上,也还可以治愈。

　　解救方法:

　　慢慢地抱下病人,不可马上切断绳索,要让病人安稳地仰卧在被上。一人用脚顶住病人两肩,以手紧紧握住病人的头发,不要放松,一人用手按其胸上,连续(并有节律)地上下揉压。另一人握住病人的手臂、足胫使之屈伸,如果病者身体已经僵硬,只要渐渐地用力使其屈伸,并且揉按其腹部。如此动作坚持大约烧一顿饭的时间,病人呼气从口而出,呼吸恢复,两眼睁开。此时还应继续按压,不要停止,但也不要使病人过度疲劳。隔一会儿,可少量给予肉桂汤及粥汤,使病人含着润润喉咙,慢慢咽下,然后渐渐停止上述动作。如果再有两人用笔管吹病人两耳则更好。这种急救方法效果最好,没有救不活的。

　　[14]凡中暍死,不可使得冷,得冷便死,疗之方。〔1〕

　　屈草带〔2〕,绕暍人脐,使三两〔3〕人溺其中,令温。亦可用热泥〔4〕和屈草。亦可扣瓦碗底,按及车缸,以着暍人〔5〕,取令溺,须得流去〔6〕。此谓道路穷,卒无汤,当令溺其中,欲使多人溺,取令温,若汤〔7〕,便可与之。不可泥〔8〕及车缸,恐此物冷。暍既在夏月,得热泥土、暖车缸,亦可用也。

【注释】

〔1〕本条论述中暑而昏仆的急救法。

〔2〕屈草带：取草绳屈成圆圈。

〔3〕三两：《外台》作"三四"。

〔4〕热泥：底本作"热尼"，据赵本改；《外台》作"泥土"。

〔5〕着暍人：《外台》下有"脐下"二字。

〔6〕须得流去：俞本、吴本、《外台》作"不得流去"，当是。

〔7〕若汤：《外台》作"若有汤"。

〔8〕不可泥：《外台》作"不可用泥"。

【译文】

凡是中暑而昏倒的人，不可使用冷水，受冷则病情加重，救治的方法是：

用草绳屈绕成圆圈，放在病人的脐部，然后要两三个人小便在其中，使得脐部温暖。亦可用热的泥土混合在草绳圈上。亦可扣上瓦碗底或按上车缸，放在病人脐上，令人小便在其中，并保持不要流去。这种方法适宜在偏僻的野外，一时间找不到热水时，就叫人小便在其中，且要多人的小便，取其温暖，犹如热水那样，只要取用方便就可用这种方法。但不可让病人碰到车缸，怕此物太冷。中暑发生在夏天，有热的泥土、暖的车缸，就可使用。

〔15〕**救溺死方**〔1〕：

取灶中灰两石余，以埋人，从头至足，水出七孔，即活。

右疗自缢、溺、暍之法，并出自张仲景为之，其意殊绝，殆非常情所及，本草所能关，实救人之大术矣。伤寒家数有暍病，非此遇热之暍〔2〕见《外台》、《肘后》目。

【注释】

〔1〕本条论述溺死的急救法，并表明以上缢死、溺死等救治法均出自张仲景的医术。

〔2〕伤寒家数有暍病，非此遇热之暍：研究伤寒的医家认为有多种暍病，不单指这种感受暑热的暍病。《三因极一病证方论·中暑论》："伤暑、中暍，其实一病，但轻重不同，新校正要略者，乃云伤寒家别有暍病，非也。"

【译文】

救治淹死的方法：

取灶中的草木灰两石多，掩埋病人的身体，从头到脚，水能从口鼻孔流出，人就能救治。

以上治疗吊死、淹死及中暑病人的方法，都出自张仲景的医术，其治法与众不同，恐怕不是一般的人能做到的，也不是单凭本草所能奏效的，实在是救人的高明的医术啊！有些研究伤寒的医家认为有多种暍病，不单是感受暑热的暍病见《外台秘要》、《肘后备急方》。

[16]治马坠〔1〕及一切筋骨损方：〔2〕见《肘后方》。

大黄一两，切，浸〔3〕汤成下　　绯帛〔4〕如手大，烧灰　　乱发如鸡子大，烧灰用　　久用炊单布〔5〕一尺，烧灰　　败蒲一握〔6〕，三寸　　桃仁四十九个，去皮、尖，熬〔7〕　　甘草如中指节，炙，锉

右七味，以童子小便〔8〕量多少，煎汤成，内酒一大盏，次下大黄，去滓。分温三服。先锉败蒲席半领，煎汤浴，衣被覆复〔9〕，斯须〔10〕通利数行，痛楚立差。利及浴水赤，勿怪，即瘀血也。

【注释】

〔1〕马坠：指从马背等高处坠下引起的筋骨损伤。

〔2〕本条论述跌仆损伤的救治方。

〔3〕浸：徐本误作"侵"。

〔4〕绯帛：红色的丝织品。

〔5〕炊单布：蒸饭时铺在蒸锅上的布。

〔6〕败蒲一握：败蒲即蒲葵叶，为棕榈科植物蒲葵的叶片，又称败蒲

扇。一握，即一把，用手握住的分量。

　　〔7〕熬：底本误作"契"，赵本误作"喫"（即吃）。现据俞本、徐本改。

　　〔8〕童子小便：为七岁以下健康儿童的尿液。有止血散瘀的作用。

　　〔9〕覆复：俞本、徐本、赵本作"盖覆"，即遮盖。

　　〔10〕斯须：须臾，一会儿。

【译文】

　　治疗从马背高处坠下及一切筋骨损伤的方法见《肘后备急方》：

　　大黄一两，切，浸汤成下　　绯帛如手掌大小，烧灰　　乱发如鸡蛋大小，烧灰　　久用炊单布一尺，烧灰　　败蒲一把，三寸　　桃仁四十九个，去皮、尖，熬　　甘草如中指节长，炙，锉

　　以上七味药，先取一些童便与后六味药同煮，煮成的药汁中加入一大杯酒，然后放入大黄同煮，煮好后去掉药渣。分三次温服。此外，先锉半件衣服大小的败蒲席煎汤沐浴，浴后覆盖衣被。过一会儿，大便解出多次，疼痛即会减轻。所下的大便及洗浴水颜色都发红，不要见怪，这是瘀血排出的缘故。

禽兽鱼虫禁忌并治第二十四

论辨二首　　　合九十法　　　方二十二首

【按语】

　　本篇论述禽兽鱼虫等动物类食品的饮食禁忌及各种食物中毒的防治方法。"方二十二首"，俞本、徐本作"方二十一首"。

　　[01]凡饮食滋味，以养于生。食之有妨，反能为害。自非服药炼液[1]，焉能不饮食乎？切见时人，不闲调摄，疾疢竞起[2]，若[3]不因食而生。苟全其生，须知切忌者矣。所食之味，有与病相宜，有与身为害。若得宜，则益体；害则成疾，以此致危，例皆难疗。凡煮药饮汁，以解毒者，虽云救急，不可热饮，诸毒病得热更甚[4]，宜冷饮之。[5]

【注释】

　　〔1〕服药炼液：指古代道家辟谷炼丹的养生方法。今已不用。《金匮玉函要略述义》："服药炼液，言道家辟谷之流。"

　　〔2〕疾疢（chèn）竞起：疾病相逐而起。疢，本意为热病，此引申为病。《诗·小雅·小弁》："疢如疾首。"郑玄笺："疢，犹病也。"

　　〔3〕若：俞本作"莫"。《金匮要略编注》："若，恐是'莫'字。"

　　〔4〕不可热饮，诸毒病得热更甚：俞本作"不可热，更甚"。

〔5〕本条论述饮食对于养生的重要性以及解毒药的服法。

【译文】

凡饮食五味，都是赖以生存的重要物质。如果吃了有所妨碍的食物，则反能伤害身体。如果不是服药修炼而辟谷的人，怎么能不依赖饮食来维持生存呢？常常遇见现时的人，不知调养摄生的方法，以致疾病相逐而起，莫不是由于饮食不当而引起的。若要保持身体安全无恙，对饮食的服用与禁忌，应该有所知晓。所吃的食物，有的是与治病相适宜的，有的是对身体有危害的。倘若食之得宜，则有益于身体；食之有害，则会引起疾病，并且由此加重病情，皆难以治疗。又凡是煮药饮汁，用以解毒的，即使救急，切不可乘热而饮，各种中毒的疾病，得热饮则病更加重，所以解毒药宜冷后饮服。

　　[02]肝病禁辛，心病禁咸，脾病禁酸，肺病禁苦，肾病禁甘〔1〕。春不食肝，夏不食心，秋不食肺，冬不食肾，四季不食脾。辨曰：春不食肝者，为肝气王〔2〕，脾气败，若食肝，则又补肝，脾气败尤甚，不可救。又肝王之时，不可以死气〔3〕入肝，恐伤魂〔4〕也。若非王时即虚，以肝补之佳，余藏准此。〔5〕

【注释】

　　〔1〕肝病禁辛……肾病禁甘：这是以五行、五脏配五味的生克关系论饮食禁忌。五行相生关系是：木生火，火生土，土生金，金生水，水生木；五行相克关系是：木克土，土克水，水克火，火克金，金克木。因金克木即肺克肝，而辛入肺，故肝病禁辛，以此类推。

　　〔2〕王：通“旺”。

　　〔3〕死气：耗伤肝气的食品或药品。

　　〔4〕伤魂：徐本误作“复魂”，指伤精神。

　　〔5〕本条论述五脏病的食忌及四季食五脏的禁忌。

【译文】

　　肝病禁吃辛味的食品，心病禁吃咸味的食品，脾病禁吃酸味的食品，肺病禁吃苦味的食品，肾病禁吃甜味的食品。春季不能吃肝，夏季不能吃心，秋季不能吃肺，冬季不能吃肾，四季不能吃脾。解释说：春季不吃肝，是因为肝气旺盛，脾气衰败，如果吃了肝，并又补肝，脾气衰败会加重，以致无法挽救。又肝旺的时期，不可以在肝气实时补肝，恐怕会伤魂。如果不旺时，就是肝气虚，可以补肝，效果佳，其他脏器的饮食进补都以此为准则。

　　[03] 凡肝脏，自不可轻啖[1]，自死者弥甚[2]。

【注释】

　　[1] 轻啖：轻易地给人吃。
　　[2] 弥甚：《肘后》作"弥勿食之"。本条论述肝脏不可轻易食用。

【译文】

　　凡是动物的肝脏，本不可轻易食用，那动物若是自己得病而死的，就更不可食用了。

　　[04] 凡心皆为神识所舍[1]，勿食之，使人来生复其报对矣。[2]

【注释】

　　[1] 凡心皆为神识所舍：心脏神，主神明。心，此指脑的功能。神，指人的精神意识及思维活动。凡心皆，《外台》作"诸心皆勿食之"，下无"勿食之"三字。
　　[2] 本条论述动物的心（脑）不可食。此说不可信。"来生复其报对"，更为迷信之说。复其报对矣，《外台》作"获报时"。

【译文】

凡是心（脑）是神志意识所在的器官，不可吃它。若吃了，来生是要遭到报复的。

[05]凡肉及肝，落地不着尘土者[1]，不可食之。[2]

【注释】

[1]凡肉及肝，落地不着尘土者：肉或肝由于变质肿胀，表面光滑，故不沾尘土。

[2]本条论述不可食的肉类及肝脏的检验法。

【译文】

凡是肉类及肝脏，掉落在地上不沾染尘土的，不可食用。

[06]猪肉落水浮者[1]，不可食。[2]

【注释】

[1]猪肉落水浮者：猪肉，俞本作"诸肉"。《金匮要略今释》："'猪'字作'诸'，为是。诸肉落水本自沉，为其比重大于水也。若日久腐败发酵而含有气体，则落水反浮，此与溺水死者久则自浮同理，肉既腐败，故不可食。"

[2]本条再论不可食用的肉类的检验法。

【译文】

猪肉放在水中，浮在上面的，不可食用。

[07]诸肉及鱼，若狗不食、鸟不啄者[1]，不可食。[2]

【注释】

[1]狗不食、鸟不啄：狗、鸟等动物的嗅觉较人类灵敏，若肉及鱼腐

败有毒，狗、鸟都不会吃。啄，鸟用嘴取食。

〔2〕本条论述利用动物鉴别腐败有毒食品的方法。

【译文】

各种肉类、鱼类，如果狗不吃、鸟不啄的，均不可食用。

[08] 诸肉不干，火炙不动〔1〕，见水自动者〔2〕，不可食之。〔3〕

【注释】

〔1〕诸肉不干，火炙不动：各种肉经风吹、火烤必能自干，若不干则是已腐败水肿。《金匮要略语译》："肉腐败了，自然不会干燥，火炙不动是说经火炙，仍然改变不了腐败的气味。"

〔2〕见水自动者：肉类腐败则产气，入水则气出而自己动起来。

〔3〕本条论述肉类腐败变质的鉴别法。

【译文】

各种肉类吹不干，火烤也不干，放到水中（出气泡）而自己动起来的，皆不可食用。

[09] 肉中有如朱点〔1〕者，不可食之。〔2〕

【注释】

〔1〕肉中有朱点：指肉中有瘀斑出血点，这是因疫病而死的动物。《高注金匮要略》："肉中朱点，如人病瘟热，而发为斑疹之象。疫疠之畜可知矣。"

〔2〕本条论述病畜之肉不可食用。

【译文】

各种肉类中见有红色斑点的，不可食用。

［10］六畜肉〔1〕，热血不断〔2〕者，不可食之。〔3〕

【注释】

〔1〕六畜肉：指牛马猪羊鸡狗之肉。

〔2〕热血不断：病畜出血不断，可知牲畜中毒或得疫疠之病，凝血机制障碍所致。

〔3〕本条再论病畜之肉不可食用。

【译文】

凡牛、马、猪、羊、狗、鸡因病而流血不止的，其肉不可食用。

［11］父母及身本命肉〔1〕，食之，令人神魂不安。〔2〕

【注释】

〔1〕本命肉：生肖所属动物的肉。《金匮要略今释》："本命所属，谓子鼠、丑牛之等。"

〔2〕本条论述食用父母及本人的属相动物的肉，可能引起精神不安的心理反应。

【译文】

父母及自己属相动物的肉，吃了以后，会使人精神不安。

［12］食肥肉及热羹，不得饮冷水。〔1〕

【注释】

〔1〕本条论述食油脂及热汤后的禁忌。

【译文】

吃了肥肉及热汤后，不可饮冷水。

[13]诸五藏及鱼，投地尘土不污者，不可食之。[1]

【注释】

〔1〕本条论述腐败变质的动物内脏及鱼的检验法。

【译文】

各种动物的内脏及鱼类，投在地上尘土不污染的，不可食用。

[14]秽饭[1]、馁肉、臭鱼[2]，食之皆伤人。[3]

【注释】

〔1〕秽（huì）饭：被污染的米饭。秽，肮脏。

〔2〕馁（něi）肉、臭鱼：即臭肉、烂鱼。馁，指鱼类臭烂。《论语·乡党》："鱼馁而肉败。"《尔雅》："肉谓之败，鱼谓之馁。"《高注金匮要略》："当是馁鱼臭肉。"

〔3〕本条论述食用腐败食物皆伤害人体健康。

【译文】

污染的米饭、腐败变质的肉类、鱼类，吃了都会对人体有害。

[15]自死肉、口闭者，不可食之[1]。

【注释】

〔1〕本条论述自己死亡的动物肉，不可食用。

【译文】

动物（因疫病或中毒）而死、口闭的，不可食用其肉。

[16]六畜自死，皆疫死[1]，则有毒，不可食之。[2]

【注释】

　　〔1〕疫死：《肘后》、《外台》作"是遭疫"。

　　〔2〕本条论述因疫病而死的畜类，不可食用。

【译文】

　　牛、马、猪、羊、鸡、狗等动物自己死亡，都是由于患疫病，其肉有毒，不可食用。

[17]兽自死，北首〔1〕及伏地〔2〕者，食之杀人。〔3〕

【注释】

　　〔1〕北首：头向北。头朝北而死，不可解。

　　〔2〕伏地：伏倒在地上，多因暴病而死。

　　〔3〕本条论述病死的畜兽，不能食用。

【译文】

　　兽类自己死亡，头朝北及伏卧于地面上的，食用其肉会伤害人体。

[18]食生肉，饱饮乳，变成白虫〔1〕一作血蛊〔2〕。

【注释】

　　〔1〕白虫：即寸白虫，今名为绦虫（猪肉中有猪绦虫，牛肉中有牛绦虫）。《金匮要略今释》："虫之孳生必有卵子，生肉中或有虫若子，食之病虫，事诚有之，猪肉中之绦虫，是其例矣。"本条论述食用生肉、生乳，可导致腹中生虫。

　　〔2〕血蛊（gǔ）：中医病名，因蓄血及虫积引起的鼓胀。其症见腹部胀大如鼓，青筋暴露，不能进食，面色萎黄而晦暗等。《说文解字》："蛊，腹中虫也。"

【译文】

　　吃生肉（未煮熟的猪肉或牛肉）及喝生乳（未经消毒的牛羊乳

等），在腹中会寄生白虫—一种说法还会形成血蛊。

[19]疫死牛肉，食之，令病洞下[1]；亦致坚积[2]，宜利药[3]下之。[4]

【注释】

〔1〕洞下：亦称"洞泄"，中医病证名，泄泻无度，如洞之漏下，故名。

〔2〕坚积：指积病，中医病证名。如虫积、食积等，其证腹部坚硬有包块。

〔3〕利药：指消导通利的药物。《金匮要略今释》："此洞下与坚积，皆宜利药下之，一则助其祛毒，一则经行消积也。"

〔4〕本条论述食用因疫病死亡的牛肉引起的病证及治则。

【译文】

吃了患疫病而死的牛肉，会出现泄泻不止（呕吐、腹痛）；亦可引起腹部坚硬的包块，应当用消导通利的药物，攻下邪毒积滞。

[20]脯[1]藏朱瓮[2]中有毒，及经夏食之，发肾病。[3]

【注释】

〔1〕脯（fǔ）：干肉。《高注金匮要略》："肉之干者为脯。肉忌受热，受热则腐，干肉得热，形虽不腐，而其性已内败，致成死朽之顽质，故有毒。"

〔2〕朱瓮（wèng）：赵本作"米瓮"，即米缸。瓮，陶制的盛器。

〔3〕本条论述久藏米缸的肉脯有毒，不能食。

【译文】

干肉贮藏在米缸中会产生毒素，夏季（高温容易发霉变质）常吃会引起肾病。

〔21〕治[1]自死六畜肉[2]中毒方[3]：

黄柏屑，捣[4]，服方寸匕[5]。

【注释】

〔1〕治：《肘后》作"食"，《外台》作"又食"。

〔2〕肉：《肘后》、《外台》作"诸肉"。

〔3〕本条论述食用病死畜诸肉中毒的治方。

〔4〕黄柏屑，捣：《肘后》作"黄柏末"，《外台》作"捣黄柏末"。

〔5〕服方寸匕：《外台》作"以水和方寸匕服"。其下《肘后》有"未解者数服"。《外台》作"未觉再服差"。

【译文】

治疗因食用病死六畜肉中毒的方法：

黄柏屑，捣末，服方寸匕。

〔22〕治食郁肉[1]漏脯[2]中毒方：[3]郁肉，密器盖之，隔宿者是也。漏脯，茅屋漏下，沾着者是也。

烧犬屎[4]酒服方寸匕。每服人乳汁[5]亦良。

饮生韭汁三升[6]，亦得。

【注释】

〔1〕郁肉：放在密闭的器物中过夜的生肉或熟肉，容易变质而产生毒素。"郁肉"下，《外台》有"及"字。

〔2〕漏脯：挂在茅屋下漏湿的肉脯，变质而有大毒。

〔3〕本条论述食郁肉、漏脯导致食物中毒的治方。

〔4〕犬屎：狗粪，其效用待考，今已不用。《肘后》作"人屎末"，《外台》作"取犬矢烧末，以"。

〔5〕人乳汁：人乳有甘寒解毒的作用。

〔6〕饮生韭汁三升：韭汁为百合科植物韭叶所捣的汁。有补肾温中、行气解毒的作用。《肘后》作"捣薤汁服二三升"。《千金要方》："捣韭汁服之良。"《外台》作"捣生韭，绞取汁，服一二升"。

【译文】

治疗进食郁肉、漏脯导致食物中毒的方法：郁肉是盖在密闭器物中过夜的肉；漏脯是挂在茅屋下沾染水湿的肉脯。

烧过的狗粪，用酒服方寸匕。喝人乳汁也有效。

饮生韭汁三升，也可以。

[23]治黍米中藏干脯^{〔1〕}，食之中毒方^{〔2〕}：

大豆浓煮汁，饮数升，即解^{〔3〕}。亦治狸肉、漏脯等^{〔4〕}毒。

【注释】

〔1〕黍米中藏干脯：《千金要方》作"脯在黍米"。黍米，为禾本科植物黍的种子，今称为高粱。有益气补中的作用。古人常在黍米中贮藏干肉，由于闷热不透气，而导致霉变，食之易中毒。

〔2〕本条论述食用霉变的干肉中毒的治方。

〔3〕大豆浓煮汁，饮数升，即解：《千金要方》作"曲一两，以水一升盐两撮，煮服之良"。大豆，为豆科植物大豆黑色成熟种子。入药用黑大豆，有解诸毒、祛湿热的作用。《金匮要略直解》："大豆能解诸毒，故用以治。"

〔4〕亦治狸肉、漏脯等：《肘后》作"兼解诸肉漏毒"。狸肉，即野猫肉。

【译文】

治疗因食用贮藏于黍米中（变质）的干肉而中毒的方法：

大豆煮浓汁，饮数升，即可解毒。亦可治疗因食用野猫肉、漏脯引起的食物中毒。

[24]治食生肉中毒方^{〔1〕}：

掘地深三尺，取其下土^{〔2〕}三升，以水五升，煮数沸，澄清汁。饮一升，即愈^{〔3〕}。

【注释】

〔1〕本条论述食生肉中毒的治方。

〔2〕掘地深三尺，取其下土：下土，指地下三尺深的泥土，与水同煮，相当于地浆水。《医宗金鉴》："地浆能解诸毒，掘得黄土，有泉渗出，谓之地浆。三尺，大概言也。"《本草纲目》弘景云："此掘黄土地作坎，深三尺，以新汲水沃入，搅浊，少顷，取清用之，故曰地浆。"《千金要方》无"其"字。

〔3〕煮数沸……即愈：《千金要方》作"煮上五六沸，取上清，饮一升，立愈"。

【译文】

治疗吃生肉而中毒的方法：

掘地深三尺，取黄土三升，用五升水，煮沸数次，取澄清汁。饮服一升，即可病愈。

[25]治〔1〕六畜鸟兽肝中毒方〔2〕：

水浸豆豉〔3〕，绞取汁，服数升愈〔4〕。

【注释】

〔1〕治：《外台》作"食诸"。

〔2〕本条论述食病畜鸟兽之肝中毒的治方。

〔3〕水浸豆豉：《外台》作"清水豆豉"。豆豉，即淡豆豉。由黑大豆经蒸腌发酵加工而成，有解毒利湿的作用。《金匮要略直解》："豆豉，为黑大豆所造，能解六畜胎子诸毒。"

〔4〕服数升愈：《外台》作"饮数升，差止"。

【译文】

治疗食用（病）畜鸟兽的肝而引起中毒的方法：

用水浸泡豆豉，绞取汁，饮服数升，即愈。

[26]马脚无夜眼〔1〕者，不可食之。〔2〕

【注释】

〔1〕夜眼:《高注金匮要略》:"马前足内廉膝下,有无毛黑点,大如博棋,名夜眼,筋之所出也。"

〔2〕本条论述马脚异形者,不可食之。

【译文】

马(前)脚内侧膝下没有夜眼的,不可食用。

[27]食酸马肉[1],不饮酒则杀人[2]。

【注释】

〔1〕酸马肉:酸,《外台》作"骏"。骏马,即良马。马肉有强壮筋骨的功效。

〔2〕则杀人:《外台》作"杀人也"。本条论述马肉的配食方法。

【译文】

吃马肉的同时不饮酒,会伤害人体。

[28]马肉不可热食,伤人心。[1]

【注释】

〔1〕本条论述马肉不可热食,此理难解。

【译文】

马肉不可热吃,会损伤人之心(胃)。

[29]马鞍下肉[1],食之杀人。[2]

【注释】

〔1〕马鞍下肉:"马鞍"指盖在马背上的皮革。马鞍下的肉由于经常摩

擦，皮肉坚硬，食之不易消化，对人体有害。

〔2〕本条论述马身上马鞍下的肉，不可食用。食之杀人，《外台》作"不可食"。

【译文】

（马身体上）马鞍下部位的肉（不可食用），吃了会伤害人体。

［30］白马黑头者，不可食之。

［31］白马青蹄者〔1〕，不可食之。〔2〕

【注释】

〔1〕者：《外台》作"肉"。

〔2〕此二条论述毛色异常的白马不可食，其理难解。

【译文】

遍身白色的马，而头部是黑色的，不可食用。

遍身白色的马，而足蹄是青色的，不可食用。

［32］马肉狍肉〔1〕共食，饱醉卧，大忌。〔2〕

【注释】

〔1〕狍肉：即豚肉，小猪肉，此泛指猪肉。

〔2〕本条论述马肉的配食禁忌。

【译文】

马肉与猪肉同食，且饱食后醉酒，又卧床（难于消化），当大忌。

［33］驴〔1〕马肉合猪肉食之，成霍乱〔2〕。

【注释】

〔1〕驴：家畜名，为马科动物驴。驴肉有益气安心的作用。

〔2〕霍乱：病名，因感受暑湿外邪，吐泻交作，挥霍撩乱，病势急暴，故名。不同于现代所称"霍乱"（由霍乱弧菌引起的急性肠道传染病）。驴、马和猪的肉不宜共食，《金匮要略直解》："诸肉杂食，伤损肠胃，撩乱脏腑，故成霍乱。"本条论述驴、马肉的配食禁忌。

【译文】

驴肉、马肉和猪肉不宜同食，（若未煮熟）食之导致霍乱（吐泻）。

[34]马肝及毛，不可妄食，中毒害人〔1〕。

【注释】

〔1〕本条论述马肝及毛，不可食用。相传马肝有毒，故不轻易食用。畜兽的毛都不可食用。

【译文】

马肝及毛，不可乱吃，容易中毒，伤害人体。

[35]治马肝毒，中人未死〔1〕方〔2〕：
雄鼠屎二七粒，末之〔3〕，水和服，日再服〔4〕。
又方：
人垢，取方寸匕〔5〕，服之佳〔6〕。

【注释】

〔1〕治马肝毒，中人未死：《肘后》、《外台》作"食马肝中毒"。《千金要方》作"治生食马肝，毒杀人"。

〔2〕本条论述食马肝中毒的治方。

〔3〕雄鼠屎二七粒，末之：《肘后》、《千金要方》、《外台》作"取牡

鼠屎二七枚，两头尖者是"。鼠屎为鼠科动物褐家鼠、黄胸鼠的粪便。用以治疗食用马肝中毒，此法不可解。

〔4〕水和服，日再服：《肘后》作"水和饮之，未解者，更作"。《千金要方》作"以水研饮之，不差更作"。《外台》作"水和研饮之"。

〔5〕人垢，取方寸匕：《医宗金鉴》："人垢，即人头垢也，用方寸匕，酒化下，得吐为佳。"此法更令人费解。吐法可取，但宜用药物催吐为佳。《千金要方》作"取头垢如枣核大"。《外台》作"服头垢一钱匕"。

〔6〕服之佳：《千金要方》作"吞之起死人"。《外台》作"立差"。

【译文】

治疗食马肝中毒，病情尚未危重时的方法：

雄鼠屎二十七粒，研成细末。用水调和后饮服，一天两次。

又方：

人垢，取方寸匕，服后可收到好的效果。

[36]治食马肉中毒欲死方〔1〕：

香豉二两　　杏仁三两〔2〕

右二味，蒸一食顷〔3〕，熟杵之服，日再服〔4〕。

又方：

煮芦根汁，饮之，良〔5〕。

【注释】

〔1〕治食马肉中毒欲死方：《肘后》、《外台》作"食马肉洞下欲死者方"，《千金要方》作"治食马肉血洞下欲死方"。本条论述食马肉中毒的解救法。

〔2〕香豉二两　杏仁三两：《肘后》、《千金要方》、《外台》作"豉二百粒，杏仁二十枚"。

〔3〕蒸一食顷：《肘后》作"蒸之五升饭下"，《千金要方》作"蒸之五升米下"，《外台》作"合于炊饭中蒸之"。蒸，俞本作"煮"。

〔4〕熟杵之服，日再服：《肘后》作"熟合捣之，再朝服令尽"，《千金要方》作"饭熟捣之，再服令尽"，《外台》作"捣丸服之，立差"。

〔5〕煮芦根汁，饮之，良：《千金要方》作"芦根汁饮以浴，即解"。芦根，为禾木科植物芦苇的根茎。有清热养阴的作用。《医宗金鉴》："芦根，味甘性寒，解诸肉毒。"

【译文】

救治食马肉中毒而病危的方法：

香豉二两　　杏仁三两

以上两味药，隔水蒸，约烧一顿饭的时间，熟后研碎服用，一日服两次。

又方：

芦根，用水煮成药汁，饮服，效果好。

[37]疫死牛，或目赤，或黄，食之大忌。〔1〕

【注释】

〔1〕本条论述因疫病而死的牛，不可食用。

【译文】

凡因患疫病而死的牛，有的出现目赤，有的出现目黄，切忌食用。

[38]牛肉共猪肉食之，必作寸白虫。〔1〕

【注释】

〔1〕本条论述食未煮熟的牛肉或猪肉，会感染寸白虫。此即现代所称的牛肉绦虫及猪肉绦虫。

【译文】

（半生不熟的）牛肉，与猪肉共食，会得寸白虫（绦虫病）。

[39]青牛〔1〕肠不可合犬〔2〕肉食之。〔3〕

【注释】

〔1〕青牛：水牛因皮色青苍，故名青牛。《外台》无"青"字。《金匮要略直解》："青牛，水牛也。其肠性温，犬肉性热，温热之物，不可合食。"

〔2〕犬：《外台》犬下有"血"字。

〔3〕本条论述青牛肠的配食禁忌。

【译文】

水牛肠不可与狗肉一起食用。

[40] 牛肺从三月至五月，其中有虫如马尾，割去勿食〔1〕，食则损人。〔2〕

【注释】

〔1〕牛肺……割去勿食：三、五月间，气温转暖，虫卵孵化发育。若牛吞食虫卵后，在肠内发育，上窜入肺，故牛肺有虫，当割去不食。

〔2〕本条论述春夏季不宜食用牛肺。

【译文】

牛肺从三月至五月间，其中多有虫，像马尾那样，当割去不食，食则（得寄生虫病）伤害人体。

[41] 牛、羊、猪肉皆不得以楮木〔1〕、桑木〔2〕蒸炙食之，令人腹内生虫。〔3〕

【注释】

〔1〕楮（chǔ）木：即构树，亦名榖树。

〔2〕桑木：为桑科植物桑树。

〔3〕令人腹内生虫：肉蒸炙不熟，食后致腹内生虫，与木材无关。本条论述牛、羊、猪肉蒸炙不熟，食后会导致腹内生虫。

【译文】

　　牛、羊、猪肉都不能用楮木、桑木烧煮，吃了会使人腹内生虫。

　　[42]啖蛇牛肉[1]杀人，何以知之？啖蛇者，毛发向后顺[2]者，是也。[3]

【注释】

　　[1]啖蛇牛肉：吃被蛇毒死的牛肉。

　　[2]毛发向后顺：指被蛇毒死的牛，皮毛发紧。

　　[3]本条论述被蛇毒死的牛，不可食用，吃了会中毒。

【译文】

　　吃蛇毒死的牛肉，食后会中毒。怎样知道呢？吃毒蛇的牛，其毛发向后，皮毛发紧。

　　[43]治啖蛇牛肉，食之欲死方[1]：

　　饮人乳汁一升，立愈。

　　又方：

　　以泔洗头，饮一升[2]，愈。

　　牛肚[3]细切，以水一斗，煮取一升。暖饮之，大汗出者，愈。

【注释】

　　[1]本条论述误食被蛇毒死的牛肉的解毒法。

　　[2]以泔洗头，饮一升：用淘米水洗头去垢，并饮此洗头水以引吐。米泔汁，甘凉，也能解毒。《金匮要略直解》："取头垢，能吐其毒也。"

　　[3]牛肚：即牛胃，煮汁暖饮，使汗出排毒。

【译文】

救治吃毒蛇而死的牛肉，食后中毒病危的方法：

饮服人乳一升，即刻可治愈。

又方：

用泔汁洗头，饮服洗头水一升，可治愈。

取牛胃切细，用一斗水同煮，煮到一升。乘热时饮服，使大汗出，可治愈。

[44]治食牛肉中毒方[1]：

甘草煮汁，饮之即解[2]。

【注释】

〔1〕本条论述食牛肉中毒的解救法。

〔2〕甘草煮汁，饮之即解：《肘后》作"煮甘草饮汁一二升"。《千金要方》作"水煮甘草汁饮水"。甘草，能解百毒（其中甘草甜素及其钙盐有解毒作用），对药物中毒、食物中毒（如蛇毒、河豚毒等）、体内代谢产物中毒及细菌毒素中毒等，均有一定的解毒作用。

【译文】

救治吃牛肉中毒的方法。

甘草煮成药汁，饮服后即可解除。

[45]羊肉[1]其有宿热者[2]，不可食之。[3]

【注释】

〔1〕羊肉：为牛科动物山羊或绵羊的肉。性温，有温中暖胃、益气补虚的功效，为冬令补品，可治血虚而寒的腹痛，但怀孕妇女及患热病的人不可食。《食疗本草》："羊肉，妊娠人勿多食。患天行及疟人食，令发热困重致死。"

〔2〕宿热者：指原患有热病的人。

〔3〕本条论述羊肉的饮食禁忌。

【译文】

羊肉，原本患有热病的人，不可食用。

[46]羊肉不可共生鱼[1]、酪[2]食之，害人。[3]

【注释】

〔1〕生鱼：即生鱼鲊（zhǎ）。经过加工（腌、糟等）的鱼类食品。《金匮要略直解》："生鱼，鲊之属。"

〔2〕酪：为牛、马、羊等的乳汁炼制而成的食品。酪，《千金要方》下有"和"字。

〔3〕本条论述羊肉的配食禁忌。

【译文】

羊肉不可与生鱼鲊、乳酪一起吃，食后会伤害身体。

[47]羊蹄[1]甲中有珠子白[2]者，名羊悬筋，食之，令人癫[3]。

【注释】

〔1〕羊蹄：《千金要方》上有"凡一切"三字。

〔2〕甲中有珠子白：指爪甲中有白色斑点。

〔3〕食之，令人癫：此不可解。癫，即癫疾，是一种发作性神志失常的病证。本条论述羊蹄异常者不可食。

【译文】

羊足蹄爪甲上有白色斑点的，叫羊悬筋，食后会使人发癫疾。

[48]白羊黑头，食其脑，作肠痈。[1]

【注释】

〔1〕本条论述白羊黑头的羊脑不可食。

【译文】

白色的羊而黑色的头，食其脑，会使人患肠痈。

［49〕羊肝共生椒〔1〕食之，破人五脏。〔2〕

【注释】

〔1〕生椒：又名花椒。为芸香科植物花椒、青椒的果皮。有温中除湿的功效。

〔2〕本条论述羊肝的配食禁忌。

【译文】

羊肝与生椒一起食用，会损伤人体内脏。

［50〕猪肉共羊肝和食之，令人心闷。〔1〕

【注释】

〔1〕本条论述猪肉的配食禁忌。

【译文】

猪肉与羊肝一起吃（难消化），使人胃脘部胀闷。

［51〕猪肉以生胡荽〔1〕同食，烂人脐。〔2〕

【注释】

〔1〕胡荽：又名芫荽，俗称香菜。为伞形科植物芫荽的带根全草。嫩苗作菜，也作汤料，有发表、透疹、消谷的作用。

〔2〕本条再论猪肉的配食禁忌。

【译文】

猪肉与生胡荽一起吃，会烂人的脐腹（此不可解）。

[52]猪脂[1]不可合梅子[2]食之。[3]

【注释】

〔1〕猪脂：即猪油。

〔2〕梅子：即青梅。为蔷薇科植物梅的未成熟果实。味酸，有生津止渴作用。

〔3〕本条论述猪脂的配食禁忌。

【译文】

猪油不可与梅子一起食用（难消化）。

[53]猪肉和葵[1]食之，少气。[2]

【注释】

〔1〕葵：即冬葵的嫩叶。古人常食的蔬菜之一，有"百菜之王"之称。

〔2〕本条论述猪肉的配食禁忌。

【译文】

猪肉和葵菜一起吃，使人少气。

[54]鹿人[1]不可和蒲白[2]作羹，食之发恶疮。[3]

【注释】

〔1〕鹿人：俞本作"鹿肉"，当是。《千金要方》作"白鹿肉"。为鹿科动物梅花鹿和马鹿的肉。鹿肉能补中益气。

〔2〕蒲白：即蒲菜。为香蒲科植物香蒲的嫩芽。《金匮要略直解》："蒲白，想是蒲笋之类。"

〔3〕本条论述鹿肉的配食禁忌。

【译文】

　　鹿肉不可与蒲白一起作羹，食后易发疮痈。

　　〔55〕麋脂[1]及梅、李子[2]，若妊妇食之，令子青盲[3]，男子伤精。[4]

【注释】

　　〔1〕麋（mí）脂：即麋鹿的脂肪。麋鹿，为鹿科动物麋鹿。角似鹿非鹿，头似马非马，身似驴非驴，蹄似牛非牛，故又称"四不像"。《本草纲目》："麋似鹿而色青黑，大如小牛。"

　　〔2〕李子：为蔷薇科植物李树的果实。有清热生津的功效。

　　〔3〕青盲：中医眼科病名，视力逐渐减退，渐至失明，但眼睛外观如常。由于肝肾阴虚所致。《金匮要略今释》："青盲者，眼目形色不变，但视物不见也。"

　　〔4〕本条论述麋脂的配食禁忌。

【译文】

　　麋鹿的脂肪与梅子、李子，如果孕妇食后，产下的孩子会视力减退，若男人吃了则会损伤精液。

　　〔56〕獐[1]肉不可合虾[2]及生菜[3]、梅、李果食之，皆病人。[4]

【注释】

　　〔1〕獐：形似鹿而小，无角，因犬齿发达，又称"牙獐"。其肉可食，味美，为珍贵的野味之一。《食疗本草》："其肉，八月止十一月食之，胜羊肉。自十二月止七月食，动气也。"

　　〔2〕虾：虾肉有补肾壮阳、通乳托毒的功效。

　　〔3〕生菜：又名白苣，为菊科植物生菜的茎叶。剥除其叶即可生吃，

故名。有清热、解毒、止渴的功效。

〔4〕本条论述獐肉的配食禁忌。

【译文】

獐肉不可与虾、生菜、梅子、李子一起吃，食后容易引起疾病。

[57]瘤疾人不可食熊肉^{〔1〕}，令终身不愈。^{〔2〕}

【注释】

〔1〕熊肉：为熊科动物黑熊或棕熊的肉。熊肉甘而滋腻，虽可补虚但有恋邪之弊，有慢性病的人不可食用。《食疗本草》："若腹中有积聚寒热者，食熊肉永不除差。"

〔2〕本条论述熊肉的食忌。

【译文】

日久不愈的慢性病人，不可吃熊肉，食后疾病终身不能治愈。

[58]白犬自死，不出舌者^{〔1〕}，食之害人。^{〔2〕}

【注释】

〔1〕白犬自死，不出舌者：《医宗金鉴》："凡犬死，必吐舌，惟中毒而死，其舌不吐，毒在肉也，故食之害人。"

〔2〕本条论述中毒而死的狗肉不可食用。

【译文】

白狗（中毒）自死，不吐舌的，吃其肉会伤害人体。

[59]食狗、鼠余^{〔1〕}，令人发瘘疮^{〔2〕}。

【注释】

〔1〕狗、鼠余：指被狗或鼠吃过余下的食品。此为不洁之物，不能

吃。《金匮要略直解》:"余,狗、鼠之剩食也,其涎毒在食中,人食之,则毒散于筋络,令发瘘疮。"

〔2〕瘘疮:中医病名,结核生于腋下或颈旁的病证。古称马刀侠瘿,后世称"瘰病"。即今之淋巴结炎、淋巴结核等外科病。本条论述禁食狗、鼠吃过的剩食。

【译文】

吃狗、鼠吃剩的食物,会使人发瘘疮。

[60]治食犬[1]肉不消,心下[2]坚,或腹胀,口干大渴,心急发热,妄语如狂[3],或洞下方[4]:

杏仁[5]一升,合皮,熟[6]研用。

以[7]沸汤三升,和取[8]汁。分三服,利下肉片,大[9]验。

【注释】

〔1〕犬:《千金要方》作"狗"。

〔2〕下:《千金要方》作"中"。

〔3〕妄语如狂:即胡言乱语,犹如狂症。《千金要方》作"狂言妄语"。

〔4〕本条论述食犬肉不消的证治。

〔5〕杏仁:《金匮要略直解》:"犬肉畏杏仁,故能治犬肉不消。近人以之治狂犬咬,皆此意。"

〔6〕熟:《千金要方》无此字。

〔7〕以:赵本前有"右一味"三字,俞本有"右"字。

〔8〕取:《千金要方》前有"绞"字。

〔9〕利下肉片,大:《千金要方》作"狗肉皆完片出,即静,良"。

【译文】

吃狗肉不消化,脘腹部胀满、坚硬,口中干燥,而大渴引饮,腹中拘急热痛,甚则胡言乱语,犹如患狂症那样,有的泄泻不止。其治疗方法为:

杏仁一升，连皮煮熟，研碎。

用煮沸的开水三升，混合，取汁。分三次服，服药后能泻下肉片，则效果更好。

[61] 妇人妊娠，不可食兔肉[1]、山羊肉及鳖[2]、鸡[3]、鸭[4]，令子无声音。[5]

【注释】

〔1〕兔肉：为兔科动物东北兔、华南兔、蒙古兔及高原兔、家兔等的肉。有补中益气的功效。

〔2〕鳖：又称甲鱼、团鱼。

〔3〕鸡：为雉科动物家鸡的肉。

〔4〕鸭：为鸭科动物家鸭的肉。

〔5〕本条论述孕妇的饮食禁忌。

【译文】

妇女怀孕期间，不要吃兔肉、山羊肉以及甲鱼、鸡、鸭，食后会使产下的孩子发不出声音（此为臆想之说）。

[62] 兔肉不可合白鸡肉食之，令人面发黄。

[63] 兔肉着干姜食之，成霍乱。[1]

【注释】

〔1〕此二条论述兔肉的配食禁忌。

【译文】

兔肉不可与白鸡肉共食（食后难于消化），会使人面部发黄。兔肉中放干姜（若未煮熟），食后会患霍乱（吐泻无度）。

[64] 凡鸟[1]自死，口不闭、翅不合者[2]，不可食之。[3]

【注释】

〔1〕鸟：指飞禽的统称。为脊椎动物亚门鸟类。《金匮要略直解》："鸟自死，必敛翅闭口。若张翅开口，其死也异，其肉也必毒，不可食之。"《肘后》作"鸟兽"。

〔2〕口不闭、翅不合者：《肘后》作"口不开者"。

〔3〕本条论述不可食用的飞禽鉴别法。

【译文】

凡鸟类等飞禽自死，若口不闭拢、翅膀不收敛的，不可食用。

[65]诸禽肉，肝青者，食之杀人。〔1〕

【注释】

〔1〕本条论述肝色青黑的飞禽肉不可食。《金匮要略直解》："青者必毒物所伤，故食之能杀人。"

【译文】

各种飞禽的肉，若肝色青黑者不可食，食后会伤害身体。

[66]鸡有六翮〔1〕、四距者〔2〕，不可食之。〔3〕

【注释】

〔1〕翮（hé）：羽翼。在此泛指翅膀。

〔2〕四距者：此泛指鸡爪。距，雄鸡脚爪后突出的部分。《医宗金鉴》："距，鸡脚爪也，形有怪异者，有毒，故不可食。"《外台》无此三字。

〔3〕本条论述畸形的鸡，不可食。

【译文】

凡鸡有六个翅膀、四只脚爪等畸形的，不可食用。

[67]乌鸡白首者，不可食之。〔1〕

【注释】

〔1〕本条论述异色的鸡，不可食。

【译文】

凡乌鸡而白头的，不可食用。

［68］鸡不可共〔1〕葫蒜〔2〕食之，滞气。〔3〕一云鸡子。

【注释】

〔1〕共：俞本作"合"。

〔2〕葫蒜：即大蒜，为百合科植物大蒜的鳞茎。有杀虫解毒消痈的作用。《千金要方》："鸡子白共蒜食之，令人短气。"

〔3〕本条论述鸡及鸡蛋的配食禁忌。

【译文】

鸡不可与葫蒜一起吃，食后会胀气一说是鸡蛋。

［69］山鸡〔1〕不可合鸟兽肉食之。〔2〕

【注释】

〔1〕山鸡：即鹖雉（dí zhì），又称长尾野鸡。为家鸡的远祖，形似家鸡而较小。《金匮要略直解》："山鸡，鹖鸡也……性食虫蚁而有毒。"

〔2〕本条论述山鸡的配食禁忌。

【译文】

山鸡不可与其他鸟兽肉一起吃。

［70］雉肉〔1〕久食之，令人瘦。〔2〕

【注释】

〔1〕雉肉：即野鸡的肉。为雉科动物雉的肉。《食疗本草》："野鸡久食令人瘦。"

〔2〕本条论述雉肉不可久食。

【译文】

雉鸡长期食用会使人消瘦。

[71]鸭卵〔1〕不可合〔2〕鳖肉食之〔3〕。

【注释】

〔1〕鸭卵：即鸭蛋，为鸭科动物家鸭的蛋。《金匮要略直解》："鸭卵性寒，发冷气，鳖肉性冷，亦发冷气，不可合食。"《千金要方》作"鸡子"。

〔2〕不可合：《千金要方》作"共"。

〔3〕食之：《千金要方》上有"蒸"字，下有"害人"二字。本条论述鸭蛋的配食禁忌。

【译文】

鸭蛋不可与鳖肉一起吃。

[72]妇人妊娠，食雀肉〔1〕，令子淫乱无耻。〔2〕

【注释】

〔1〕雀肉：为文鸟科动物麻雀的肉。雀肉有壮阳益精的功能。每年春夏间有一雄配数雌的习性，故臆想食雀肉亦令子淫乱，此说不可信。

〔2〕本条论述孕妇禁食雀肉。

【译文】

妇女怀孕期间吃雀肉，生出来的孩子以后会淫乱。

[73]雀肉不可合李子食之。〔1〕

【注释】

〔1〕本条论述雀肉的配食禁忌。

【译文】

（温热的）雀肉不可与（酸涩的）李子一起吃。

[74]燕肉^{〔1〕}勿食，入水为蛟龙^{〔2〕}所啖。^{〔3〕}

【注释】

〔1〕燕肉：为雨燕科动物金丝燕的肉。

〔2〕蛟（jiāo）龙：古代传说中的动物。能发洪水，外形如蛇而有四足，有鳞。

〔3〕本条论述燕肉不可食。

【译文】

燕肉不可食用，若吃了入水将会被蛟龙所吃。

[75]鸟^{〔1〕}兽有中毒箭死者，其肉有毒，解之方^{〔2〕}：

大豆煮汁及盐汁^{〔3〕}服之，解。

【注释】

〔1〕鸟：《外台》作"禽"。

〔2〕本条论述食中毒箭而死的鸟兽的解毒方。

〔3〕盐汁：吴本、《外台》作"蓝汁"。蓝汁，即蓝实、蓼实、蓼蓝的果汁。蓼实为蓼科植物水蓼的果实。《神农本草经》："主解诸毒。"《金匮玉函要略辑义》引《肘后》："肉有箭毒，以蓝汁大豆，解射罔毒。又《外台》张文仲：'禽兽有中毒箭死者，其肉有毒，可以蓝汁大豆，解射罔也。'依此则'盐'是'蓝'之讹，字形相似也。"

【译文】

鸟兽有中毒箭而死者，其肉也有毒，误食后解救方法为：

大豆煮汁及蓝汁，服后可解除。

[76]鱼头正白，如连珠至脊上[1]，食之杀人。

[77]鱼头中无腮者，不可食之，杀人。

[78]鱼无肠胆者，不可食之。三年阴不起[2]，女子绝生。[3]

【注释】

〔1〕鱼头正白……至脊上：《肘后》作"鱼头有正白连诸脊上"。

〔2〕阴不起：《千金要方》作"丈夫阴痿不起"。

〔3〕女子绝生：《千金要方》作"妇人绝孕"。以上三条论述毒鱼的鉴别法。《高注金匮要略》："以上三条当通指河豚而言……无鳞、无腮，亦且无胆……不特脂血及子，俱能杀人。"

【译文】

鱼头上有白色斑点，像珠子般一连串到脊背上的，食后能毒死人。

鱼头中没有腮的，不可食用，食后也会毒死人。

鱼肚中没有肠、胆的，绝不能食，食后会使男子三年阴茎不能勃起，妇女不能生育。

[79]鱼头似有角者，不可食之[1]。

【注释】

〔1〕此句《千金要方》作"鱼有角，食之，发心惊"。本条论述形状怪异的鱼，不可食。

【译文】

鱼头上好像有角的鱼，不可食用。

［80］**鱼目合者，不可食之。**〔1〕

【注释】

〔1〕本条论述鱼目闭合的鱼，不可食用。

【译文】

鱼目闭合的鱼，不可食用。

［81］**六甲**〔1〕**日，勿食鳞甲之物**〔2〕**。**

【注释】

〔1〕六甲：即甲子、甲寅、甲辰、甲午、甲申、甲戌。《外台》作"甲子"。《金匮要略直解》："六甲日，有六甲之神以直日，食鳞甲则犯其忌也。"

〔2〕鳞甲之物：《千金要方》作"龟鳖之肉，害人心神"；《外台》作"龟鳖鳞物水族之类"。本条论述食鳞甲之物，当避忌日。此为迷信之说，不可拘泥。

【译文】

每逢六甲日，不要吃有鱼鳞、龟甲的食物。

［82］**鱼不可合鸡肉食之**〔1〕**。**
［83］**鱼不得合鸬鹚肉食之**〔2〕**。**

【注释】

〔1〕此句《肘后》作"鱼不合乌鸡肉食"。

〔2〕［83］句《外台》作"鱼不可合鸬鹚肉食"。鸬鹚（lú cí）：鸬鹚

科动物鸬鹚。是一种善于潜水捕食鱼类的鸟。此两条论述鱼的配食禁忌。

【译文】

鱼不可与鸡肉一起吃。鱼也不能与鸬鹚肉一起吃。

[84]鲤鱼鲊[1]，不可合小豆藿[2]食之；其子不可合猪肝食之，害人。

[85]鲤鱼不可合犬[3]肉食之。[4]

【注释】

〔1〕鲤鱼鲊：《食疗本草》："鲤鱼鲊，不得和豆藿叶食之，成瘦。其鱼子不得合猪肝食之。"鲤鱼，为鲤科动物鲤鱼的肉。

〔2〕小豆藿：即赤小豆，为豆科植物赤小豆或赤豆的叶。有固肾缩尿的功效。《高注金匮要略》："小豆即赤豆，摘其嫩叶为菜，曰藿。"

〔3〕犬：《外台》前有"白"字。

〔4〕此两条论述鲤鱼的配食禁忌。

【译文】

鲤鱼鲊不要与赤豆叶一起吃。鲤鱼的卵不要与猪肝一起吃，吃了会伤害身体。

鲤鱼不要与狗肉一起吃。

[86]鲫鱼[1]不可合猴[2]、雉肉食之[3]，一云不可合猪肝食。[4]

【注释】

〔1〕鲫鱼：又称鲋鱼，为鲤科动物鲫鱼。肉味鲜美，能健脾利湿。

〔2〕猴：为脊椎门纲灵长目科动物。《金匮要略直解》："鲫鱼同猴、雉肉、猪肝食，生痈疽。"

〔3〕猴、雉肉食之：《外台》作"猪肝及猴肉食。"

〔4〕本条论述鲫鱼的配食禁忌。

【译文】

鲫鱼不要与猴、野鸡肉一起吃，另一种说法是不要与猪肝一起吃。

[87]鳀鱼^{〔1〕}合鹿肉生食，令人筋甲缩。^{〔2〕}

【注释】

〔1〕鳀（tí）鱼：即鲇（nián）鱼，又称鮧（tí）鱼。为鲇科动物鲇鱼的全体或肉，为无鳞的鱼。《广雅·释鱼》："鳀，鲇也。"其幼鱼干制品称海蜒。
〔2〕本条论述鳀鱼的配食禁忌。

【译文】

鳀鱼与鹿肉一起生吃，会使人手指筋脉拘急挛缩。

[88]青鱼^{〔1〕}鲊，不可合生^{〔2〕}葫荽及生葵并麦中^{〔3〕}食之。^{〔4〕}

【注释】

〔1〕青鱼：即鲤科动物青鱼，似鲤而色青，南方多作鲊。《金匮要略直解》："青鱼酢，不益人。葫荽、生葵能动风，发瘤疾，必与青鱼鲊不相宜。鲊味咸，麦酱亦咸，合食必作消渴。"
〔2〕生：《外台》无此字。
〔3〕中：《外台》引《肘后》作"酱"。
〔4〕本条论述青鱼鲊的配食禁忌。

【译文】

青鱼鲊，不可与葫荽、生葵及麦酱一起吃。

[89]鳅^{〔1〕}、鳝^{〔2〕}不可合白犬血食之。^{〔3〕}

【注释】

〔1〕鳅（qiū）：为鳅科动物泥鳅的全体。

〔2〕鳝（shàn）：又称鲜鱼、黄鳝。为鳝科动物黄鳝的全体。

〔3〕本条论述鳅、鳝的配食禁忌。

【译文】

泥鳅、黄鳝不可与白狗血一起吃。

［90］龟[1]肉不可合酒果子[2]食之。[3]

【注释】

〔1〕龟：为龟科动物乌龟。龟肉有滋阴补血的作用。

〔2〕酒果子：《外台》作："瓜及饮酒。"瓜，为葫芦科植物一类的蔬果。

〔3〕本条论述龟肉的配食禁忌。

【译文】

龟肉不可与瓜果及酒一起吃。

［91］鳖目凹陷[1]者，及厌下[2]有[3]王字形者，不可食之。

［92］其[4]肉不得[5]合鸡、鸭子食之。[6]

【注释】

〔1〕陷：《肘后》、《外台》无此字。

〔2〕厌下：赵本作"压下"。厌，通"压"。《集韵》："压或作厌。"《千金要方》"厌"作"腹"，《金匮要略校注》："厌下，即鳖腹下之甲也。"

〔3〕有：《外台》作"如"。

〔4〕其：赵本"其"前有"又"字。

〔5〕得：《肘后》作"可"。

〔6〕此两条论述不可食用的鳖及鳖肉的配食禁忌。

【译文】

鳖的两目凹陷的，以及腹甲上的纹呈王字形状的，其肉不可食用。又，鳖肉不可与鸡蛋、鸭蛋一起吃。

[93]龟[1]、鳖肉不可合苋菜[2]食之[3]。

【注释】

〔1〕龟：《外台》无此字。

〔2〕苋菜：为苋科植物苋的茎叶。其柔茎细叶为常食蔬菜，又称"米苋"，富含维生素C，具有清热补气的作用。《食疗本草》："不可与鳖肉同食，生鳖症（指腹中结块，像鳖的形状）。"《金匮要略今释》："吾乡俗传苋菜不可合猪肉食，云成肉鳖，当是此条之传讹。"《肘后》作"赤苋菜"。

〔3〕食之：《外台》下有"也不可合鳖共煮之"八字。本条论述龟、鳖肉的配食禁忌。

【译文】

龟、鳖肉不要与苋菜一起吃。

[94]虾无须及腹下通黑，煮之反白者[1]，不可食之[2]。

【注释】

〔1〕及腹下通黑，煮之反白者：《高注金匮要略》："腹中通黑，谓身内有一条黑线，通长到尾，是阴秽之可验者。"《千金要方》无"及"字，"黑"作"乌色者"，下无"煮之反白者"。《食疗本草》："无须及煮色白者，不可食。"

〔2〕不可食之：《千金要方》下有"害人大忌勿轻"六字。本条论述形色奇异的虾不能食。

【译文】

虾没须以及腹下有直通的黑线，煮熟后反变为白色的，不可食用。

［95］食脍[1]饮乳酪，令人腹中生虫为瘕。[2]

【注释】

〔1〕脍（kuài）：指生食细切的鱼片。《随息居饮食谱》："脍以诸鱼之鲜活者，刽切而成。"生鱼中常含有虫卵，食生鱼可导致腹中生虫瘕。今称之"华支睾吸虫病"即是食生鱼所致。

〔2〕本条论述食生鱼脍，可导致腹中生虫瘕。

【译文】

吃生鱼片，饮乳酪，会使人腹中生虫。

［96］脍食之，在心胸间不化，吐复不出，速下除之，久成症病，治之方[1]：

橘皮一两　　　大黄二两　　　朴硝[2]二两

右三味，以水一大升，煮至小升。顿服即消。

【注释】

〔1〕本条论述食生鱼引起积滞的治法。

〔2〕朴硝：为矿物芒硝经加工而得的粗制品。有泻热通便的作用。

【译文】

吃了生鱼片后，积在脘腹中不消化，又吐不出来，须赶快用攻下法去除，以免日久成为症病。治疗的方法是：

橘皮一两　大黄二两　朴硝二两

以上三味药，用一大升水同煮，煮到一小升。一次饮服，即可消除。

［97］食脍多不消，结为症病，治之方[1]：

马鞭草[2]

右一味，捣汁饮之，或以姜叶[3]汁饮之一升，亦消。

又可服吐药吐之。

【注释】

〔1〕本条论述食脍过多导致症病的治法。

〔2〕马鞭草：为马鞭草科植物马鞭草的全草。有活血消症、解毒杀虫的作用。《高注金匮要略》："马鞭草，味苦辛而性凉，能破症散瘕，故捣汁饮之，可消脍积。"

〔3〕姜叶：为姜科植物姜的茎叶。有解鱼毒的功能。

【译文】

吃生鱼片过多不消化，导致腹中症积，治疗的方法：

马鞭草

以上一味药，捣碎取汁饮服，或者用生姜叶捣汁一升饮服，亦可消除。还可服催吐药引吐。

［98〕食鱼后食毒，两种烦乱〔1〕，治之方〔2〕：

橘皮

浓〔3〕煎汁服之，即解。

【注释】

〔1〕食鱼后食毒，两种烦乱：《千金要方》作："治食鱼中毒，面肿烦乱……方。""两种"作"面肿"，当是。

〔2〕本条论述食鱼中毒的治方。《饮膳正要》："食鱼中毒，陈皮汁、芦根及大黄、大豆、朴硝汁皆可。"近代研究用橘皮60克，浓煎、顿服，可治鱼蟹中毒。

〔3〕浓：俞本前有"右"字。

【译文】

食鱼后中毒（或过敏），出现面肿、烦闷、心乱之症，治疗方法为：

橘皮

（用水）煮浓汁饮服，即可解除。

[99]食鳈鮧鱼[1]中毒方：[2]

芦根[3]

煮汁服之，即解。

【注释】

〔1〕鳈鮧（hóu yí）鱼：即河豚，为鲀科动物弓斑东方鲀、暗纹东方鲀及虫纹东方鲀以及同属多种鱼类。含河豚毒素，以肝脏、卵巢、血液含量最高。《诸病源候论·食鳈鮧鱼中毒候》："此鱼肝及腹内子，有大毒，不可食，食之往往致死。"

〔2〕本条论述食用河豚中毒的治方。

〔3〕芦根：可作为鱼、蟹、河豚中毒的解毒剂。《食疗本草》："若中此毒及鲈鱼毒者，便锉芦根煮汁饮，解之。"

【译文】

吃河豚中毒解救方：

芦根

煮汁饮服，即能解除。

[100]蟹[1]目相向[2]，足班[3]目赤者，不可食之。[4]

【注释】

〔1〕蟹：为方蟹科动物中华绒螯蟹。

〔2〕目相向：指两只眼睛相互对着。

〔3〕足班：《千金要方》作"足斑"，指足上有斑纹。《食疗本草》："足斑，目赤，不可食，杀人。"

〔4〕本条论述不可食用的螃蟹的识别法。

【译文】

螃蟹两目相互对着、足上有斑纹、眼睛发红的，都不可食用。

［101］食蟹中毒治之方[1]：

紫苏[2]

煮[3]汁饮之三升。紫苏子[4]捣汁饮之，亦良。

又方：

冬瓜[5]汁饮二升，食冬瓜亦可。

【注释】

　〔1〕食蟹中毒治之方：《外台》作"疗食蟹及诸肴膳中毒方"。本条论述食蟹中毒的治方。

　〔2〕紫苏：为唇形科植物紫苏的叶，能解鱼蟹毒。《饮膳正要》："食蟹中毒，饮紫苏汁或冬瓜汁、生藕汁解之。干蒜汁、芦根汁亦可。"《外台》作"浓煮香苏饮汁一升解"。

　〔3〕煮：俞本前有"右"字。

　〔4〕紫苏子：为紫苏的果实，与叶同功。

　〔5〕冬瓜：为葫芦科植物冬瓜的果实。能清热、利水、解毒。

【译文】

　吃螃蟹中毒的救治方法：

　紫苏

　用水煮汁，饮服三升。紫苏子捣汁饮服，亦有效。

　又方：

　冬瓜捣汁饮服二升。吃冬瓜亦可以。

［102］凡蟹未遇霜，多毒[1]，其熟者[2]，乃可食之。[3]

【注释】

　〔1〕蟹未遇霜，多毒：螃蟹在霜降节前，多有毒，因其食水茛菪之故；霜降后食稻，则少毒。《饮膳正要》："蟹八月后可食，余月勿食。"遇，《肘后》作"经"；《外台》作"被"。

　〔2〕其熟者：《外台》作"熟煮"。《高注金匮要略》："盖云霜前总不可

食，即遇霜后，亦不可生食之谓。"

〔3〕本条论述食蟹需在霜降后，且要煮熟后才可吃。

【译文】

凡是吃螃蟹，霜降前多有毒，并且要煮熟才可食。

[103]蜘蛛〔1〕落食中，有毒，勿食之。〔2〕

【注释】

〔1〕蜘蛛：《金匮要略直解》："蜘蛛有毒，落食中或有尿有秽粘食上，故不可食。"

〔2〕本条论述蜘蛛爬过的食物，不可食用。

【译文】

蜘蛛落在食物上，有毒，不可食用。

[104]凡蜂、蝇、虫、蚁等多〔1〕集食上，食之致瘘〔2〕。

【注释】

〔1〕凡蜂、蝇、虫、蚁等多：《外台》作"凡蝇蜂及蝼蚁"。蜂，蜜蜂；蝇，苍蝇；虫，蟑螂；蚁，蚂蚁。《金匮要略今释》："蜂、蝇、虫、蚁集食上，常为病原菌传染之媒介，致病非一，然非瘘之谓也。"

〔2〕食之致瘘：《外台》作"而食之，致瘘病也"。瘘，指瘘疮，类似今之淋巴结炎。本条论述昆虫爬过的食物不可食用。

【译文】

凡是蜜蜂、苍蝇、蟑螂、蚂蚁等昆虫爬过或叮过的食物，食后会引起瘘疮。

果实菜谷禁忌并治第二十五

【按语】

　　本篇论述果实菜谷等植物类食品的饮食禁忌以及食物中毒的防治方法。《金匮玉函要略述义》：“此篇合八十法，方十八首。今不言者，盖脱文也。”

　　[01]果子生食^[1]生疮。^[2]

【注释】

　　〔1〕果子生食：《高注金匮要略》：“果子生食，指未经成熟而言。”
　　〔2〕本条论述未成熟的果子不宜吃。

【译文】

　　尚未成熟的果子，食后容易生疮疡。

　　[02]果子落地经宿，虫蚁食之者，人大忌食之。^[1]

【注释】

　　〔1〕本条论述被虫蚁咬过的果实不能吃。

【译文】

　　果子掉落在地上，经过一夜，被虫蚁咬过（此为不洁之物），千万不要再吃它。

[03]生米停留多日，有损处^[1]，食之伤人。^[2]

【注释】

　　〔1〕生米……有损处：《高注金匮要略》："生米当是新剥取而未经干透之米也。损处，谓湿热霉变之类。"有损处，《金匮要略直解》："谓为虫鼠所食，皆有毒，故伤人。"

　　〔2〕本条论述米有损处或被虫鼠等吃过的，不可食用。

【译文】

　　新米存放多日，因变质而有损坏的部分，食后则伤害人体。

[04]桃子^[1]多食令人热，仍不得^[2]入水浴，令人病淋沥^[3]寒热病。^[4]

【注释】

　　〔1〕桃子：为蔷薇科植物桃或山桃的成熟果实。有活血消积、生津润肠的功效。

　　〔2〕仍不得：《千金要方》作"饱食桃"。仍，即乃。

　　〔3〕淋沥：此指寒热持续不退。《金匮玉函要略辑义》："淋沥，寒热连绵不已之谓。"《千金要方》作"成淋"。

　　〔4〕本条论述桃子不宜多食。

【译文】

　　桃子多吃会使人发热，吃后不能洗冷水澡，否则会使人寒热持续不退。

［05］杏酪〔1〕不熟伤人。〔2〕

【注释】

〔1〕杏酪：即杏酥，以杏仁为原料加工制成的食品。能润五脏，去咳嗽。《金匮要略直解》：“古人杏酪以酒蜜酿成。亦有甘草、生姜汁熬成者。以杏仁有毒，半生半熟皆能害人也。”

〔2〕本条论述杏酪不熟不能吃。

【译文】

杏仁制成的食品，未熟透，吃了则会伤害人体。

［06］梅〔1〕多食，坏人齿。〔2〕

【注释】

〔1〕梅：即梅实，青梅。《食疗本草》：“乌梅多食损齿。”《金匮要略今释》：“盖其酸能损坏齿面珐琅质故也。”

〔2〕本条论述梅子不宜多吃。

【译文】

梅实多吃，会损坏人的牙齿。

［07］李〔1〕不可多食，令人胪胀〔2〕。

【注释】

〔1〕李：《千金要方》作“柰（nài）子”，即花红，又名沙果。

〔2〕胪胀：即腹胀。《广韵》：“腹前曰胪。”《千金要方》“胀”下有“久病人食之病尤甚”八字。本条论述李子不宜多食。

【译文】

李子不宜多吃，否则会使人脘腹胀满。

[08]林檎[1]不可多食，令人百脉弱。[2]

【注释】

〔1〕林檎：又名花红、沙果。为蔷薇科苹果属植物花红的果实。有生津止渴的作用。《食疗本草》："食之闭百脉。"《饮膳正要》："林檎，味甘酸温，不可多食，发热涩气，令人好睡。"

〔2〕本条论述林檎不宜多食。

【译文】

林檎不宜多吃，否则会使人全身无力。

[09]橘、柚[1]多食，令人口爽[2]不知五味。[3]

【注释】

〔1〕橘、柚：橘，为芸香科植物橘的成熟果实。有理气和胃、润肺生津的功效。柚，又名文旦，为芸香科植物柚的成熟果实。有消食化痰的作用。橘、柚均为常食水果，富含维生素C。

〔2〕口爽：指味觉差失，不能辨别其他的滋味。《金匮要略直解》："橘柚味酸……令口淡不知味。"《尔雅·释言》："爽，差也。"

〔3〕本条论述橘柚不宜多食。

【译文】

橘子，柚子吃多了，会使人口中味觉减退而不能辨别滋味。

[10]梨[1]不可多食，令人寒中。金疮、产妇亦不宜食[2]。

【注释】

〔1〕梨：为蔷薇科植物白梨、沙梨、秋子梨等的果实。有清热化痰、生津润燥的作用。《本草经疏》："梨能润肺消痰，降火除热……《本经》言，多食，令人寒中者，以其过于冷利也。乳妇、金疮不可食者，以血得寒则凝，而成瘀为病也。"《食疗本草》："金疮及产妇不可食，大忌。"

〔2〕亦不宜食:《千金要方》作"勿食,令人委困寒中"。本条论述梨子不宜多食,疮病及产妇忌食。

【译文】

梨不可多吃,否则会使中焦(脾胃)虚寒。患金疮的人、产妇都不宜吃。

[11]樱桃、杏[1]多食,伤筋骨。[2]

【注释】

〔1〕樱桃、杏:樱桃,为蔷薇科植物樱桃的果实。有补脾益肾的功效。杏,为蔷薇科植物杏或山杏等的种仁。有生津止渴、润肺化痰的功效。《医宗金鉴》:"樱桃、杏,味酸性寒,若过食则伤筋骨。《内经》云'酸则伤筋,寒主伤肾',故伤筋骨。"

【译文】

樱桃、杏子皆不宜多食,否则会损伤筋骨。

[12]安石榴[1]不可多食,损人肺。[2]

【注释】

〔1〕安石榴:即石榴,为石榴科植物石榴的果实。《医宗金鉴》:"安石榴,味酸涩则气滞。肺主气,宜利而不宜滞,滞则伤损矣,故不可过食矣。"
〔2〕本条论述安石榴不宜多食。

【译文】

安石榴不可多吃,否则会损伤人的肺气。

[13]胡桃[1]不可多食,令人动痰饮。[2]

【注释】

〔1〕胡桃：又名核桃，为胡桃科植物胡桃的种仁。有补肾益精的功效。

〔2〕令人动痰饮：《千金要方》作"动痰饮，令人恶心、吐水、吐食"。本条论述胡桃不可多食。

【译文】

胡桃不宜多吃，否则会使人引发痰饮。

[14]生枣〔1〕多食，令人热渴气胀。寒热羸瘦者，弥不可食，伤人。〔2〕

【注释】

〔1〕生枣：《高注金匮要略》："生枣，即新枣之生者。"《金匮要略今释》："生枣，即未经晒干者……晒干者为大枣。"《食疗本草》："生者，食之过多，令人腹胀。"

〔2〕本条论述生枣不宜多食。

【译文】

生的新枣多吃，使人感到烦热口渴而腹胀。寒热消瘦的人，更不可吃，否则会伤害身体。

[15]食诸果中毒治之方〔1〕：

猪骨烧过〔2〕

右一味，末之，水服方寸匕。亦治马肝、漏脯等毒。

【注释】

〔1〕本条论述果子中毒的解毒法。

〔2〕猪骨烧过：猪骨为猪科动物猪的骨骼。烧过，俞本无此二字，赵本作"烧灰"。《本草纲目》："豕骨，中马肝、漏脯、果菜诸毒，烧灰，水

服方寸匕，日三服。"

【译文】

吃各种果子中毒，救治的方法为：

猪骨烧过

以上一味药，研成细末，用水饮服方寸匕。亦可治吃马肝、漏湿肉脯等中毒。

[16]木耳[1]赤色及仰生者，勿食。菌仰卷及赤色者，不可食。[2]

【注释】

〔1〕木耳：又名黑木耳，为木耳科植物木耳的子实体。为常食的蔬中佳品。有活血、补血、止血的功效。但形色异常者，不能食。《医宗金鉴》："木耳诸菌，皆复卷而生。若仰卷而生，形色皆异，必有毒也，故不可食。"

〔2〕本条论述形色异常的菌类不可食用。

【译文】

木耳色红的及仰卷而生的，不可食用。凡菌类仰卷及色红者，皆不可食。

[17]食诸菌中毒，闷乱欲死，治之方[1]：

人粪汁饮一升；土浆[2]饮一二升；大豆浓煮汁饮之。服诸吐利药，并解。

【注释】

〔1〕本条论述食菌中毒的救治法。

〔2〕土浆：即地浆。《千金要方·解百药毒》："解诸菌毒，掘地作坑，以水沃中搅之，令浊，澄清饮之，名地浆。"参见《禽兽鱼虫禁忌并治第

二十四》篇﹝24﹞条注释〔2〕。

【译文】

　　吃菌类中毒，出现胃脘胀闷、心乱难受的症状，救治的方法为：

　　人粪汁，饮一升；地浆水，饮一二升；大豆浓煮汁，饮服。同时再服催吐、导泻的方药，以解毒。

　　﹝18﹞食枫柱菌﹝1﹞而哭﹝2﹞不止，治之以前方。﹝3﹞

【注释】

　　〔1〕枫柱菌：指枫树上生的菌类。《金匮要略直解》作"枫树菌"。

　　〔2〕哭：吴本、《金匮要略直解》作"笑"，是。

　　〔3〕本条论述食枫树菌中毒的救治方法。

【译文】

　　吃枫树上长的菌类而出现哭笑不止的（精神症状），可用前条的（地浆水、大豆汁等）方药救治。

　　﹝19﹞误食野芋﹝1﹞，烦毒欲死，治之方﹝2﹞。以前方。

　　其野芋根，山东人名魁芋。人种芋三年不收，亦成野芋，并杀人。

【注释】

　　〔1〕野芋：为天南星科植物野芋的块茎。味辛冷，有毒。《肘后》："误食野芋欲死，疗同菌法。"

　　〔2〕治之方：赵本作"治之"。本条论述食野芋中毒的救治方法。

【译文】

　　误食野芋，剧毒，危及生命，用上方救治之。用前方。

　　其野芋根，山东人叫魁芋。人种的芋三年不收，亦成为野芋，同样会毒死人。

[20] 蜀椒闭口[1] 者有毒，误食之，戟人咽喉[2]，气病欲绝[3]。或吐下白沫[4]，身体痹冷[5]。急治之方[6]：

肉桂煎汁饮之[7]，多[8] 饮冷水一二升。或食蒜[9]，或饮地浆，或浓煮豉汁饮之[10]，并解。

【注释】

〔1〕蜀椒闭口：蜀椒又称花椒。为芸香科植物花椒的果壳。辛，大热，有毒。闭口，指果壳的背腹面不开裂，其毒性更大，不能食。误食则辛辣戟人咽喉。

〔2〕戟（jǐ）人咽喉：中毒症状为口吐白沫，气闭欲绝，四肢厥冷。戟，刺激。

〔3〕气病欲绝：《肘后》作"气便欲绝"，《外台》作"使不得出气，便欲绝"。

〔4〕或吐下白沫：《肘后》作"又令人吐白沫"，《外台》作"又令人吐白沫，并吐下"。

〔5〕身体痹冷：《肘后》无此四字，《外台》作"身体冷痹"。

〔6〕本条论述蜀椒中毒的解毒方法。

〔7〕肉桂煎汁饮之：《肘后》作"多饮桂汁"，《外台》作"煮桂饮汁多益佳"。

〔8〕多：赵本无此字。《肘后》作"若"字，《外台》作"又"字。

〔9〕或食蒜：《肘后》作"及多食大蒜，即便愈"，《外台》作"又多食蒜"。蒜，即大蒜，参阅《禽兽鱼虫禁忌并治第二十四》[68]。

〔10〕或浓煮豉汁饮之：《外台》作"又土浆饮一升，又浓煮豉汁，冷饮一、二升"。豉汁，为用豆豉加椒、盐、生姜等加工制成的药汁，有解毒作用。

【译文】

蜀椒壳闭口不开裂的有毒，误食后，会刺激人的咽喉，使人气闭欲绝，或口吐白沫，四肢厥冷。急救治疗的方法为：

肉桂煎汁饮服，再饮冷开水一二升。或吃大蒜，或饮服地浆水，或浓煮豆豉汁饮服，都可解毒。

[21]正月勿食生葱，令人面生[1]游风[2]。

【注释】

〔1〕生：《千金要方》作"上起"。

〔2〕游风：中医病名，一种以红色皮疹为主症的急性皮肤病。《金匮玉函要略疏义》："游风，盖风疹、痱疮之类。"本条论述正月勿食葱。

【译文】

正月间不要吃生葱，吃后会使人面部出现皮疹。

[22]二月勿食蓼[1]，伤人肾。[2]

【注释】

〔1〕蓼：又名蓼子。为蓼科植物水蓼的果实。有利水散瘀的功能。古人种蓼为蔬，后世饮食不用。

〔2〕本条论述二月勿食蓼。

【译文】

二月不要吃蓼，吃后易伤肾阳。

[23]三月勿食小蒜[1]，伤人志性。[2]

【注释】

〔1〕小蒜：为百合科植物小蒜的鳞茎，形似大蒜而细小，单个鳞球。《食疗本草》："五月五日采者上。"《四时养生论》："啖蒜多，令人眼暗，昏沉好睡。"

〔2〕本条论述三月勿食小蒜。

【译文】

三月不要吃小蒜，吃后会影响人的神志。

［24］四月、八月勿食胡荽〔1〕，伤人神〔2〕。

【注释】

〔1〕胡荽：参见《禽兽鱼虫禁忌并治第二十四》篇［51］条注释〔1〕。虽能发汗透疹、理气消食，但久食则损人的精神。《千金要方》："叶不可久食，令人多忘。"

〔2〕神：《千金要方》下有"损胆气，令人喘悸，胁肋气急，口味多爽"字。本条论述四月、八月勿食胡荽。

【译文】

四月、八月不要吃胡荽，吃了容易伤精神。

［25］五月勿食韭〔1〕，令人乏气力。〔2〕

【注释】

〔1〕韭：为百合科葱属植物韭的叶。有温肾助阳的功能。《金匮要略直解》："韭菜，春食则香，夏食则臭，脾恶臭而主四肢，是以令人乏气力。"

〔2〕本条论述五月勿食韭菜。

【译文】

五月不要吃韭菜，吃了会使人感觉疲乏无力。

［26］五月五日勿食一切〔1〕生菜〔2〕，发百病〔3〕。

【注释】

〔1〕五日勿食一切：《外台》作"五不可食"。

〔2〕生菜：指生食蔬菜。《千金要方》作"菜"。

〔3〕发百病：《千金要方》下有"凡一切菜煮熟热食"。本条论述五月五日勿食生菜。

【译文】

五月五日不要吃一切生的菜，吃了会发生各种疾病。

[27]六月、七月勿食茱萸，伤神气[1]。

【注释】

〔1〕伤神气：《千金要方》下有"令人起伏气，咽喉不通彻"。本条论述六月、七月勿食茱萸。

【译文】

六月、七月不要吃茱萸，吃了会伤神。

[28]八月、九月勿食姜[1]，伤人神[2]。

【注释】

〔1〕姜：指生姜。《食疗本草》："八九月食，伤神。"

〔2〕伤人神：《千金要方》下有"损寿"二字。本条论述八、九月份勿食生姜。

【译文】

八月、九月不要吃生姜，食后伤人精神。

[29]十月勿食椒[1]，损人心，伤心脉[2]。

【注释】

〔1〕椒：指胡椒。为胡椒科植物胡椒的果实。有温中理气的功能。

〔2〕伤心脉：《千金要方》作"伤血脉"。本条论述十月勿食胡椒。

【译文】

十月不要吃胡椒，食后会损伤心（胃）及其血脉。

〔30〕十一〔1〕月、十二月勿食薤〔2〕，令人多涕唾〔3〕。

【注释】

〔1〕十一：《千金要方》上有"十"字。

〔2〕薤：指薤白。《千金要方》作"生薤"。

〔3〕令人多涕唾：《医宗金鉴》："薤味辛散，走肺气，食之令人多涕唾。"涕唾，即痰液。本条论述十一月、十二月勿食薤。

【译文】

十一月、十二月不要吃薤白，食后使人多痰液。

〔31〕四季〔1〕勿食生葵〔2〕，令人饮食不化，发百病〔3〕。非但食中，药中皆不可用，深宜慎之。〔4〕

【注释】

〔1〕四季：指四时之季月，即三月、六月、九月、十二月。《千金要方》作"四季之月土王时"。

〔2〕生葵：《千金要方》作"生葵菜"，即冬葵的嫩叶。《食疗本草》："四季月，食生葵，令饮食不消化，发宿疾。"

〔3〕百病：《千金要方》作"宿病"。

〔4〕本条论述四季勿食生葵。

【译文】

四季月都不能吃生葵，食后会引起消化不良，患多种疾病。不仅在饮食中，药物中也都不可用，当小心谨慎。

〔32〕时病差未健，食生菜〔1〕，手足必肿〔2〕。

【注释】

〔1〕差未健，食生菜：《千金要方》作"差后未健，食生青菜者"。

〔2〕肿：《千金要方》作"青肿"。本条论述外感时病后不宜食生的菜。

【译文】

外感热病后，脾胃功能尚未健运，吃生的菜会引起四肢肿胀。

[33]夜食生菜，不利人。[1]

【注释】

〔1〕本条论述夜间不宜吃生的菜。

【译文】

夜间吃生菜（难于消化），对身体健康不利。

[34]十月勿食被霜生菜，令人面无光[1]，目涩，心痛[2]，腰疼或发心疟[3]。疟发时手足十指爪皆青，困委[4]。

【注释】

〔1〕被霜生菜，令人面无光：《千金要方》作"被霜菜，令人面上无光泽"。

〔2〕目涩，心痛：《千金要方》作"目涩痛，又疟发心痛"。

〔3〕心疟：中医病名，五脏疟之一。《黄帝内经·素问·刺疟》："心疟者，令人烦心甚，欲得清水，反寒多，不甚热。"

〔4〕委：《千金要方》作"萎"。本条论述十月勿食被霜生菜。

【译文】

十月不要吃被霜打过的生的菜，吃了会使人面无光泽，两目干涩，心胸及腰部疼痛，有的甚至发生心疟病。发作时病人手足十指爪甲出现青紫色，精神也困倦委顿。

[35]葱韭初生芽者，食之伤人心气。[1]

【注释】

〔1〕心气：即胃气。本条论述初生芽的葱、韭不可食。

【译文】

葱和韭菜，刚发芽时不宜食用，食后容易损伤人的胃肠功能。

[36] 饮白酒，食生韭，令人病增。[1]

【注释】

〔1〕本条论述饮白酒的配食禁忌。

【译文】

饮白酒，同时吃生韭菜，会使病人病情加重。

[37] 生葱不可共蜜食之，杀人，独颗蒜弥忌[1]。

【注释】

〔1〕独颗蒜：即小蒜。本条论述生葱与小蒜的配食禁忌。

【译文】

生葱不可与蜂蜜一起吃，吃了会（引起下利）伤害人体。而独颗蒜更要禁忌。

[38] 枣合生葱食之，令人病。[1]

【注释】

〔1〕本条论述枣子的配食禁忌。

【译文】

枣子不可与生葱一起食用，食后容易使人得病。

〔39〕生葱和雄鸡、雉、白大肉食之〔1〕，令人七窍经年〔2〕流血。〔3〕

【注释】

〔1〕和雄鸡、雉、白大肉食之：《千金要方》作"共鸡犬肉食"。白大肉，赵本作"白犬肉"，当是。

〔2〕七窍经年：《千金要方》作"谷道终身"。七窍，指口鼻耳目七孔。

〔3〕本条论述生葱的配食禁忌。

【译文】

生葱和雄鸡、野鸡、白狗肉一起吃，食后使人七窍常年流血。

〔40〕食糖〔1〕、蜜后，四日内食生葱、韭〔2〕，令人心痛。〔3〕

【注释】

〔1〕糖：《金匮玉函要略辑义》："糖，《说文》：'饴也'，《方言》'饧，谓之糖'，明是糖与蜜各别。"

〔2〕韭：俞本、赵本作"蒜"。

〔3〕本条论述饴糖、蜂蜜的配食禁忌。

【译文】

吃饴糖、蜂蜜后，四天之内再吃生的葱韭，可引起脘腹疼痛。

〔41〕夜食诸姜、蒜、葱等，伤人心。〔1〕

【注释】

〔1〕本条论述晚餐不宜食姜、蒜、葱。《金匮要略今释》："诸辛皆刺激兴奋，夜食之，盖不能安寐耳。"

【译文】

晚上吃生姜、大蒜及生葱，会损伤人的心神。

[42]芜菁根〔1〕多食，令人气胀。〔2〕

【注释】

〔1〕芜（wú）菁根：又称"蔓菁"，俗称"大头菜"。为十字花科植物芜菁的块根。能开胃下气，利湿解毒。

〔2〕本条论述芜菁根不宜多吃。

【译文】

芜菁根多吃，会使人腹中胀气。

[43]薤不可共牛肉作羹食之，成瘕病〔1〕。韭亦然。〔2〕

【注释】

〔1〕瘕病：中医病名，腹中气滞结块，但聚散无常，痛无定处的一种病。病，《千金要方》作"疾"。

〔2〕本条论述薤白和韭菜的配食禁忌。

【译文】

薤白不宜与牛肉一起做肉羹，食后（难于消化）易引起瘕积之类病证。韭菜也不能与牛肉做羹吃。

[44]莼〔1〕多病〔2〕，动痔疾〔3〕。

【注释】

〔1〕莼：即莼菜，又名水葵，为睡莲科植物莼菜的茎叶。嫩时作蔬菜食用，有清热利水作用。《医宗金鉴》："莼性滑，有毒，滑而易下，故发痔病。"

〔2〕病：俞本、《千金要方》作"食"。

〔3〕疾：《千金要方》作"病"。本条论述莼菜不宜多食。

【译文】

莼菜多吃，会引起痔疮之类的疾病。

[45] 野苣[1]不可同蜜食之，作内痔[2]。

【注释】

〔1〕野苣：即苦荬、苦苣，为菊科植物苦苣的全草或根。夏季宜食，有清热、凉血、解毒的作用。煮汁，原本可熏洗痔疾。与蜜同食，则会使人下利，易生内痔。

〔2〕作内痔：《千金要方》无"内"字。本条论述野苣的配食禁忌。

【译文】

野苣不可与蜂蜜一起吃，否则会使人生内痔。

[46] 白苣不可共酪同食[1]，作䘌虫[2]。

【注释】

〔1〕白苣不可共酪同食：白苣，又名生菜，为菊科植物莴苣的茎叶，为常食蔬菜。有解毒止渴的作用。《金匮要略直解》："白苣苦寒，乳酪甘寒，合食停于胃中，则生蚀䘌。"《植物名实图考》："剥其叶生食之，故俗呼生菜。"《千金要方》无"同"字。

〔2〕作䘌（nì）虫：《千金要方》作"必作虫"。䘌，小虫。本条论述白苣的配食禁忌。

【译文】

白苣不能与乳酪一起吃，吃了容易生小虫。

[47] 黄瓜食之[1]，发热病[2]。

【注释】

〔1〕黄瓜食之：黄瓜，《千金要方》作"胡瓜"。为葫芦科植物黄瓜的果实。有清热利水的作用。食之，《千金要方》作"不可多食"。之，《金匮要略论注》疑为"多"。《食疗本草》："寒，不可多食，动风及寒热。"《金匮要略直解》："黄瓜，动寒热，虚热、天行热病后，皆不可食。"

〔2〕发热病：《千金要方》作"动寒热"。本条论述黄瓜不宜多食。

【译文】

黄瓜食多后，容易生热病。

[48]葵心不可食，伤人，叶尤冷。黄背赤茎者，勿食之。〔1〕

【注释】

〔1〕本条论述葵心及葵叶异常的不可食用。

【译文】

葵心有毒不能食，伤害人体，葵叶性更冷。背叶色黄而茎枝色红的（有毒），也不能食。

[49]胡荽久食之，令人多忘。〔1〕

【注释】

〔1〕本条论述胡荽不能久食。

【译文】

胡荽长期食用，会使人记忆力减退。

[50]病人不可食胡荽〔1〕及黄花菜〔2〕。

【注释】

〔1〕胡荽：《外台》下有"芹菜"二字。

〔2〕黄花菜：俞本作"黄花菜"，《外台》作"青花黄花菜"。黄花菜，又名金针菜。为百合科植物萱草的花蕾。本条论述病人忌食胡荽及黄花菜。

【译文】

患病的人不可吃胡荽和黄花菜。

[51]芋〔1〕不可多食，动病〔2〕。

【注释】

〔1〕芋：即芋芋。又称芋魁、芋奶。为天南星科植物芋的块茎。有补虚散结的功效。多食则难于消化，令人腹部胀满。

〔2〕病：《千金要方》作"宿冷"。本条论述芋芋不可多食。

【译文】

芋芋不可多吃，会引发老毛病。

[52]妊妇食姜，令子余指〔1〕。

【注释】

〔1〕余指：多生的第六指（或趾）。本条论述孕妇食姜，生出六指（趾）的胎儿，这是古人的臆想。

【译文】

怀孕的妇女吃姜，生出的胎儿会有六指（趾）。

[53]蓼多食〔1〕，发心痛。〔2〕

【注释】

〔1〕多食：《千金要方》作"食过多有毒"。

〔2〕本条论述蓼不宜多食。

【译文】

吃蓼过多，会引发心痛（胃痛）。

[54]蓼和生鱼食之，令人夺^{〔1〕}气，阴欬^{〔2〕}疼痛。^{〔3〕}

【注释】

〔1〕夺：《千金要方》作"脱"。

〔2〕阴欬：吴本、《千金要方》、《外台》作"阴核"，即睾丸。

〔3〕本条论述蓼的配食禁忌。《千金要方》下有"求死"二字。

【译文】

蓼和生鱼鲊一起吃，食后使人脱气，阴核疼痛。

[55]芥荣^{〔1〕}不可共兔肉食之，成恶邪病。^{〔2〕}

【注释】

〔1〕芥荣：赵本、《千金要方》作"芥菜"。又名雪里蕻，为十字花科植物芥菜的嫩茎叶。

〔2〕本条论述芥菜的配食禁忌。

【译文】

芥菜不可与兔肉一起吃，吃了会患难治的病。

[56]小蒜^{〔1〕}多食，伤人^{〔2〕}心力。^{〔3〕}

【注释】

〔1〕小蒜：又称山蒜、野蒜。有通阳散结、行气导滞的作用。《金匮要略直解》："小蒜辛温，有小毒，发痼疾，多食气散，则伤心力。"

〔2〕多食，伤人：《千金要方》作"不可久食，损人"。

〔3〕本条论述小蒜的配食禁忌。

【译文】

小蒜多吃，会损伤人的心神。

[57]食躁式[1]躁方[2]：

豉

浓[3]煮汁饮之。

【注释】

〔1〕式：俞本、徐本作"或"。《金匮要略语译》："'式'字亦可作'制'字解，'式躁'即制止烦躁的意思。"《金匮玉函要略述义》："食躁式躁者，系于文字讹脱，或是'食菜烦躁'四字之误也。"

〔2〕本条论述食物中毒的解救法。

〔3〕浓：俞本前有"右"字。

【译文】

由于进食（某种）菜蔬引起烦闷（吐下）的解救方法：

豉

浓煮药汁，饮服。

[58]钩吻[1]与芹菜[2]相似[3]，误食之，杀人。解之方：[4]《肘后》云：与茱萸食芥[5]相似。

荠苨[6]八两

右一味[7]，水六升，煮取二升[8]。分温两服[9]钩吻生地旁无它草，其茎有毛，以此别之。

【注释】

〔1〕钩吻：又名野葛，为马钱科植物胡蔓藤的全草。有剧毒，只能外用。《本草纲目》："钩吻虽名野葛，非葛根之野者也。"

〔2〕与芹菜：《肘后》作"叶与芥"。

〔3〕相似：《外台》下有"因其所生之地旁无他草，茎有毛"句。

〔4〕本条论述误食钩吻中毒的解救法。

〔5〕芥：徐本作"芹"。

〔6〕荠苨：又名甜桔梗，为桔梗科植物荠苨的根。有清热解毒的功效。

〔7〕右一味：《肘后》无此三字，《外台》作"哎咀以"。

〔8〕二升：《肘后》、《外台》作"三升"。

〔9〕分温两服：《肘后》作"服五合，日三服"，《外台》作"服之"。

【译文】

钩吻与芹菜形状相似，误食则害人，解救的方法：《肘后备急方》说：与荣萸食芥相似。

荠苨八两

以上一味药，用六升水煮，煮到二升。分两次温服钩吻所生长的地方，旁边没有其他草，且其茎上有毛，以这些来区别。

[59]菜中有水莨菪〔1〕，叶圆而光，有毒。误食之，令人狂乱，状如中风。或吐血。治之方〔2〕：

甘草

煮〔3〕汁服之，即解。

【注释】

〔1〕水莨菪：又称石龙芮，生于水边的一种毒草，为毛莨科植物石龙芮的全草。

〔2〕本条论述误食水莨菪的解救法。

〔3〕煮：俞本前有"右"字。

【译文】

有一种叫水莨菪的菜，圆形的叶子，很光滑，有毒。误食后，会使人精神狂乱，好像中风那样。有的还会出现吐血的症状。救治的方法为：

甘草

煮成药汁，饮服，就能解除。

[60]春秋二时，龙带精^[1]入芹菜中，人偶^[2]食之为病，发时手青、腹^[3]满，痛不可忍，名^[4]蛟龙病，治之方^[5]：

硬糖^[6]二三升

右一味，日两度服之，吐出如蜥蜴三五枚^[7]，差。

【注释】

〔1〕龙带精：指虫卵。龙，原指蛟龙，古代传说中的动物。此指形如蜥蜴的一种寄生虫。

〔2〕偶：《肘后》作"遇"。

〔3〕腹：《肘后》作"肚"。

〔4〕名：徐本误作"各"，《肘后》作"作"。

〔5〕本条论述误食菜中的虫子而得病的救治法。

〔6〕硬糖二三升：硬糖，即饧、饴糖。为米、大麦、小麦、粟等粮食经发酵、糖化制成的糖类食品。有软硬之分。《高注金匮要略》："硬糖当是胶饴之稠硬者。"此句《肘后》作"服硬糖三二升"。

〔7〕五枚：《肘后》作"二个，便"。

【译文】

春秋两季，有虫的卵子在芹菜中，人偶然把虫卵吃入腹中，由此而得病。发作时腹满腹痛，痛甚则手足发青，这叫做蛟龙病。救治的方法为：

硬糖二三升

以上一味，每日两次服之。能吐出像蜥蜴那样的三五条虫子来，病就好了。

〔61〕**食苦瓠中毒治之方**〔1〕：

黍穰〔2〕

煮汁，数服之，解〔3〕。

【注释】

〔1〕食苦瓠（hù）中毒治之方：《肘后》作"苦瓠毒"，《外台》作"又疗中苦瓠毒方"。苦瓠，又名葫芦、苦匏、苦壶芦，为葫芦科植物苦葫芦的果实。有小毒，能利水消肿，食后会呕吐。本条论述苦瓠中毒的解救方法。

〔2〕黍穰：赵本误作"黎穰"。《高注金匮要略》："黍穰，系高粱茎子之去皮，而其中之软白者，为真也。"《肘后》、《外台》前均有"煮"字。

〔3〕煮汁……解：《肘后》作"令浓饮汁数升佳"。《外台》作"浓汁饮之数升，此物苦则不可食，恐作药中毒也"。

【译文】

吃苦瓠中毒的救治法：

黍穰

煮汁，多次饮服，即解除。

〔62〕**扁豆**〔1〕，**寒热者不可食之。**〔2〕

【注释】

〔1〕扁豆：为豆科植物扁豆的白色成熟种子。有健脾化湿的作用。《金匮要略今释》："患疟者，食扁豆则疟不差，疟乍愈者，食扁豆即复发。"

〔2〕本条论述有寒热的人不宜食用扁豆。

【译文】

扁豆，有寒热的人，不适宜吃。

〔63〕久食小豆〔1〕，令人枯燥。〔2〕

【注释】

〔1〕小豆：即赤小豆。《千金要方》作"赤豆，不可久服"。《金匮要略直解》："小豆，逐津液，利小便，津液消减，故令肌肤枯燥。"

〔2〕本条论述小豆不宜久食。

【译文】

长期吃小豆，使人肌肤干燥。

〔64〕食大豆屑〔1〕，忌啖〔2〕猪肉。〔3〕

【注释】

〔1〕食大豆屑：食，《千金要方》作"服"。屑，赵本误作"等"。《食疗本草》："大豆黄屑，忌猪肉。小儿不得与炒豆食之。若食之，忽食猪肉，必壅气致死，十有八九。"《金匮要略直解》："大豆壅气，猪肉滞膈，故忌之。小儿十岁以下尤忌。"

〔2〕啖：《千金要方》作"食"。

〔3〕本条论述大豆的配食禁忌。

【译文】

吃大豆屑末，禁忌再吃猪肉。

〔65〕大麦久食，令人作癖〔1〕。

【注释】

〔1〕令人作癖：俞本无"作"字，《千金要方》作"令人多力健行"，《高注金匮要略》"'癖'与'懈'同"。本条论述大麦不宜久食。

【译文】

大麦长期食用，会使人懈怠无力。

〔66〕白黍米不可同饴蜜食，亦不可合葵食之〔1〕。

【注释】

〔1〕此句《外台》作"白黍米不可合饴糖蜜共食，黍米不可合葵共食"。白黍米，为禾本科植物黍的种子，《外台》无"米"字。《高注金匮要略》："黍米多红色，白黍米，今关东最多，而北平州县亦间种之。饭色如粳，黍之粘糯者也，其性肩饥难化。饴蜜留缓，葵菜冷滑，盖留而不化，则成坚积于脘膈；滑而不化，则致洞泄于广肠，故皆不可合食也。"《食疗本草》："合葵菜食之，成痼疾。"本条论述白黍米的配食禁忌。

【译文】

白黍米不可与饴糖一起吃，也不可与葵菜一起吃。

〔67〕莜麦〔1〕面多食之〔2〕，令人发〔3〕落。〔4〕

【注释】

〔1〕莜麦：即荞麦，为蓼科植物荞麦的种子。能宽中下气。《食疗本草》："久食动风，令人头眩。和猪肉食之，患热风，脱人眉。"《金匮玉函要略辑义》："今荞麦面，人多食之，未有发落者，此必脱'和猪、羊肉'等字。"

〔2〕食之：俞本、赵本作"食"。

〔3〕发：《千金》作"眉须"。

〔4〕本条论述荞麦面不可多食。

【译文】

荞麦面长期食用，会使人须发脱落。

〔68〕盐〔1〕多〔2〕食，伤人肺〔3〕。

【注释】

〔1〕盐：指食盐。《本草纲目》："西北方人食不耐咸，而多寿，少病，好颜色；东南方人食绝欲咸，而少寿，多病，便是损人伤肺之效。"

〔2〕多：《千金要方》作"不可"。

〔3〕人肺：《千金要方》作"肺喜咳，令人色肤黑，损筋力"。本条论述盐不可多食。

【译文】

盐吃得太多，会损伤人的肺。

[69]食冷物〔1〕，冰人齿。〔2〕

【注释】

〔1〕冷物：《金匮要略今释》："食冰结涟，齿面骤冷而收缩，最易损坏珐琅质。"

〔2〕本条论述饮食不可过冷。

[70]食热物，勿饮冷水。〔1〕

【注释】

〔1〕本条论述热食后不宜饮冷水。

【译文】

吃热的食物后，不要马上喝冷水。

[71]饮酒，食生苍耳〔1〕，令人心痛。〔2〕

【注释】

〔1〕苍耳：生苍耳，指未经晒干及炮制的鲜苍耳。为菊科植物苍耳带总苞的果实，有毒。有祛风的功能。

〔2〕本条论述饮酒不宜与生苍耳同食。

【译文】

饮酒时，吃生苍耳，会使人心腹疼痛。

[72]夏月大醉汗流，不得冷水洗着身，及使扇，即成病。[1]

【注释】

〔1〕本条论述夏季酒醉大汗后，不能着凉。《金匮要略直解》：“夏月大醉汗流，浴冷水，即成黄汗；扇取冷，即成漏风。”

【译文】

夏天酒醉后大汗，不能洗冷水澡。若用扇扇凉风，马上就会生病。

[73]饮酒大忌灸腹背[1]，令人肠结[2]。

【注释】

〔1〕饮酒大忌灸腹背：《千金要方》作“食生菜、饮酒莫灸腹”。

〔2〕肠结：即肠胃燥结。《金匮要略直解》：“毋灸大醉人，此灸家必避忌也。”本条论述酒后不宜用灸法。

【译文】

饮酒后最忌灸腹部及背部，会使人肠胃燥结。

[74]醉后勿饱食，发寒热。[1]

【注释】

〔1〕本条论述酒醉后不宜饱食。《千金要方》：“醉不可强食，或发痈疽，或发瘖，或生疮。”

【译文】

酒醉后不宜多吃食物，容易使人发寒热。

[75]饮酒[1]，食猪肉，卧秫稻穰[2]中则发黄[3]。

【注释】

　〔1〕饮酒：《外台》无此二字。

　〔2〕卧秫稻穰：秫，指高粱。稻，指稻米。二者泛指稻草之类。《外台》上有"不可"二字，无"秫"字。俞本"秫"作"禾"。

　〔3〕《外台》"中"上有"草"字。下无"则发黄"三字。本条论述饮酒食肉后，切忌睡在稻草中。

【译文】

饮酒而食猪肉，又睡在稻草中，容易发生黄疸。

[76]食饴，多饮酒，大忌。[1]

【注释】

　〔1〕本条论述饴糖与酒不宜同食。此与《伤寒论》17条"以酒客不喜甘故也"同理。

【译文】

吃饴糖，禁忌大量饮酒。

[77]凡水[1]及酒照见人影动者[2]，不可饮之。[3]

【注释】

　〔1〕凡水：《外台》作"饮水浆"。

　〔2〕照见人影动者：《外台》作"不见影者"，当是。

　〔3〕本条论述照不见影而混浊的水及酒不能饮。

【译文】

凡是饮水及酒（应清澈透明，若混浊）见不到影动的，千万不可饮之。

［78］醋合酪食之，令人血瘕〔1〕。

【注释】

〔1〕血瘕：中医病证名。瘀血积聚于内的病证。本条论述醋与酪不可同食。

【译文】

醋与奶酪一起吃（导致血流不畅），容易引起血瘕。

［79］食白米〔1〕粥，勿食生苍耳〔2〕，成走疰〔3〕。

【注释】

〔1〕白米：《千金要方》作"甜"。

〔2〕勿食生苍耳：《千金要方》作"复以苍耳甲下之"。

〔3〕走疰：中医病证名，也称流注。外邪随血流窜，随处可生脓肿的一种病证。本条论述白米粥不能与生苍耳同食。

【译文】

吃白米粥不要再吃生苍耳，不然易患流注。

［80］食甜粥已〔1〕，食盐〔2〕即吐〔3〕。

【注释】

〔1〕甜粥已：《肘后》作"甜瓜竟"。

〔2〕食盐：《高注金匮要略》："食盐非指咸豉、咸菜。盖谓整块食盐及盐汤也。"《金匮要略直解》："甘者，令人中满，食甜物，必泥于膈上，随

食以盐，得咸则涌泄也。"

〔3〕即吐：《肘后》作"成霍乱"。本条论述甜食后，再食盐会引起呕吐。

【译文】

吃甜粥后，又吃盐，即会发生呕吐。

[81]犀角箸[1]搅饮食，沫出，及浇地坟起者[2]，食之杀人。[3]

【注释】

〔1〕犀角箸：指用犀牛角制成的筷子。箸，底本作"筋"，当为"箸"之形讹，据赵本改。

〔2〕浇地坟起者：指把食物倒在地上，便像煮沸似地喷出气体。《金匮要略今释》："是毒质与土化合生气之故。"

〔3〕本条论述毒物的鉴别法。

【译文】

用犀牛角制成的筷子搅拌食物，出现有白色泡沫，或把食物浇在地上喷出气泡。这些食物吃了，会毒死人。

[82]饮[1]食中毒，烦满[2]，治之方[3]：

苦参[4]三两[5]　苦酒一升半[6]

右二味，煮三沸，三上，三下[7]。服[8]之，吐食出即差，或以水煮亦得。

又方：

犀角汤[9]亦佳。

【注释】

〔1〕饮：《肘后》、《千金要方》上有"治"字。

〔2〕烦满：《肘后》作"鱼肉菜等"；《千金要方》作"烦懑"，懑，闷也。

〔3〕本条论述食物中毒的解救法。

〔4〕苦参：为豆科植物苦参的根。有清热利水的功能。现代实验研究显示，苦参对治疗中毒引起的心律失常有效。

〔5〕三两：《千金要方》下有"㕮咀"二字。

〔6〕苦酒一升半：《肘后》作"以苦酒一升"，《千金要方》作"以酒二升半"。

〔7〕三上，三下：指煮沸三次。《高注金匮要略》："三上火而令沸扬，三下火而令滚落之煮法。"《千金要方》无此四字，《肘后》作"煎三五沸"。

〔8〕服：《肘后》作"去滓服"，《千金要方》作"顿服"。

〔9〕犀角汤：《肘后》作"或取煮犀角汁一升"。犀角，为犀科动物犀牛的角。有清热定惊、凉血解毒的作用。《医宗金鉴》："中毒烦满，毒在胃中，犀角解胃中毒。"

【译文】

饮食中毒而出现烦闷症状，救治的方法：

苦参三两　　苦酒一升半

以上二味放在一起，煮沸三次。上火三次，下火三次。一次饮服，待吐出食物，病就愈。此药或用水煮亦可以。

又方：

犀角汤，效果也好。

〔83〕贪食，食多不消，心腹坚满痛〔1〕，治之方〔2〕：

盐〔3〕一升　　水三升

右二味，煮令盐消。分三服，当吐出食，便差。

【注释】

〔1〕心腹坚满痛：由于贪食过多，难于运化，食积在胃。外症见脘腹

坚硬，内症觉胀满而疼痛。

〔2〕本条论述食积在胃的治方。

〔3〕盐：有软坚、解毒及涌吐的作用。

【译文】

由于贪吃食物，进食过多，食积不消，出现脘腹坚硬，胀满疼痛的，救治的方法为：

盐一升　　水三升

以上两味同煮，使盐溶化。每日分三次饮服，应当吐出食物，病就痊愈。

〔84〕矾石^[1]生入腹^[2]，破人心肝，亦禁水。^[3]

【注释】

〔1〕矾石：又称明矾、白矾，多为外用。内服则刺激胃黏膜而引起反射性呕吐。

〔2〕生入腹：《高注金匮要略》："'生入腹'谓干吞生矾入腹，'禁水'言亦且禁服矾水也。"

〔3〕本条论述矾石不可服。

【译文】

矾石干吞入脘腹，损伤人体的胃及肝，亦禁忌矾水服用。

〔85〕商陆^[1]以水服，杀人。^[2]

【注释】

〔1〕商陆：为商陆科植物商陆的根。苦寒有毒，少量煎服可逐水消肿，量大则会引起中毒。《金匮要略集注》："生服商陆，吐泻闷乱，如霍乱状，盖其性寒而有毒，以水服，助其寒凉。"

〔2〕本条论述商陆不可内服。

【译文】

商陆用水吞服，害人。

[86]葶苈子，傅头疮[1]。药成入脑，杀人。[2]

【注释】

〔1〕葶苈子，傅头疮：葶苈子内服可泻肺行水，外用能祛邪解毒，故可敷头疮。傅，通"敷"。

〔2〕本条论述疮毒入脑会死人。

【译文】

葶苈子外用可敷头疮。若敷药后，疮毒入脑，则会致死。

[87]水银[1]入人耳及六畜等，皆死。以金银着耳边，水银则吐。[2]

【注释】

〔1〕水银：为液态金属汞，从辰砂矿经加工提炼制成。有大毒，不宜内服。少量外用有攻毒杀虫的功效，但不可过量或久用。《医宗金鉴》："水银大毒，入耳则沉经坠络，皆能死人。"

〔2〕本条论述水银入耳的解救法。

【译文】

水银进入人耳或动物六畜体内，皆可致死。可立即取黄金首饰放在耳边，把水银吸出。

[88]苦练[1]无子者，杀人。[2]

【注释】

〔1〕苦练：为楝科植物楝的果实。苦寒，有毒，理气杀虫。《金匮要

略直解》:"苦练有雌雄两种。雄者无子,根赤有毒,服之使人吐不能止,时有至死者。雌者有子,根白微毒,可入药用。"

〔2〕本条论述苦练无子者不可食。

【译文】

苦练无子者,能毒死人。

[89]凡诸毒,多是假毒以投无知[1]时,宜煮甘草、荠苨汁饮之,通除诸毒药。[2]

【注释】

〔1〕无知:《肘后》、《外台》作"不知"。

〔2〕本条论述饮食中毒的通治方。《金匮要略今释》:"此条乃通治饮食中毒,以总结两篇食治也。"

【译文】

凡是各种中毒,多是投毒在不知不觉中。(若误食)当用甘草、荠苨煮汁饮服,可通治各种毒药中毒。

附 录

金匮方剂索引

中国古代名著全本译注丛书

周易译注　　　　　　　孔丛子译注
尚书译注　　　　　　　荀子译注
诗经译注　　　　　　　中说译注
周礼译注　　　　　　　老子译注
仪礼译注　　　　　　　庄子译注
礼记译注　　　　　　　列子译注
大戴礼记译注　　　　　孙子译注
左传译注　　　　　　　鬼谷子译注
春秋公羊传译注　　　　六韬·三略译注
春秋穀梁传译注　　　　管子译注
论语译注　　　　　　　韩非子译注
孟子译注　　　　　　　墨子译注
孝经译注　　　　　　　尸子译注
尔雅译注　　　　　　　淮南子译注
考工记译注　　　　　　说苑译注
　　　　　　　　　　　近思录译注
国语译注　　　　　　　传习录译注
战国策译注　　　　　　齐民要术译注
三国志译注　　　　　　金匮要略译注
贞观政要译注　　　　　食疗本草译注
吕氏春秋译注　　　　　救荒本草译注
商君书译注　　　　　　饮膳正要译注
晏子春秋译注　　　　　洗冤集录译注
入蜀记译注·吴船录译注　周髀算经译注
　　　　　　　　　　　九章算术译注
孔子家语译注　　　　　茶经译注（外三种）修订本